Endris · Praktische Forensische Odonto-Stomatologie

Kriminalistik — Wissenschaft & Praxis

Praktische Forensische Odonto-Stomatologie

Das Gebiß als Indiz und Tatwerkzeug

Von

Dr. med. Dr. med. dent. Rolf Endris

wissenschaftlicher Mitarbeiter am Institut
für Rechtsmedizin der Universität Mainz

Kriminalistik Verlag
Heidelberg 1979

Dr. med. Dr. med. dent. Rolf Endris: Geboren 1939 in Tokio, Studium der Zahnheilkunde, Anthropologie und Medizin in Mainz und Wien. 1973 Weiterbildung am Pathologischen Institut der Kliniken in Wiesbaden, seit 1974 als wissenschaftlicher Mitarbeiter am Institut für Rechtsmedizin der Johannes Gutenberg-Universität in Mainz tätig. Hauptarbeitsgebiete: Gerichtsmedizin, forensische Katastrophenmedizin und forensische Odontologie. Mitglied der Identifizierungskommission des Bundeskriminalamtes Wiesbaden.

Gedruckt mit Unterstützung der Deutschen Forschungsgemeinschaft

CIP-Kurztitelaufnahme der Deutschen Bibliothek

Endris, Rolf:
Praktische forensische Odonto-Stomatologie: d. Gebiß als Indiz u. Tatwerkzeug / von Rolf Endris. –
Heidelberg: Kriminalistik-Verlag, 1979.
(Wissenschaft & [und] Praxis)
ISBN 3–7832–0878–5

Satz: Roman Leipe GmbH, Hagenbach. Druck: Erwin Lokay, Reinheim.

ISBN 3–7832–0878–5

Geleitwort

Gesundheit, Krankheit und natürlicher und gewaltsamer Tod sind nicht nur medizinische Phänomene. Sie berühren in einem entscheidenden Maße die Rechtssphäre eines Menschen und wirken in seine Gemeinschaft hinein.

Die hochorganisierte, moderne Massengesellschaft hat die unverwechselbare Identität des Bürgers nicht entbehrlich gemacht. Es werden im Gegenteil erhebliche Anstrengungen unternommen, um zu verhindern, daß der Einzelne in der Masse unerkennbar untertaucht. Dies entspricht rechtlichen und menschlichen Bedürfnissen.

Bei der Verfolgung individueller Schuld meldet das Strafrecht seine Ansprüche an. Zivilrechtliche, sozialrechtliche und versorgungsrechtliche Forderungen können nicht generell, sondern nur für eine ganz bestimmte, anspruchsberechtigte Person geltend gemacht werden.

Die Angehörigen eines Menschen legen auch heute noch Wert darauf, am Grabe des verstorbenen Familienmitgliedes oder Freundes zusammenzukommen, um ihn zu beerdigen.

Die Leichenschau hat deshalb nicht nur die Aufgabe den eingetretenen Tod und die Todesart und -ursache festzustellen. Unerläßlich gehört dazu die zweifelsfreie Feststellung der Person.

Das bereitet normalerweise keine Schwierigkeit, wird aber zum Problem beim unbekannten und unkenntlich gewordenen Toten. Sehr aufwendige und komplexe Ermittlungen und Untersuchungen sind erforderlich, um z. B. die unkenntlich gewordene Wasserleiche oder die polytraumatisierten Opfer von Flugzeugabstürzen und Brandkatatstrophen zu identifizieren.

Die Zähne gehören zu den dauerhaftesten, unveränderlichen, individuellen Merkmalen des Menschen. Aus diesem Grunde hat die odontologische Identifizierung unbekannter und unkenntlicher Toter eine zunehmende Bedeutung bei der Personenfeststellung gewonnen.

In unserer technisierten Welt ist bei Unglücksfällen großräumiger, schneller Verkehrsmittel, bei Brandkatastrophen in Ballungsräumen nicht nur mit dem einen unbekannten Toten, sondern mit dem schlagartigen Auftreten großer Mengen, primär nichtidentifizierbarer Leichen, zu rechnen. Dafür gilt es gerüstet zu sein.

Für die odontologische Identifizierung bedarf es nicht nur des erfahrenen Spezialisten. Ohne die Mithilfe aller Zahnärzte ist nicht auszukommen. Nur diese sind in der Lage, die erforderlichen Vergleichsdaten zur Verfügung zu stellen. Eine Kooperation zwischen dem forensischen Odontologen und den behandelnden Zahnärzten ist daher unerläßlich.

Das von *Rolf Endris* vorgelegte Buch schöpft aus einer ungewöhnlich reichen Erfahrung, die dieser Gerichtsmediziner und Zahnarzt als Mitglied der Identifizierungskommission des Bundeskriminalamtes in mehreren Großeinsätzen bei Flugzeugabstürzen und Brandkatastrophen sammeln konnte. Es ist aus der Praxis und für die Praxis geschrieben und schließt eine Lücke in der deutschsprachigen Fachliteratur.

Möge dieses Werk dazu beitragen, daß es uns gelingt, trotz zunehmender Vermassung, auch dem toten Mitmenschen seine unverwechselbare Identität zu erhalten.

Mainz, Januar 1979 *Horst Leithoff*

Vorwort

Die praktische forensische Odonto-Stomatologie ist das Ergebnis intensiver Zusammenarbeit hauptsächlich zwischen Gerichtsmedizinern und Zahnmedizinern. Die Bedeutung dieses Spezialfaches wird unterstrichen durch die Gründung der „International Society for Forensic Odonto-Stomatology" im Juni 1973 in Paris.

Zur allgemeinen gerichtlichen Zahnheilkunde gehören berufsrechtliche und zahnärztliche Standesfragen, die Frage des zahnärztlichen Kunstfehlers und die Mithilfe beim Identifizieren unbekannter Leichen sowie bei der Verbrechensaufklärung. Probleme der Kriminalistik und Zahnheilkunde erfordern praktische Kenntnisse und praktisches Vorgehen.

Das vorliegende Buch ist daher in dem Bestreben abgefaßt worden, dem bei der Leichenidentifizierung und Verbrechensaufklärung tätigen Personenkreis behilflich zu sein. Dem Zahnarzt sollen die speziellen Fragestellungen des Gerichtsarztes näher gebracht werden. Ärzte und insbesondere Gerichtsärzte werden angeregt zur Durchführung eigener praktischer odontologischer Arbeiten. Neben einer fachgerechten Leichenöffnung und forensisch-pathologisch-anatomischen Diagnosestellung sollte ein Gerichtsarzt auch in der Lage sein, einen Gebißstatus zu erheben. Kriminalisten sollen sich einen Überblick über die Teilbereiche der forensischen Odontologie verschaffen, um in konkreten Fällen den richtigen Ansprechpartner zu finden.

Um interdisziplinäre Berührungspunkte zu konzentrieren, sind im ersten Kapitel Besonderheiten des Kausystems aufgeführt worden. Sie stellen notwendiges Rüstzeug dar.

Eine gewisse Standardisierung bei der Befunderhebung des Kausystems erscheint mir wichtig. Die erforderlichen Hilfsmittel sind einfach anzuwenden, die Technik ist leicht zu erlernen, ohne daß etwa ein Studium der Zahnheilkunde notwendige Voraussetzung wäre.

In erster Linie ist das Buch für den Praktiker abgefaßt worden. Neuere Ergebnisse der Forschung, soweit sie für die Praxis von Bedeutung sind, wurden berücksichtigt.

Im letzten Teil des Buches ist ein Mustergutachten wiedergegeben, das dem Sachverständigen bei der Abfassung eines Gutachtens hilfreich sein soll. Eine Literaturauswahl soll den Weg zu Spezialgebieten aufzeigen.

Mainz, im Januar 197 *Rolf Endris*

Inhaltsverzeichnis

1.0 Einführung

Forensische Odontologie (forum = Markt, Hof, Gerichtshof und ,,odus odontos" = Zahn) oder Odonto-Stomatologie (,,stoma" = Mund) ist ein hochspezialisiertes Teilgebiet innerhalb der gerichtlichen Medizin. Die Entstehung ist als eine fruchtbare Synthese aus Fragestellungen der Gerichtsmedizin und Zahnmedizin zu verstehen. Die kriminalistisch-praktische Seite der forensischen Odontologie führt meistens zur Beantwortung von gerichtsmedizinischen Fragen durch den praktischen Zahnarzt. Ohne Übertreibung läßt sich eine hohe praktische Effizienz dieser Sparte herausstellen.

Abgesehen von älteren Abhandlungen fehlt im deutschsprachigen Raum eine moderne praxisbezogene Zusammenstellung wichtiger Themenkreise der forensischen Odonto-Stomatologie. Angesprochene Zielgruppen sind Gerichtsärzte, Zahnärzte und Beamte der Ermittlungsbehörde. Aus diesem Grunde ist es notwendig, wichtige Daten der elementaren Zahnheilkunde voranstellend darzulegen.

Das zentrale Thema der forensischen Odontologie befaßt sich mit dem Identifizieren unbekannter Leichen. Die Identitätsmarken, die sich am natürlichen Gebiß ablesen lassen, sind in vielen Fällen von höchster Individualität, auf engem Raum ausgebildet, gut zu erkennen und beständig. Darüber hinaus kommt ihnen aufgrund ihrer Morphologie Objektivitätswert zu. Ist der Untersucher mit den Werkstoffen der Zahnheilkunde und ihrer Verarbeitung in der Mundhöhle vertraut, so ist er in der Lage, weitere Differenzierungen vorzunehmen.

Zur Identifizierung sind auch die wichtigsten Krankheiten der Mundhöhle richtig einzustufen oder wenigstens zu erkennen, hier in allererster Linie die Zahnfäule (Karies). Sie ist wegen der hohen Erkrankungsrate der Bevölkerung (ca. 98 %) ein wichtiges Identitätsmerkmal.

Für das Zusammentragen der Befunde benötigt der Untersucher Hilfsmittel. Das methodische Vorgehen richtet sich zunächst nach den Bedingungsfeldern. Entscheidend ist, ob mit einer geeigneten Sektionstechnik Ober- und Unterkiefer der Leiche entnommen werden dürfen. Die Inspektion der Mundhöhle an der Leiche zur Befunderhebung ist in jedem Fall schwieriger und die Fehlerquellen sind erheblicher, als eine Untersuchung der isolierten Kieferpräparate. Geeignetes Instrumentarium und volle Ausleuchtung der Mundhöhle sind unabdingbare Voraussetzungen. Neben der Inspektion, die die sichtbaren Merkmale der Mundhöhle und insbesondere der Kiefer und Zähne erfassen soll, steht mit der Röntgenaufnahme ein wertvolles weiteres Hilfsmittel zur Verfügung.

Hierzu ist eine besondere Röntgentechnik erforderlich.

Odontologisches Identifizieren benötigt zwingend die Befunderhebung durch Inspektion und Röntgenbildauswertung.

Sind die Untersuchungen abgeschlossen, so ist daran zu denken, das Untersuchungsgut zu fotographieren. Die Fotographie stellt ein wichtiges Dokument dar. Ferner sollten Gipsmodelle angefertigt werden.

War es möglich, Unterkiefer und Oberkiefer der Leiche zu entnehmen, so lassen sich dauerhafte Knochenpräparate zur Asservierung herstellen. Durch diese Dauerpräparate ist eine Spurenvernichtung oder -verwischung nicht ohne weiteres möglich. Für eine spätere Nachbegutachtung können sie herangezogen werden.

Eine wesentliche Bedeutung kommt der Form der Befundnotation und damit einer Art der Dokumentation zu.

Hierzu ist sowohl die Kenntnis der Symbolsprache und -schreibweise der Zahnärzte wichtig, als auch eine darüber hinausgehende exakte descriptive Befundbeschreibung.

Für Identifizierungsfragen liegt in der Formulierung ein erheblicher Unterschied zwischen den Feststellungen „Füllung an Zahn 16" oder Angaben über Lokalisation (Zahn, Zahnfläche), Größe, Form, Farbe, Beschaffenheit oder Werkstoff einer Füllung.

Einen weiteren wichtigen Themenkreis stellt für die forensische Odontologie die Begutachtung des erreichten Lebensalters einer unbekannten Leiche dar. Hier sind die Bestimmungsmethoden für die Abschnitte des Fetal-, Kindes- und Jugendalters den nicht odontologischen Methoden konkurrenzlos überlegen.

Die Zahnschliffauswertung bei Erwachsenen ist je nach der Erfahrung des Untersuchers die schnellste und exakteste Methode zur Altersdiagnose.

Auch die Frage der Geschlechtszugehörigkeit läßt sich in vielen Fällen anhand der Zähne und des Kiefers, aber auch durch den Nachweis geschlechtsspezifischen Materials an den Chromosomen von Zahnmarkzellen lösen.

Zum Katalog der forensisch-odontologischen Methoden gehört auch das Gebiet der Dentoserologie.
Blutgruppenmerkmale sind an Zähnen nachweisbar. Wenngleich den Ergebnissen der Bestimmungsverfahren auch eine gewisse Aussagesicherheit fehlt, so ist doch der experimentelle Ansatz von großem Interesse.

Als eine besondere Schwierigkeit gilt die Befunderhebung unter veränderten Bedingungen, dann nämlich, wenn exogene Einflüsse eine Entstellung oder Zerstörung der odontologischen Identifizierungsmarken verursacht haben.

Bei der zunehmenden Zahl der Massenunfälle mit hochgradiger Traumatisierung der Leichen und mit erheblichen thermischen Einwirkungen auch auf das Kausystem, erleiden Zähne und zahnärztliche Werkstoffe charakteristische Veränderungen. Auch der Einfluß von Chemikalien bei versuchter Leichenbeseitigung oder eine längere Wasserliegezeit verursachen typische Veränderungen am Kausystem.

Eine andersartige Problematik entsteht, wenn das Gebiß als Tatwerkzeug und die sichtbar hinterlassenen Spuren zu beurteilen sind.

Bißmarkenauswertung, Spurensicherung und Beweisführung stellen hohe Anforderungen und Sachkenntnis an den Untersucher.

Folgt man den Ausführungen von *Danielsen* (1973), so hat die forensische Odontologie ihren Ursprung bereits zu biblischen Zeiten. Die Bißspuren im paradiesischen Apfel hätten überzeugendes Beweismaterial im sog. Sündenfall abgegeben.

2.0 Zahn — Zahnbogen — Kausystem

2.1 Bemerkungen zur Entwicklungsgeschichte

Im Laufe der phylogenetischen Entwicklung erfahren die Zähne im Hinblick auf Befestigung und Wechsel vielerlei Veränderungen.

Der Urzustand ist bei den Haifischen noch erhalten. Hier stecken Hautzähne in der Haut des gesamten Körpers. Sie stellen Schutzorgane dar. Im Bereich der Mundbucht treten sie infolge ektodermaler Einstülpungen auf. Indem sie die Kieferränder besetzen, erhalten sie eine neue Funktion. Wegen der schwachen Befestigung des einzelnen Zahnes in der Schleimhaut muß der Verlust schnell behoben werden. Dies geschieht durch Nachbilden und Nachrücken vom hinteren Kieferrand her. Der Zahnwechsel und -ersatz ist somit unerschöpflich.

Eine bessere Verankerung der Zähne wird bei den Krokodilen erreicht. Hier sind die Zähne in Zahnfächern (Alveolen) befestigt. Allerdings kommen sie in großer Zahl vor und sind uniform. Sie haben die Gestalt eines Kegels (*Wetzel* [1951$_1$], *Kühn* [1961]).

Nach der besseren Befestigung der Zähne besteht die weitere Entwicklung in einer speziellen Ausbildung von Zahntypen, die im Gebiß einen festen Platz erhalten. Der Wechsel wird reduziert und damit die Ersatzmöglichkeit. Beim Menschen folgen nur noch zwei Zahnserien aufeinander. Im Kiefer selbst stehen die Zähne ohne Zwischenlücke (Diastema) unter Kontakt nebeneinander.

Typische Differenzierungsmerkmale sind demnach:

1. Verminderung der Zahnzahl
2. Ausbildung spezialisierter Zahntypen
3. Lückenlosigkeit in der Zahnreihe
4. Funktionelle Gebißordnung
5. Abgestimmte Schlußbißstellung (Okklusion)

Für das menschliche Gebiß gilt insbesondere, daß es:

1. heterodont (unterschiedlich ausgebildete Einzelzähne)
2. diphyodont (einmaliger Zahnwechsel) und
3. ohne Diastema

ausgebildet ist.

2.2 Nomenklatur

2.2.1 Benennung der Zähne im Gebiß

Um bei schriftlichen Aufzeichungen die ausführlichen deutschen oder lateinischen Bezeichungen der Zähne entsprechend der anatomischen Nomenklatur zu umgehen, ist seit langem eine praxisgerechte Symbolik nach Art von Kurzzeichen bekannt. Modifikationen von über dreißig Systemen sind weltweit im Gebrauch.

a) System der praktizierenden Zahnärzte:

Legt man eine Waagrechte durch die Kauebene und eine Senkrechte durch die Körpermedianebene eines Menschen, so erhält man ein Koordinatensystem.

Enstsprechend den vier Quadranten des Gebisses (rechte und linke Ober- und Unterkieferhälfte) werden für das bleibende Gebiß jeweils die arabischen Zahlen von 1 bis 8 eingetragen *(Zsigmondy* [1861]). Für die Milchzähne gelten römische Zahlen.

Unabhängig davon entwickelte *Palmer* 1870 in Amerika das gleiche System *(Palmer* [1891]).

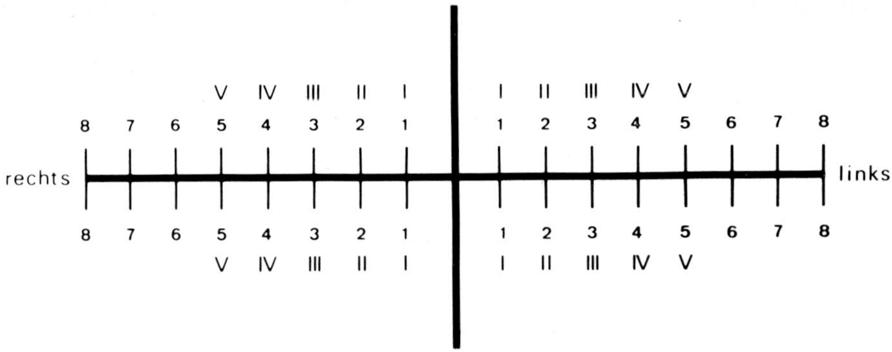

Abb.: 2.2.1 — 1: Symbolschema: System der praktizierenden Zahnärzte

Die Zahlen über der Waagrechten bezeichnen die Zähne des Oberkiefers, die unter der Linie liegenden die des Unterkiefers.

Die **rechts** von der Senkrechten notierten Zahlen entsprechen den Zähnen der **linken** Seite des Betrachteten.

1 = mittlerer Schneidezahn
2 = seitlicher Schneidezahn
3 = Eckzahn
4 = 1. Backenzahn
5 = 2. Backenzahn
6 = 1. Mahlzahn
7 = 2. Mahlzahn
8 = 3. Mahlzahn = Weisheitszahn

I = mittlerer Milch-Schneidezahn
II = seitlicher Milch-Schneidezahn
III = Milch-Eckzahn
IV = 1. Milch-Molar
V = 2. Milch-Molar

Soll lediglich ein Zahn aufgeschrieben werden, so schreibt man nur den betreffenden Quadranten des Koordinatensystems und setzt die dem Zahn entsprechende Zahl ein.

Beispiele:

⌈4 = linker unterer 1. Backenzahn
2⌋ = rechter oberer seitlicher Schneidezahn
III⌉ = rechter unterer Milch-Eckzahn

Dieses System wird von den praktizierenden Zahnärzten in Deutschland heute noch vielfach angewendet.

Aus druck- und übermittlungstechnischen Gründen und wegen der Zunahme der elektronischen Datenverarbeitung sind Modifikationen ausgearbeitet worden.

b) Haderup-System

In den skandinavischen Ländern wird vornehmlich das System nach *Haderup* (1887) verwendet. Ein Pluszeichen (+) benennt die Zähne des Oberkiefers, ein Minuszeichen (—) die des Unterkiefers.

Die Stellung des Zeichens vor oder hinter der Zahl des Zahnes bezeichnet die Stellung im rechten oder linken Quadranten einer Kieferhälfte.

Beispiele:

—3 = linker unterer Eckzahn
3+ = rechter oberer Eckzahn

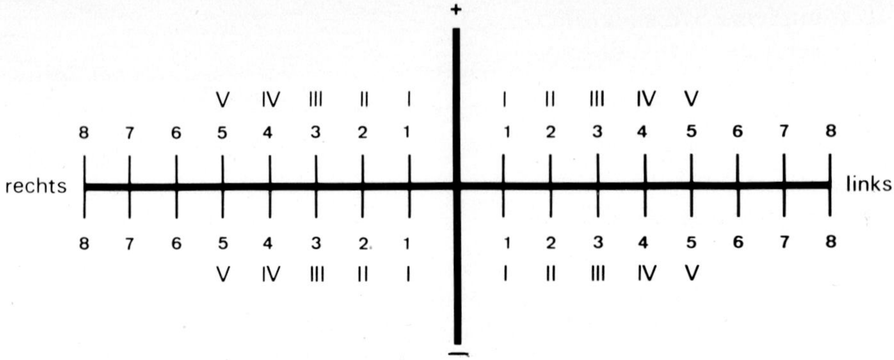

Abb.: 2.2.1 — 2: Haderup-Zahnschema

c) Militärärztliches System

Das in Amerika weit verbreitete und von den militärischen Organisationen der NATO übernommene sogenannte „Universal-System" *(Parreidt* [1882]) bezeichnet die Zähne von 1 bis 16 und 17 bis 32. Jeder Zahn erhält demnach eine eigene Nummer. Begonnen wird mit dem oberen rechten dritten Molaren (1), durchgehend bis zum oberen linken dritten Molaren (16). Dann folgt der untere linke dritte Molar (17) bis zum unteren rechten dritten Molar (32).

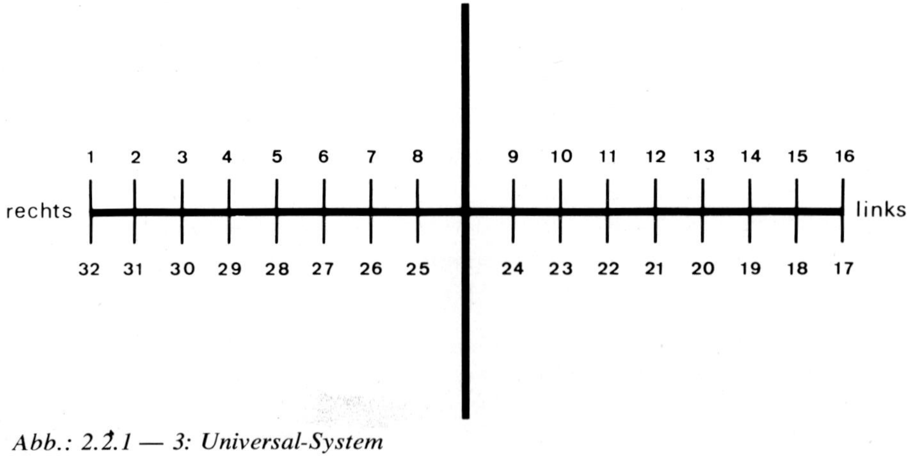

Abb.: 2.2.1 — 3: Universal-System

d) Two-digit-System

Die Fédération Dentaire Internationale, eine weltweite zahnärztliche Vereinigung, hat 1972 empfohlen, das Two-digit-System anzuwenden. Bei diesem System erhält zunächst jeder Kieferquadrant eine Nummer:

Rechte obere Kieferhälfte	1
Linke obere Kieferhälfte	2
Linke untere Kieferhälfte	3
Rechte untere Kieferhälfte	4

Die Zähne in jeder Kieferhälfte werden vom Schneidezahn ausgehend von 1 bis 8 durchnumeriert. Diese Zahnzahl wird dann hinter die Nummer des Kieferquadranten geschrieben. Im einzelnen bedeutet das:

11 = Rechter oberer mittlerer Schneidezahn
12 = Rechter oberer seitlicher Schneidezahn
13 = Rechter oberer Eckzahn
14 = Rechter oberer 1. Backenzahn
15 = Rechter oberer 2. Backenzahn
16 = Rechter oberer 1. Mahlzahn
17 = Rechter oberer 2. Mahlzahn
18 = Rechter oberer 3. Mahlzahn

21 = Linker oberer mittlerer Schneidezahn
22 = Linker oberer seitlicher Schneidezahn
23 = Linker oberer Eckzahn
24 = Linker oberer 1. Backenzahn
25 = Linker oberer 2. Backenzahn
26 = Linker oberer 1. Mahlzahn
27 = Linker oberer 2. Mahlzahn
28 = Linker oberer 3. Mahlzahn

31 = Linker unterer mittlerer Schneidezahn
32 = Linker unterer seitlicher Schneidezahn
33 = Linker unterer Eckzahn
34 = Linker unterer 1. Backenzahn
35 = Linker unterer 2. Backenzahn
36 = Linker unterer 1. Mahlzahn
37 = Linker unterer 2. Mahlzahn
38 = Linker unterer 3. Mahlzahn

41 = Rechter unterer mittlerer Schneidezahn

42 = Rechter unterer seitlicher Schneidezahn
43 = Rechter unterer Eckzahn
44 = Rechter unterer 1. Backenzahn
45 = Rechter unterer 2. Backenzahn
46 = Rechter unterer 1. Mahlzahn
47 = Rechter unterer 2. Mahlzahn
48 = Rechter unterer 3. Mahlzahn

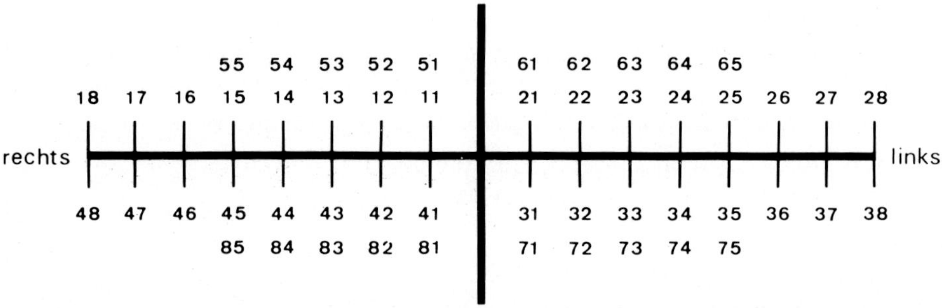

Abb.: 2.2.1 — 4: Two-digit-System

Dieses System hat sich in der deutschsprachigen zahnärztlichen Literatur weitgehend durchgesetzt, und es ist anzunehmen, daß das Two-digit-System in Zukunft weltweit Anwendung finden wird. Es hat den Vorteil, daß es leicht erlernbar ist, leicht anzuwenden ist und einfach in eine Befundkarte eingetragen werden kann. Außerdem läßt es sich leicht im Druck und bei der Übermittlung, sowie bei der elektronischen Datenverarbeitung verwenden.

2.2.2 Benennung der einzelnen Zahnflächen

Jeder Zahn weist eine Anzahl von Flächen auf, die im einzelnen benannt werden. Die labiale Fläche ist der Lippe, die bukkale der Wange zugewandt. Wegen ihrer Nachbarschaft zum Mundvorhof (Vestibulum) werden sie auch als vestibuläre Flächen bezeichnet. Im Oberkiefer liegt diesen Flächen gegenüber die palatinale Fläche. Bei Unterkieferzähnen nennt man sie linguale Fläche.

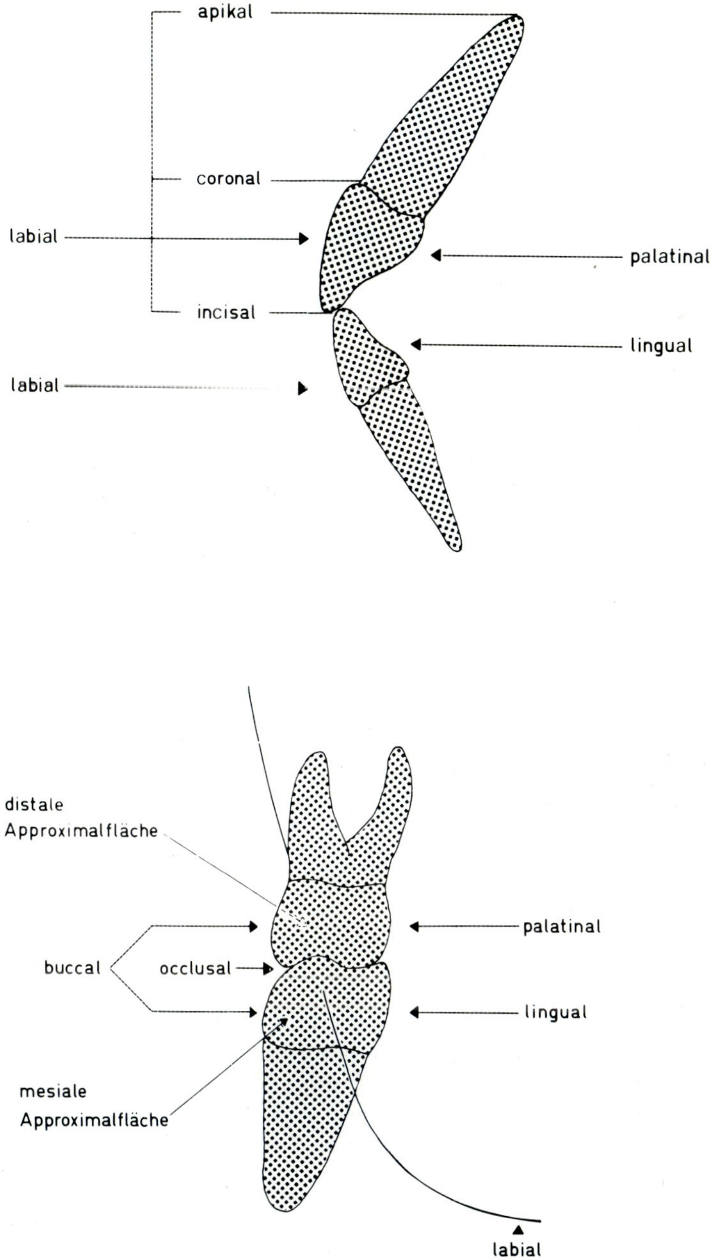

Abb.: 2.2.2. — 1: Flächenbezeichnung an Zähnen

Im menschlichen Gebiß stehen die Zähne im Kontakt untereinander. Die Seite mit der Kontaktfläche bezeichnet man als Approximalfläche. Grundsätzlich unterscheidet man zwei Approximalflächen, eine mesiale und eine distale. Die mesiale Fläche wendet sich gegen den vorderen Nachbarzahn, die distale gegen den hinteren. Die Kaufläche der Backen- und Mahlzähne wird als Okklusalfläche bezeichnet. Im Bereich der Schneidezähne und des Eckzahns spricht man von incisaler Kante.

2.3 Beschreibung der Zähne

2.3.1 Allgemeines

An jedem Zahn lassen sich verschiedene anatomische Abschnitte unterscheiden. Es sind die Zahnkrone (Corona dentis), die Wurzel (Radix dentis) und der Zahnhals (Collum oder Cervix dentis). Der Zahnhals wird durch eine leichte Einschnürung am Übergang von Krone zur Wurzel gebildet. Der Zahn selbst enthält das Zahnmark, die Pulpa dentis, welches in einem Hohlraum (Cavum pulpae) liegt und sich in das Kanalsystem der Wurzel fortsetzt und am Foramen apicale endigt *(Häupl* [1953]).

In jeder Kieferhälfte des bleibenden Gebisses unterscheiden wir:

2 Schneidezähne, Dentes incisivi
1 Eckzahn, Dens caninus
2 Backenzähne, Dentes prämolares
3 Mahlzähne, Dentes molares

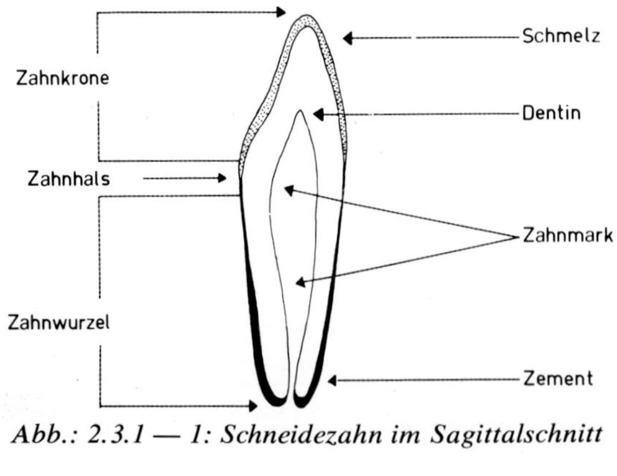

Abb.: 2.3.1 — 1: Schneidezahn im Sagittalschnitt

Das ergibt für die vier Quadranten zusammen 32 Zähne.

Im Milchgebiß fehlen die Molaren. Anstelle der Prämolaren finden sich zwei sog. Milchmolaren. Demnach umfaßt das Milchgebiß insgesamt 20 Zähne.

Die Hauptgewebeart des Zahnes stellt das Zahnbein (Dentin) dar. Im Kronenanteil ist das Dentin von Schmelzgewebe überdeckt, im Wurzelbereich von Zementgewebe.

Form und Gestalt der einzelnen Zähne weichen markant voneinander ab. Weiterhin sind Zähne artspezifisch. Menschen- und Tierzähne lassen sich unterscheiden. Ein Vergleich zwischen menschlichem Gebiß und dem der Säugetiere zeigt im Hinblick auf die Ausformung der einzelnen Zahntypen, daß das menschliche Gebiß weder für reine Pflanzen- noch für reine Fleischnahrung konstruiert ist. Es stellt einen omnivoren Typus dar.

Neben der genauen Bezeichnung der Zähne bei der Befundung eines Gebisses ist es gelegentlich notwendig, Einzelzähne oder Zahnteile richtig zu erkennen und zu benennen (Täterzahn, Opferzahn).

Die Zuordnung fraglicher isolierter Einzelzähne zu verschiedenen Gebissen kann für den weniger Geübten Schwierigkeiten bringen.

Eine Zusammenstellung der Charakteristika der vier Zahntypen soll eine bessere eindeutige Zu- und Einordnung ermöglichen.

2.3.2 Bleibende Zähne, Dentes permanentes

Schneidezähne, Dentes incisivi

1. Die Krone des oberen mittleren Schneidezahnes hat schaufelförmige Gestalt. Labial- und Palatinalfläche ergeben eine Kaukante.
2. Eine glatte Labialfläche ist selten, oft finden sich zwei Längsfurchen, die bis zur Kaukante herabreichen.
3. Die Labialfläche schließt zum Zahnhals hin in einem zur Kaukante offenen Bogen.
4. Insgesamt ist die Krone vertikal und horizontal gekrümmt. Bei der horizontalen Krümmung ist diese mesial stärker als distal (Bogenmerkmal = Krümmungsmerkmal).

5. Die palatinale Fläche ist ausgehöhlt. Am Übergang von Krone zu Zahnhals befindet sich ein Wulst, Tuberculum dentale.
6. Die Wurzel stellt einen länglichen Kegel dar. Sie ist gegen den distalen Nachbarn geneigt.
7. Der seitliche obere Schneidezahn gleicht in seiner allgemeinen Bauweise dem mittleren. Krone und Wurzel sind zierlicher und in mesiodistaler Richtung abgeplattet. Die Wurzelspitze ist vielfach nach distal, häufiger aber noch nach palatinal umgebogen.
8. Der mittlere untere Schneidezahn ist der kleinste Zahn im menschlichen Gebiß. Er zeigt typische meißelförmige Gestalt.
9. Der seitliche untere Schneidezahn erscheint etwas massiger als der mittlere. Eine Unterscheidung zwischen rechtem und linkem Zahn gelingt besser, da das Winkelmerkmal deutlicher ausgeprägt ist.

Eckzähne, Dentes canini

1. Die Eckzähne sind einwurzelig, aber zum Unterschied zu den Schneidezähnen mit einer Kauspitze versehen (Dentes cuspidati).
2. Die Eckzähne sind die stärksten einwurzeligen Zähne, besonders in Höhe der Kronenbasis in labio-palatinaler bzw. labio-lingualer Richtung.
3. Der obere Eckzahn ist der längste Zahn des Gebisses (Augenzahn). Das Verhältnis Kronenlänge zur Wurzellänge beträgt 1:2.
4. Labial erscheint der mesiale Abschnitt der Kaukante kürzer und weniger steil, der laterale länger und steiler. Palatinal ist das Tuberculum sehr stark entwickelt. Eine kräftige Mittelleiste ist vorhanden.
5. Der untere Eckzahn hat eine schmälere und längere Krone und ist im ganzen schwächer als der obere. Das Verhältnis Kronenlänge zur Wurzellänge beträgt 1:1,5.

Backenzähne, Dentes prämolares

1. Hinter dem Mundwinkel im Bereich der Backe liegen die Prämolaren. Sie besitzen eine echte Kaufläche mit Kauhügeln. Der bukkale Hökker ist stets höher als der linguale. Dazwischen liegt eine Kaufurche.
2. In 77 % liegt ein umgekehrtes Krümmungsmerkmal vor, d. h. die Spitze der Labialfläche ist nach distal verschoben.
3. Die Wurzel des oberen ersten Backenzahnes ist in der Mehrzahl von der Spitze her gespalten, so daß zwei Wurzeln vorhanden sein können.

   Sind zwei Wurzeln vorhanden, so ist die bukkale die mächtigere. Auch bei Ausbildung von nur einer Wurzel sind in der Mehrzahl der Fälle zwei Wurzelkanäle vorhanden.
4. Die Wurzeln zeigen deutlich das Wurzelmerkmal.
5. Der zweite obere Backenzahn gleicht im allgemeinen dem ersten, ist aber kleiner und weniger differenziert.
6. In 44 % liegt die Umkehrung des Wurzelmerkmales vor.
7. Der zweite obere Backenzahn hat in 85 % der Fälle nur **eine** Wurzel.
8. Die unteren Prämolaren gleichen den oberen. Sie sind vorwiegend einwurzelig.

Mahlzähne, Dentes molares

Allgemein:

Mahlzähne sind stets vielhöckerig, sie haben wenigstens drei Zahnhökker. Sie stellen den Zahntyp mit den am stärksten entwickelten Kronen dar. Im Ober- und Unterkiefer nimmt die Größe übereinstimmend von mesial nach distal ab. Mahlzähne sind mindestens zweiwurzelig.

1. Obere Mahlzähne haben rautenförmigen oder dreieckigen Kronenumriß. Die Höckerzahl beträgt meistens vier, bei gewissen Formen drei und als Varietät fünf und mehr.
2. Die Wurzelzahl beträgt drei. Man unterscheidet zwei Wangenwurzeln (mesiale und distale) und eine Gaumenwurzel (palatinale).

3. Der erste obere Mahlzahn (Sechsjahrmolar) hat rautenförmige Kronenform mit vier Kauhöckern. Der größte ist der mesio-palatinale Höcker.

4. Das Kronenrelief erscheint verschieden:

   I. Form: Querfurche in dem H-förmigen Furchenbild. Seltene Form.

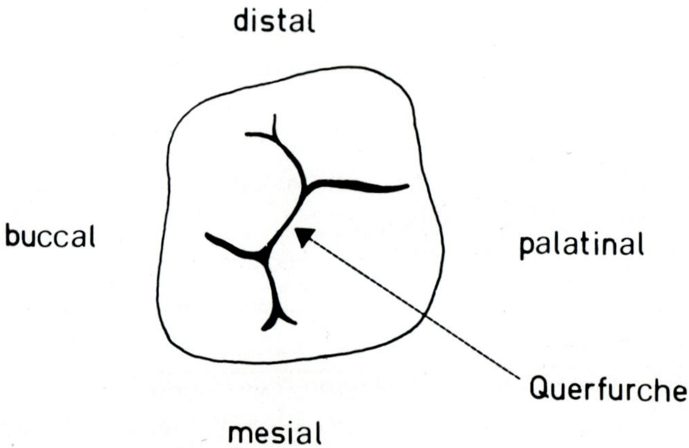

Abb.: 2.3.2 — 1: I. Form

   II. Form: Fehlende Querfurche. Starke Schmelzleiste zwischen dem mesio-palatinalen und disto-bukkalen Höcker. Häufige Form.

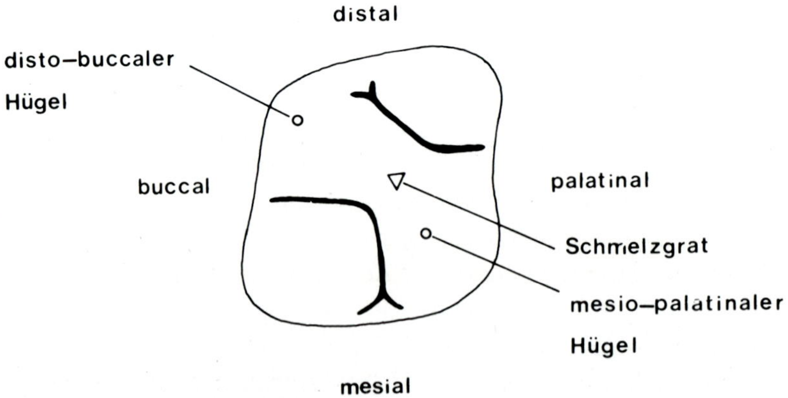

Abb.: 2.3.2 — 2: II. Form

III. Form: Zusätzliches Vorhandensein in circa 17 % der Fälle des Tuberculum anomale, des Carabelli'schen Höckers am mesiopalatinalen Hügel.

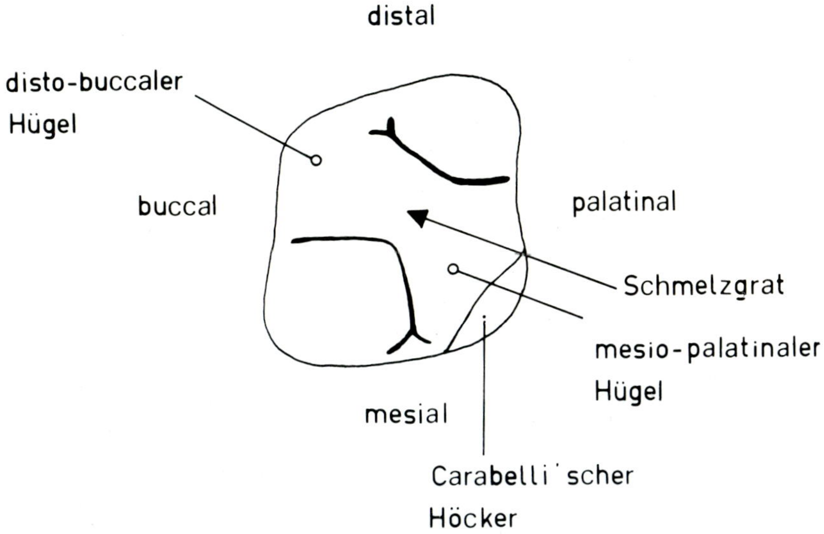

Abb.: 2.3.2 — 3: III. Form

5. Der zweite obere Mahlzahn kommt in drei unterschiedlichen Formen vor:

   I. Form: Sie entspricht der gewöhnlichen Form des ersten Mahlzahns.

   II. Form: Dreihügelige Form.

   III. Form: Längliches Kronoval mit bukkal-palatinal langer Achse.

6. Der dritte obere Mahlzahn, Weisheitszahn, ist der variabelste aller Zähne. Die dreihöckerige Form ist mit circa 70 % die häufigste. Er kann vier, selten auch fünf Wurzeln haben.

7. Untere Mahlzähne haben in mesio-distaler Richtung länglich-rechtekkige Kronenformen. Die Zahnhöckerzahl kann fünf, aber auch vier, betragen. Die Wurzelzahl beträgt zwei. Man unterscheidet eine mesiale und eine distale Wurzel.

8. Der erste untere Mahlzahl ist in etwa 90 % der Fälle fünfhöckerig, sonst vierhöckerig. Die fünfhöckerige Form weist drei bukkale (me-

sio-, medio- und distobukkal) und zwei linguale (mesio- und distolingual) Hügel auf.

9. Der zweite untere Mahlzahn kommt in circa 80 % der Fälle vierhökkerig vor, sonst fünfhöckerig.
10. Der dritte untere Mahlzahn, Weisheitszahn, erscheint variabel mit vier oder fünf Zahnhöckern, sonst ist er drei- oder mehr als fünfhökkerig.

2.3.3 Milchzähne, Dentes decidui

Die Zähne des Milchgebisses bilden das Gebiß ausschließlich bis zum sechsten Jahr. Die Plätze entsprechen den Schneidezähnen, Eckzähnen und Backenzähnen des bleibenden Gebisses. Sie sind entsprechend gebaut und ebenso benannt. Die den bleibenden Backenzähnen vorangehenden Milchzähne stimmen jedoch wenig mit diesen überein. Sie gleichen eher den Mahlzähnen. Daher heißen diese Milchmahlzähne.

Das Milchgebiß enthält insgesamt 20 Zähne, 8 Schneidezähne, 4 Eckzähne und 8 Milchmahlzähne.

Die Milchmahlzähne sind kleiner und zarter als die nachfolgenden bleibenden Zähne. In ihren Abmessungen sind sie etwa 2 bis 4 mm kleiner als die nachfolgenden bleibenden Zähne. Gegenüber dem gelblichen Farbton der bleibenden Zähne weisen die Milchzähne einen mehr bläulich-weißen Farbton auf. Am wurzelwärtigen Kronenanteil zeigen die Milchzähne eine Verstärkung des Schmelzrandes. Mit dem darübergleitenden Fingernagel läßt er sich gut ertasten. Anhand des Abnutzungsgrades läßt sich der Milchzahn meistens gut von dem eben durchgebrochenen scharfkantigen bleibenden Zahn unterscheiden.

2.4 Dentition

Dentition im weiteren Sinne umfaßt alle Vorgänge bei der Entstehung und Ausbildung der Zähne und des Gebisses. Im engeren Sinne werden die nacheinander auftretenden verschiedenen Zahnreihen als Dentition bezeichnet. Zahngeneration und Zahnfolge sind gleichbedeutende Ausdrucksweisen mit Dentition im engeren Sinne.

Die Zahnbildung erfolgt beim Menschen in der ersten und zweiten Dentition. Die Zuordnung zu einer Zahnfolge ist durch übereinstimmende Entstehungsmerkmale und durch topographische Übereinstimmung gegeben. Zeitlich gesehen überlappen sich die beiden Zahnfolgen. Auch bei ein und derselben Dentition gehen Entwicklung und Zahndurchbruch nicht kontinuierlich vonstatten, ebenso nicht in gleichen zeitlichen Abständen.

Zuerst erscheinen die Milchzähne, Dentes decidui, sodann die bleibenden Zähne, Dentes permanentes. Die Entstehung der Milchzähne geht der Entstchung der bleibenden Zähne voran. Die in gleicher Weise entstehenden Zähne gehören derselben Dentition an. Die bleibenden Mahlzähne sind Zuwachszähne und die an die Stelle von Milchzähnen tretenden bezeichnet man als Ersatzzähne.
Starken Schwankungen unterliegt die Gesamtzahl der gleichzeitig im Kiefer vorhandenen Zähne und Zahnkeime. Zur Zeit der Geburt bestehen 40 Zahnanlagen, diese Zahl steigt bis zum 5. Jahr auf 48 an. Zur Zeit des Zahnwechsels sinkt die Zahl auf 32 durch den Ausfall der Milchzähne, um dann mit dem allmählichen Ausfall der bleibenden Zähne bis auf Null herabzugehen.

2.5 Zahnentwicklung und Zahndurchbruch

2.5.1 Entwicklung

Der embryonale Mundwall gliedert sich unten und oben in einen außen gelegenen labialen und bukkalen und einen innen gelegenen lingualen und palatinalen Teilwall.
Aus dem Außenwall entstehen Ober- und Unterlippe sowie Wange. Der Innenwall wird zum Alveolarfortsatz. Dieser enthält später die Zahnfächer mit den darin verankerten Zähnen.

Die Zähne entwickeln sich aus epithelialen Zahnleisten. Im Oberkiefer entstehen die Zahnleisten bei einer Embryonenlänge von 10 mm, im Unterkiefer bei einer Länge von 11 mm.

Bei einer Embryonenlänge von 20 mm bilden sich an den Zahnleisten seitlich fünf Epithelknoten. Hieraus entstehen die Anlagen der Milchzähne. Die Epithelknoten bilden sich zu doppelwandigen Epithelglocken aus und bleiben über einen Stiel mit der Zahnleiste verbunden.

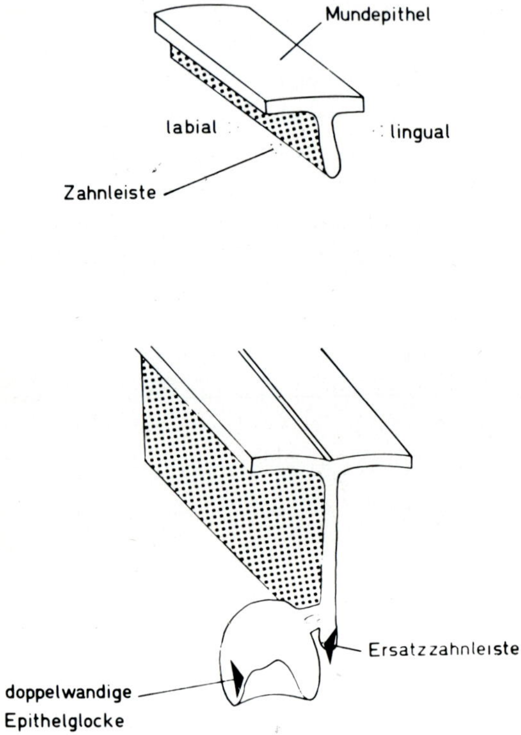

Abb.: 2.5.1 — 1: Zahnleiste mit Epithelknoten

Einwachsendes Mesoderm drängt die beiden Wände der Epithelglocke auseinander. Es entsteht ein äußeres und ein inneres Schmelzepithel, dazwischen liegt die Schmelzpulpa.

Das innere Schmelzepithel, das die Form der endgültigen Zahnkrone aufweist, umfaßt die mächtige Zahnpapille. An der Oberfläche dieser Papille differenzieren sich die Odontoblasten, die das Dentin bilden. Den Odontoblasten gegenüberliegend werden die eigentlichen Schmelzzellen zu Adamantoblasten, die den Schmelz produzieren.

Die Zahnwurzel nimmt ihren Ausgang vom Rand des Schmelzorgans. Am Übergang von äußerem zu innerem Schmelzepithel entsteht eine Epithelfalte. Diese wächst in die Tiefe. An der Innenfläche bilden sich aus dem Mesoderm Odontoblasten und lagern Dentin ab. Das in der Epithelscheide wachsende Mesoderm liefert die Zementoblasten.

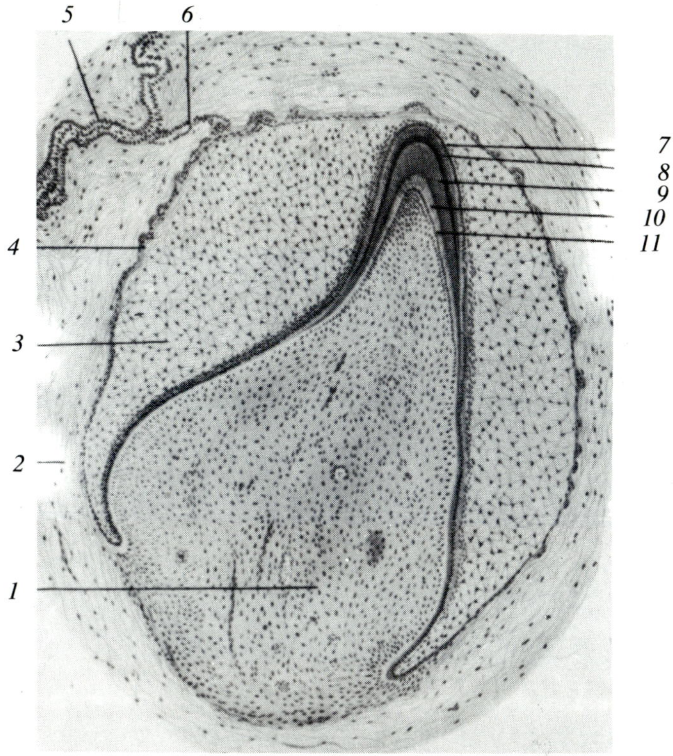

Abb.: 2.5.1 — 2: Schneidezahnanlage, Fetenlänge 25 cm, Formol, HE-Färbung, Vergr. 20fach (nach WATZKA 1969)

1 = Zahnpapille
2 = Zahnsäckchen
3 = Schmelzpulpa
4 = äußeres Schmelzepithel
5 = Zahnleiste
6 = Hals des Schmelzorgans
7 = Schmelzepithel
8 = Schmelzprismen
9 = Dentin
10 = Prädentin
11 = Odontoblasten

Die Fertigstellung der Wurzel erstreckt sich über einen längeren Zeitraum. Etwa 2 bis 3 Jahre nach Einstellung des Zahnes in Okklusion ist die Ausbildung beendet. Bei feingeweblicher oder röntgenologischer Darstellung können somit aus dem Entwicklungszustand Altersschätzungen vorgenommen werden.

2.5.2 Durchbruch

Beim Hochrücken der Zahnkrone gegen die Oberfläche wird das Epithel durchbrochen, und der Zahn erscheint in der Mundhöhle. Das Vorrükken endet bei Erreichen der beiden Antagonisten.

Von besonderer Wichtigkeit ist für die forensische Odontologie bei der Altersbestimmung von Feten, Neugeborenen und Kindern die Kenntnis der einzelnen Durchbruchszeiten der Zähne. Zeichen erster Verkalkung, Kronen- und Wurzelfertigstellung sind außerdem von Interesse.

2.5.3 Entwicklungsperioden des Gebisses

In dem Zeitabschnitt von der Geburt bis zum Greisenalter lassen sich 7 verschiedene Entwicklungsperioden am Gebiß unterscheiden:

1. Zahnloser Säuglingsmund von der Geburt bis zum 6. Monat
2. Durchbruchsperiode der Milchzähne vom 6. Monat bis zu 3 1/2 Jahren
3. Reine Milchgebißperiode nach vollendetem Durchbruch von 2 1/2 Jahren bis zum 6. Jahr
4. Periode des gemischten Gebisses vom 6. bis zum 12.—14. Jahr nach Durchbruch des 2. Mahlzahnes. Der 3. Mahlzahn (Weisheitszahn) zeigt keine konstante Durchbruchszeit, so daß sich das Ende dieser Gebißperiode nicht genau angeben läßt.
5. Das bleibende Gebiß liegt vollständig vor. Dieser Zeitpunkt ist in der Praxis mit Durchbruch des 2. Mahlzahnes erreicht, rein theoretisch erst nach Durchbruch des 3. Mahlzahnes. Die Gebißperiode endet beim Ausfall der ersten Zähne.

6. Periode der Reduktion der Zahnzahl, die je nach dem Erhaltungszustand der Zähne länger oder kürzer andauert.
7. Periode des zahnlosen Altersmundes.

2.6 Zahnhalteapparat

Die Gesamtheit des Zahnstützgewebes, das Parodontium oder Desmodont, wird von Zement, Wurzelhaut, Parodontalknochen und Zahnfleisch gebildet. Es stellt eine funktionelle Einheit dar. Mechanische Beeinflussungen der Zahnkrone werden abgefangen.

Vor dem Zahndurchbruch besteht zwischen Zahnoberfläche und dem umgebenden Gewebe lediglich ein morphologisches Nebeneinander. Das umgebende Gewebe wäre nicht in der Lage, dem Zahn als Stützgewebe zu dienen. Erst mit der funktionellen Beanspruchung kommt es zur Ausbildung der parodontalen Gewebe. Durch Umbau entsteht die Zahnfachwand, die den Wurzelhautbündeln Halt gibt. Diese nicht elastischen sehnenähnlichen Bindegewebsbündel laufen im Zustand der Ruhe leicht gewellt. Sie sind einerseits in die Zahnfachwand, andererseits in den Zahnzement eingelassen. Die Anordnung erfolgt marginal horizontal, apical radiär. Durch diese Anordnung wird der Zahn gewissermaßen in der Alveole aufgehängt.

Aus forensisch-odontologischer Sicht interessiert das Desmodont verschiedentlich. Die Kenntnis der entzündlichen und degenerativen Paro-

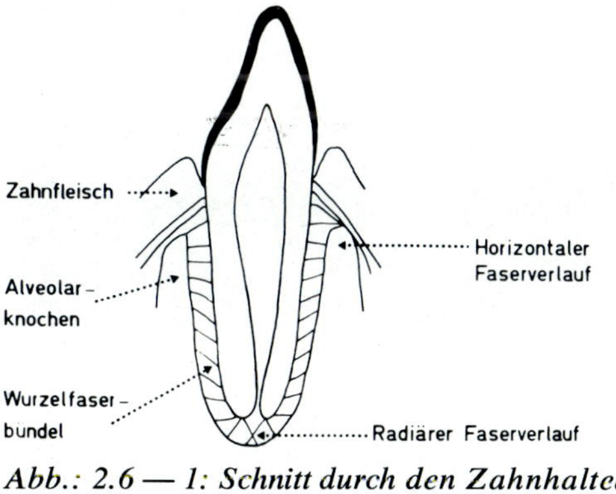

Abb.: 2.6 — 1: Schnitt durch den Zahnhalteapparat

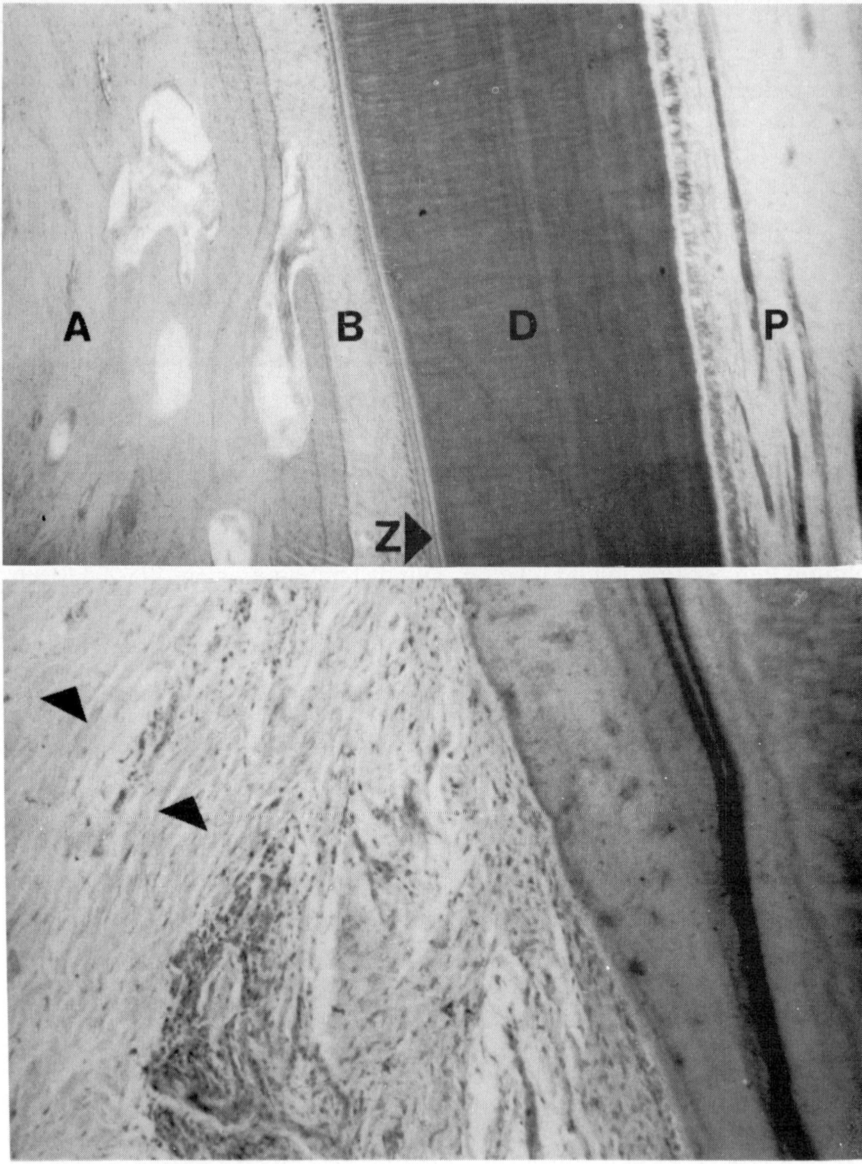

a

b

Abb.: 2.6 — 2 (a—b).
a) Feingewebliche Darstellung des Zahnhalteapparates:
A = Alveolarknochen *B = Bindegewebsbündel (Sharpey'sche Fasern)*
D = Wurzeldentin *P = Pulpa* *Z = Zement (bei Pfeil)*
b) gerichteter Faserbündelverlauf

dontopathien ist als Identifizierungsmerkmal von Wichtigkeit. Zahnfleischzustand, Zahnfleischtaschenveränderungen und Knochenabbau sind häufig als Befund in zahnärztlichen Karteien vermerkt.

Je nachdem, ob ein frischer oder länger zurückliegender Zahnverlust vorliegt, können nach Begutachtung des Zahnfaches oder des Alveolarfortsatzes wertvolle Schlüsse gezogen werden.

Eine Beurteilung des Lockerungsgrades oder Ausfalls von Frontzähnen bei Wasserleichen läßt sich mit den Wasserliegebedingungen in Zusammenhang bringen.

2.7 Zahnbogen

In ihrer Gesamtheit sind die Zähne im Ober- und Unterkiefer in einem Zahnbogen angeordnet. Beide sind verschieden gestaltet.

Der obere Zahnbogen, Arcus dentalis maxillaris, bildet eine halbe Ellypse. Der vordere Brennpunkt ist etwa deckungsgleich mit dem Foramen incisivum. Die kurze Achse tangiert die distalen Flächen der letzten Molaren. Die lange Achse geht durch die Mitte zwischen beiden mittleren Schneidezähnen. Der untere Zahnbogen, Arcus dentalis mandibularis, zeigt ungefähr Parabelform.

Für beide Zahnbogen lassen sich durchschnittliche Maßzahlen angeben:

Oberer Zahnbogen	
Kurze Achse:	57 — 62 mm
Halbe lange Achse:	50 — 55 mm
Unterer Zahnbogen	
Weisheitszahnverbindung:	55 — 60 mm
Halbe Achse:	48 — 52 mm

Die Form des Zahnbogens entspricht in der Wirklichkeit selten einer Ellypse oder einer Parabel. Abweichungen am oberen Zahnbogen bilden häufig paraboloide Formen. Im Unterkiefer laufen die Mahlzahngrenzen parallel, wie das ausgeprägt bei den Anthropoiden der Fall ist.

Auch lassen sich Rassenunterschiede feststellen. Bei den außereuropäischen Rassen findet man oftmals eine mehr viereckige Form vor, die durch die stärker vorspringenden Eckzähne bedingt ist. Eine weitere Ab-

weichung stellt der V-förmige Kiefer dar, bei dem die beiden Hälften des Zahnbogens in der Mitte in einem geringen Winkel zusammenstoßen.
Zwischen den beiden Hälften eines oberen oder unteren Zahnbogens finden sich häufig gewisse Asymmetrien.

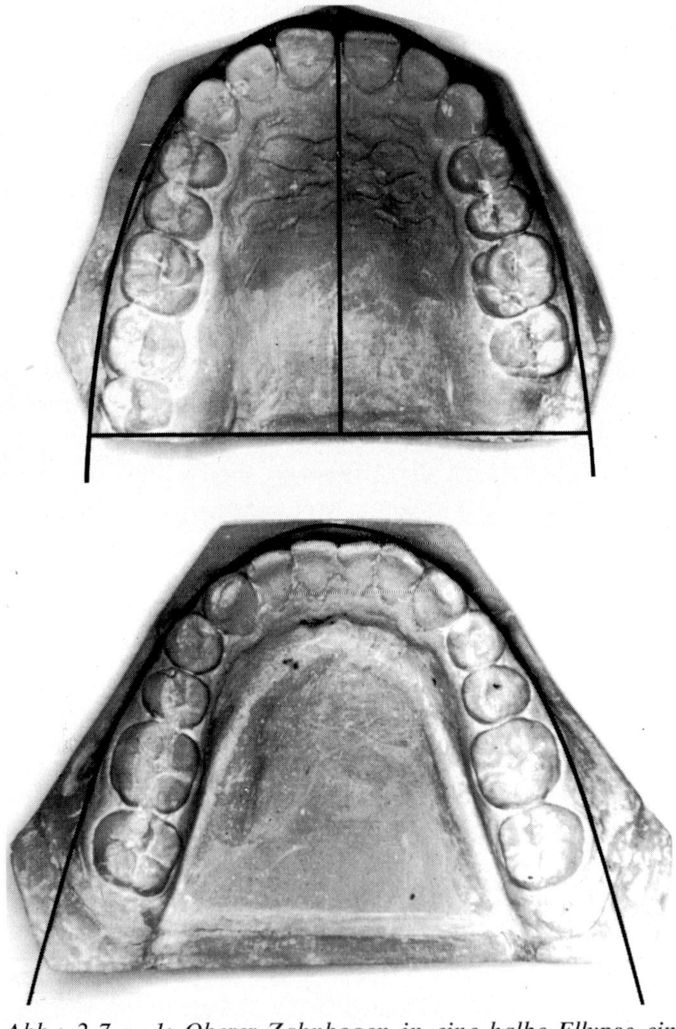

Abb.: 2.7 — 1: Oberer Zahnbogen in eine halbe Ellypse eingezeichnet, unterer Zahnbogen in eine Parabel eingezeichnet.

Durch Ausmessen einiger Zähne läßt sich der Zahnbogen konstruieren. Ausgangspunkt bilden Durchschnittswerte, die an einer großen Zahl regelrecht geformter Gebisse einer gleichen Bevölkerungsgruppe ermittelt worden sind.

Nach *Pont,* modifiziert nach *Linder-Harth,* werden folgende Messungen durchgeführt (*Häupl* u. *Wunder* [1963]):

1. Summe der Schneidezahnbreiten (SI = Summe der größten Breiten der vier oberen Schneidezähne in mesio-distaler Richtung)
2. Vordere Zahnbogenbreite = Abstand der ersten oberen Backenzähne, gemessen von Fissurenmitte zu Fissurenmitte
3. Hintere Zahnbogenbreite = Abstand der ersten oberen Mahlzähne, gemessen vom tiefsten Punkt der vorderen Hauptfissur zur gleichen Stelle auf der Gegenseite

Im Unterkiefer verwendet man als Meßpunkte diejenigen Stellen, die im regelrechten Gebiß mit den oberen okkludieren (siehe Tab. 2. 11—4).

Beide Zahnbogen sind also nicht deckungsgleich, der obere Bogen ist unter anderem etwas weiter gespannt. Daraus ergibt sich, daß in regelrechter Schlußbißstellung die incisale Schneidekante der oberen Frontzähne vor die der unteren greift. Man bezeichnet diese Stellung als frontalen Überbiß.

Bei den Seitenzähnen stehen die bukkalen Höcker der oberen Zähne über denen der unteren Seitenzähne. Die palatinalen Höcker der oberen Seitenzähne greifen in die Längsfissur, also zwischen bukkalen und lingualen Höcker der unteren Seitenzahnreihen.

Weiterhin fällt auf, daß insbesondere wegen der unterschiedlichen Schneidezahnbreite im oberen und unteren Zahnbogen die Zwischenräume nicht aufeinanderfallen, sondern sie werden von einem Höcker oder einer Schneidekante gedeckt. Ein Zahn trifft also jeweils auf zwei Antagonisten, von denen der eine als Haupt-, der zweite als Nebenantagonist wirkt.

Den maximalen Kontakt aller Kauflächen der oberen und unteren Zähne im Schlußbiß nennt man Okklusion. Jede Bewegung des Unterkiefers aus dieser Stellung heraus heißt Artikulation.

Die Zahnbogen zusammen mit den Zähnen stellen aber noch nicht das gesamte Kausystem dar. Hierunter versteht man die Gesamtheit aller Gewebe, die am Kauakt beteiligt sind. Im einzelnen gehören zu den oben genannten Bauelementen der Oberkiefer, der Unterkiefer mit den ihn bewegenden Muskeln, die Kiefergelenke, Gaumen, Zunge, Wangen, Lippen und Mundboden. Es handelt sich insgesamt um ein funktionelles System ohne feststellbare Grenzen gegenüber den Nachbargeweben.

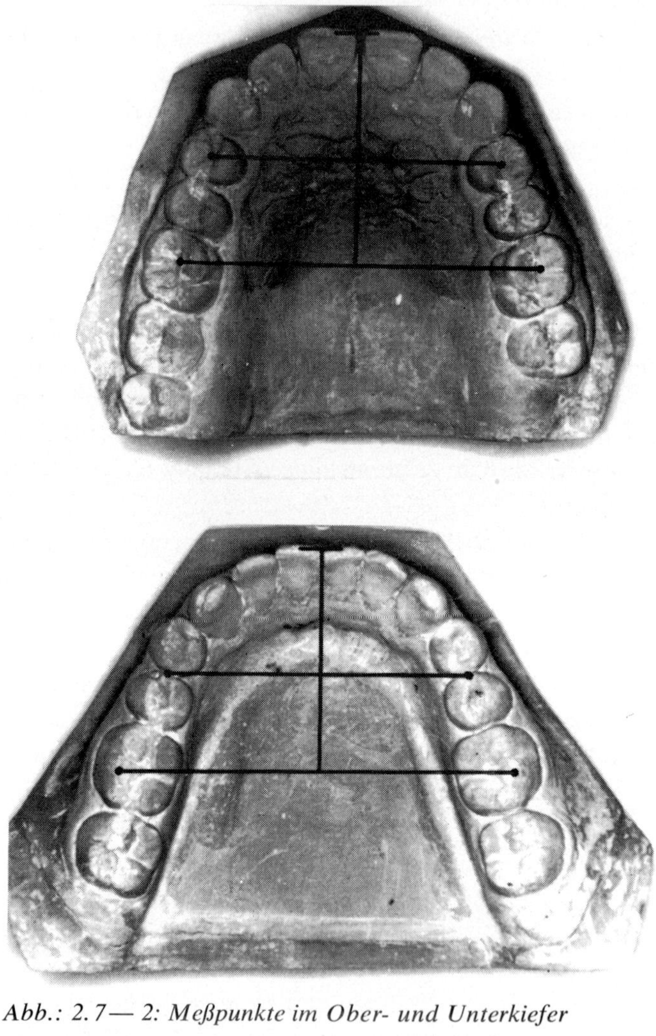

Abb.: 2.7— 2: Meßpunkte im Ober- und Unterkiefer

2.8 Eugnathie

Handelt es sich um ein wohl geformtes und wohl funktionierendes Kausystem, so liegt Eugnathie vor. Das eugnathe Gebiß zeigt folgende charakteristische Merkmale:

1. Die 16 Zähne eines Kiefers sind in einem Bogen angeordnet (OK = Ellypse, UK = Parabel) und haben untereinander Kontakt (Kontaktpunkt, -fläche).
2. Die Verzahnung bei zentraler Okklusion (individueller Schlußbiß) ist regelrecht, wenn jeder Zahn zwei Antagonisten hat, mit Ausnahme des mittleren unteren Schneidezahns und des oberen Weisheitszahnes. Der erstere steht im Schlußbiß nur mit dem mittleren oberen Schneidezahn in Kontakt, der letztere nur mit dem unteren Weisheitszahn.

   Alle anderen mit zwei Antagonisten okkludierenden Zähne sind so angeordnet, daß der untere Zahn vor dem jeweiligen oberen Zahn steht oder ihn in mesialer Richtung überragt. So steht der untere Eckzahn vor dem oberen Eckzahn. Der erste untere Molar überragt den oberen um ungefähr eine halbe Molarenbreite nach mesial.

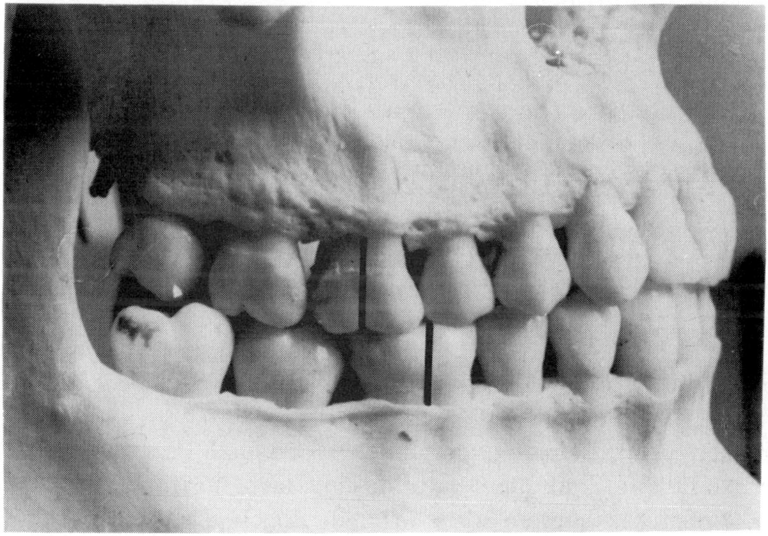

Abb.: 2.8 — 1: Regelrechte Okklusion im Seitenzahnbereich, der untere 1. Molar steht vor dem oberen Molar

Die Verschlüsselung der vielhöckerigen Molaren ist kompliziert. Für eine regelrechte Verzahnung der Molaren ist kennzeichnend, daß der mesiopalatinale Höcker des ersten oberen Molaren in der Längsfurche zwischen den vier Haupthöckern des ersten unteren Mahlzahnes, in der sog. zentralen Grube, zu finden ist.

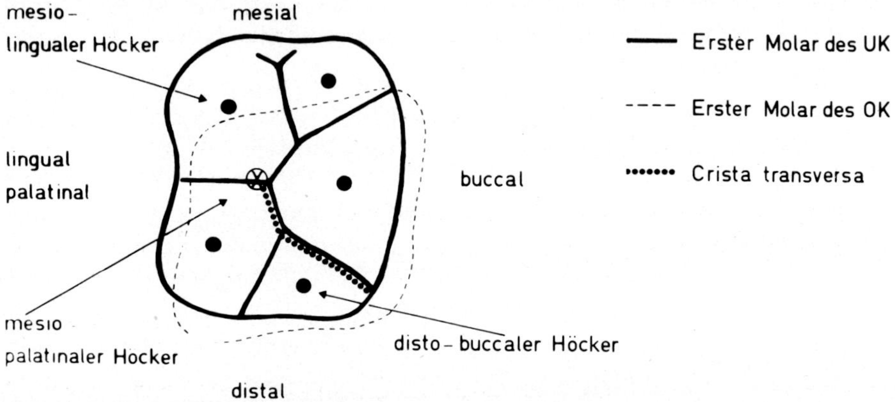

Abb.: 2.8 — 2: Verschlüsselung der ersten Mahlzähne:

Legende zu 2.8—2:
Verschlüsselung der ersten Mahlzähne:
Die buccalen Höcker des oberen und unteren Mahlzahnes treffen sich im Höckerbiß. Der mesiopalatinale Höcker (mächtig ausgebildet) des oberen Mahlzahnes trifft bereits auf die distal gerichtete Höckerfläche des unteren Mahlzahnes bez. im vorderen Bereich der Hauptgrube auf. So bildet die Kaufläche des unteren Mahlzahnes eine Art Pfanne, in die der mächtige mesiopalatinale Höcker des oberen als Zapfen eingreift. Allmählich gleitet der mesiopalatinale Höcker dann vollends in die Grube (zentrale Lage). Dabei kommt die Crista transversa in ihre richtige Lage. Sie verläuft vom mesiopalatinalen Haupthöcker diagonal bis zum distobuccalen Höcker am oberen Zahn (punktierte Linie von ⊗ aus). Befindet sich die Crista transversa in ihrer richtigen Lage, so ist die Verschlüsselung der Molaren gesichert.

Im Frontzahnbereich bedecken die mehr lippenwärts stehenden oberen Frontzähne die unteren nur geringgradig.

Betrachtet man den regelrecht verzahnten Ober- und Unterkiefer von bukkal her, so fällt auf, daß die Okklusionslinie nicht horizontal verläuft, sondern in einem nach hinten oben offenen Bogen. Der tiefste Punkt liegt im Bereich des Kontaktes von zweitem Prämolaren und erstem Molaren. Diese Spee'sche Kurve kommt in etwa 75 % der Gebisse vor.

Unter den Punkten 1) und 2) sind die morphologischen Kriterien für das eugnathe Gebiß beschrieben worden. Daneben gibt es auch eine funktionelle Eugnathie, nämlich den allseitigen Schleifkontakt der Zähne beim Vorwärts-, vor allem aber beim Seitwärtsbewegen des Unterkiefers während des Kauaktes. Bei vielen Menschen ist aber die ideale funktionelle Eugnathie verlorengegangen. Schon ein tiefer Frontzahnüberbiß verhindert beim Kantenbiß den Kontakt im Seitenzahnbereich.

2.9 Dysgnathie

Eugnathe Verhältnisse im Kausystem trifft man nicht allzu häufig an. Die verschiedenartigsten Störungen und deren Auswirkungen lassen ein dysgnathes Kausystem entstehen.

Für die forensische Odonto-Stomatologie ist die Kenntnis der dysgnathen Gebißverhältnisse besonders wichtig. Es handelt sich um typische Identitätsmarken, die bei der Feststellung einer Personengleichheit hilfreich sein können.

Eine morphologische Dysgnathie kann vorliegen, wenn es zu einer Anomalie der Zahnstellung, zu einer Verformung des Zahnbogens, einer örtlichen Okklusionsstörung oder zu einer unkorrekten Bißlage kommt. Häufig liegt aber auch eine Kombination solcher Erscheinungen vor. Daraus ergibt sich eine sehr große Zahl von dysgnathen Zustandsbildern. Weiterhin ist zu berücksichtigen, daß die Relation beider Kiefer zum Gesichtsschädel nicht außer Acht gelassen werden darf.

Gruppen dysgnather Merkmale:

1. Störungen in der Entwicklung und des Durchbruchs der Zähne.
   a) Nichtanlage
   b) Zahnunterzahl
   c) Zahnüberzahl
2. Zahnstellungsanomalien:
   a) Drehstand
   b) Kippstand
   c) Falschstand im ganzen

3. Verformung des Zahnbogens:
   a) Protrusion oder Spitzfront
   b) Retrusion oder Flachfront
   c) Schmalstand
   d) Breitstand
4. Örtliche Okklusionsstörungen:
   a) Kopfbiß oder Kantenbiß
      (In Schlußbißstellung beißen die Kanten der Frontzähne aufeinander)
   b) Tiefer Biß
      (Die unteren Frontzähne berühren die Gaumenschleimhaut)
   c) Offener Biß
      (Die Frontzähne zeigen keinen Okklusionskontakt in der Schlußbißstellung)
   d) Kreuzbißstellung
   e) Unterer Schneidezahn-Vorbiß bei Regelbiß
5. Dysgnathe Bißlagen:
   Unter Bißlage versteht man die Beziehung der oberen zur unteren Zahnreihe in Schlußbißstellung. Ist diese Stellung eugnath, so spricht man von Regelbiß oder Neutralbiß. Abweichungen finden sich in sagittaler, transversaler und vertikaler Richtung. Diese dürfen nicht mit den örtlichen Okklusionsstörungen verwechselt werden, bei denen nur einzelne Zähne oder Zahngruppen von der Unregelmäßigkeit betroffen sind. Bei der Feststellung der Bißlage wird immer der obere und untere Zahnbogen in seiner Gesamtheit berücksichtigt.
   a) Distalbiß, Rückbiß:
      Der Rückbiß gehört zur Gruppe der dysgnathen Bißlagen mit Verschiebung in sagittaler Richtung. Die Verschiebung kann eine halbe oder eine volle Backenzahnbreite betragen.
   b) Mikrogenie:
      Bei unterentwickelter Mandibula findet sich ein sehr stark ausgeprägter Rückbiß.
   c) Vorbiß, Mesialbiß:
      In manchen Fällen kann das Ausmaß des Vorbisses mehr als eine Backenzahnbreite betragen.

d) Seitbiß:

Diese Bißlage ist durch Verschiebung der Unterkiefermitte nach rechts oder links von der Raphemedianebene gekennzeichnet. Es liegt somit eine dysgnathe Bißlage in transversaler Richtung vor. Im Bereich der Front- und Seitenzähne kommt es dann zu einer Kreuzbißstellung. Diese Art des Seitbisses bezeichnet man auch als articulären Kreuzbiß.

e) Senkbiß:

Zu den dysgnathen Bißlagen in vertikaler Richtung zählt man den primären und sekundären Senkbiß. Der primäre Senkbiß kommt dadurch zustande, daß der untere Zahnbogen wesentlich kleiner ist, als der obere, so daß die Außenflächen der unteren Zähne an den palatinalen der oberen entlanggleiten. Der sekundäre Senkbiß entsteht dadurch, daß die Kronen der Milchseitenzähne und der ersten bleibenden Molaren derart zerstört sind, daß es zu einer Annäherung des Unterkiefers an den Oberkiefer kommt.

f) Echter offener Biß:

Zu den dysgnathen Bißlagen in vertikaler Richtung zählt man auch den echten offenen Biß. Er ist dadurch gekennzeichnet, daß nur Zähne im distalen Seitenzahnbereich Okklusionskontakt aufweisen.

Im Rahmen der forensischen Odontologie ist es wichtig zu wissen, daß die Dysgnathien erbbedingt sein können. Die folgende Aufschlüsselung gibt an, in wieviel Prozent der Fälle die gleiche dysgnathe Entwicklung innerhalb der Familien vorkommt:

Distalbiß:	87 %
Progenie:	85 %
Deckbiß:	85 %
Engstand:	50 %
Unterzahl:	39 %
Diastema:	79 %
Verlagerter Eckzahn:	20 %

2.10 Erkrankungen des Kausystems

Jede Abweichung vom Zustand eines regelrechten gesunden Kausystems bedeutet bei entsprechender Signifikanz eine Möglichkeit zum Identifizieren. Dementsprechend ist zu erwarten, daß pathologische Zustandsbilder charakteristische Identitätsmarken abgeben. Je widerstandsfähiger das pathologische Substrat gegen postmortale Einwirkungen ist, um so wertvoller wird es für die Identifizierung. Eine charakteristische Gingivahyperplasie kann durch einsetzenden Fäulnisprozeß unkenntlich werden, eine Zahnkaries bleibt hingegen gut sichtbar erhalten. Eine vor dem Tode geklagte charakteristische Trigeminusneuralgie ist an einer Brandleiche nicht nachzuweisen, während eine röntgenologisch dokumentierte Kieferzyste auch an einer Wasserleiche postmortal darzustellen ist.
Die genannten Beispiele zeigen, daß es erforderlich ist, unter dem Gesichtspunkt des Identifizierens unbekannter Leichen den Bereich der Pathologie des Kausystems nach geeigneten Identitätsmarken zu ordnen.

Krankhafte Veränderungen können unter klinischen Aspekten höchst bedeutungsvoll sein, während sie für das Agnoszieren unbekannter Toter wertlos sind. Dies gilt auch in umgekehrter Weise. Ein Diastema mediale (Lücke zwischen den oberen mittleren Schneidezähnen) oder ein palatinal verlagerter Eckzahn stellen wichtige Identitätsmarken dar, sind hingegen klinisch von nachgeordneter Bedeutung.

2.10.1 Pathologische Identitätsmarken der Zähne

Die wichtigste Erkrankung der Zähne im Sinne von Identitätsmarken ist der sichtbare Defekt der Zahnfäule (Karies). Entscheidend ist, daß dieser Befund von den praktizierenden Zahnärzten bereits bei der Erhebung des ersten Mundbefundes in die Patientenkartei eingetragen wird. Gleich wichtig ist die Widerstandsfähigkeit der Karies gegen Hitze- oder Fäulniseinwirkung. Lediglich nach starker Brandeinwirkung kann eine Kavität aus der das Amalgam herausgepreßt oder gesprengt wurde mit einem kariösen Defekt verwechselt werden (Reste der Unterfüllung suchen! Sekundärkaries beachten!). Die Zahnkaries bildet an den Hartgeweben der Zähne (Schmelz, Dentin, Zement) Defekte, ohne daß es zu regeneratorischen Ersatzleistungen kommt. Die kariösen Veränderungen sind an dem braun-schwarzen Farbton gut zu erkennen. Charakteristische Lokalisationen oder Zahnfäule sind die Grübchen und Furchen der Kauflächen. Auch die Berührungsflächen zweier Zähne im Frontzahn- oder Seitenzahnbereich weisen häufig kariöse Defekte auf. Eine weitere typische Prädilektionsstelle ist der Bereich in Höhe des Zahnfleischsaumes. Beispiele kariöser Defekte an Zähnen zeigt die Abb. 2.10.1 — 1.

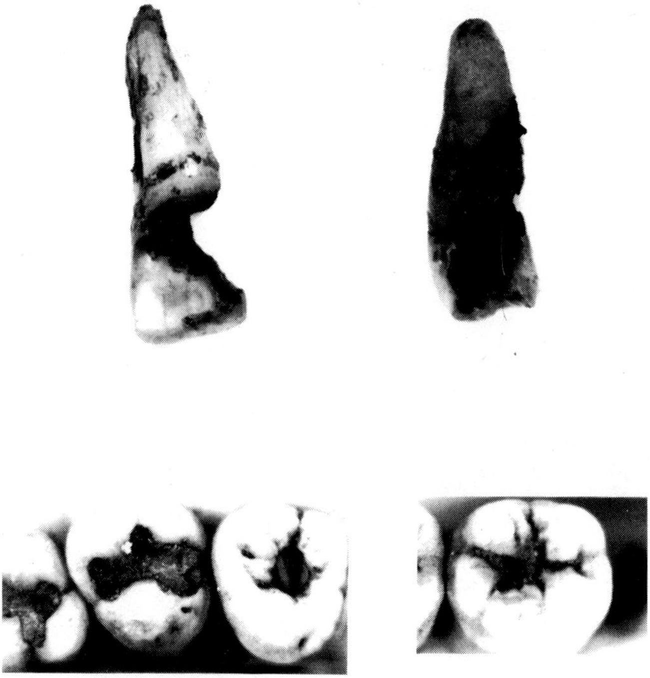

Abb.: 2.10.1 — 1: Beispiele für kariöse Defekte

Allgemein gilt, daß die Zahnfäule dort beginnen kann, wo Beläge und Speisereste gut haften.

Die einzelnen kariösen Defekte werden nach ihrer anatomischen Lage bezeichnet, z. B. mesiale Karies = mc oder bei tiefreichenden Defekten mcp (cp = caries profunda).

Im europäischen Bevölkerungsraum liegt die Kariesfrequenz bei etwa 98 %. Somit sind in diesem geografischen Raum bei nahezu jedem Gebiß kariöse Defekte zu erwarten. Da die zahnmedizinische Therapie der Karies z. B. in Form von Füllungen unterschiedlicher Form und Materialien (Amalgam, Zement, Kunststoff, Gold) sehr erfolgreich ist, das Sozialversicherungssystem allgemein die Behandlung ermöglicht, sind in Form der individuell gelegten Füllungen neue Identitätsmarken von höchster Spezifität zu erwarten. Hierauf beruhen letztlich die Erfolge der odontologischen Identifizierungsmethode.

Kariöse Prozesse können zur Zerstörung großer Kronenanteile führen. Bei Übergreifen der Erkrankung auf das Zahnmark kann es zur notwendigen Entfernung der kranken Pulpa kommen. Der Zahn ist dann pulpentot. Der Wurzelkanal wird vom Zahnarzt aufbereitet und beispielsweise mit Zement abgefüllt (Röntgenbild!). Es entsteht eine charakteristische Identitätsmarke (siehe Abb. 17.4—4).

Hat die Zerstörung zum Verlust der gesamten Zahnkrone geführt, so erkennt man bei Inspektion der Mundhöhle in Höhe des Zahnfleischrandes schwarz-braune grübchenartige rund-ovale Materialanteile. Es handelt sich um den Querschnitt einer Zahnwurzel bei zerstörter Zahnkrone. Manche Wurzelreste können der Inspektion dadurch verborgen bleiben, daß sich das Zahnfleisch wulstförmig über den Wurzelquerschnitt legt und ihn dadurch der Sicht des Untersuchers entzieht. Eine Röntgenaufnahme hilft bei der Abklärung.

In einigen Fällen ist die Karies Verursacher von Zahnverfärbungen. Einzelzähne nehmen einen grau-braunen bis bläulichen Farbton an, wenn es nach einer Entzündung des Zahnmarks zu einem Gewebetod mit Blutung kommt. Bleibt der Zahn unbehandelt, so resultiert eine charakteristische anhaltende gut sichtbare Zahnverfärbung.

Die gravierendste Folge einer kariösen Zahnerkrankung stellt die notwendige Zahnextraktion dar. Zahnfäule und Zahnbetterkrankungen sind die häufigsten Ursachen einer Dezimierung des Zahnbestandes. Zahnärztlich entfernte Zähne werden in der Patientenkartei vermerkt. Das Datum der Extraktion ist zu beachten. Sowohl frische als auch sehr weit zurückliegende Zahnentfernungen können bei der forensisch odontologischen Befunderhebung Schwierigkeiten bereiten. Frische Zahnfächer findet man auch bei einwurzeligen Zähnen von älteren Wald- und Wasserleichen oder nach traumatischer Einwirkung. Da das Zahnfach nach einer Extraktion beim Lebenden allmählich verknöchert, sind in Zweifelsfällen Röntgenaufnahmen anzufertigen.

Mit der einsetzenden Ossifikation kommt es unter dem Druck der distalen Zähne zu einer langsamen Einengung der Zahnlücke. Im Extremfall kann sie vollständig geschlossen werden. An der nach mesial geneigten Längsachsenstellung des distal der Lücke stehenden Zahnes erhält man einen Hinweis auf einen lange Zeit zurückliegenden Zahnverlust. Diese Verhältnisse lassen sich am Sektionspräparat des Ober- und Unterkiefers verhältnismäßig gut erkennen. Zahnärzte übersehen oft diese Besonderheiten und nehmen eine falsche Befundnotation in ihrer Kartei vor. Typischerweise wird eine lange Zeit zurückliegende Extraktion des unteren ersten Molaren übersehen. Der vorhandene Weisheitszahn wird dann als zweiter Molar angegeben.

Abschließend bleibt festzustellen, daß die Zahnfäule und deren zahnärztlich behandelte oder unbehandelte Folgezustände der dentalen Identifikationsmethode individuelle, häufige, dauerhafte und gut erkennbare Merkmale liefert.

Die Erkrankungen des Zahnmarkes (Pulpa) in der Form der akuten und chronischen Pulpitis sind klinisch von Interesse, haben als Identitätsmarken kaum Bedeutung.

Ein gewisses Gewicht kommt den Erkrankungen der Stützgewebe des Zahnes zu (Parodontopathien). Soweit es sich um entzündliche Prozesse des Zahnfleisches (Gingivitis) handelt, sind Befunde an der Leiche mit großer Vorsicht zu verwerten. Das gleiche gilt für Zahnfleischtaschenbildungen und Zahnlockerungen die durch den entzündlichen Umbau der Wurzelhaut entstehen können. Immer ist der Erhaltungszustand (Fäulnis!) der Leiche zu berücksichtigen. Hinweis auf eine Parodontopathie kann abgelagerter Zahnstein sein. Als sicheres Zeichen einer Parodontopathie schweren Grades ist der Abbau des Alveolarknochens (z. B. horizontal) zu betrachten. Die Zahnwurzeln werden sichtbar, die Zähne scheinen verlängert zu sein. Dieser Befund ist am mazerierten Sektionspräparat (vor dem Einkleben der Zähne!) oder am Röntgenbild gut zu erkennen. Somit verursachen die Karies und die Parodontopathien spezifische krankhafte Veränderungen, die sich zur Klärung einer fraglichen Identität ausgezeichnet verwenden lassen.

Die große Gruppe der Regelwidrigkeiten in Zahnform, Zahnzahl und Entwicklung der Zähne ist im Abschnitt 12.0 (Identitätsmarken der Mundhöhle) beschrieben.

2.10.2 Pathologische Identitätsmarken der Kieferknochen

Jede deutliche Abweichung von der normalen Kieferform bietet sich als Identifizierungshilfe an (siehe Abschnitt 2.9). Bekannt sind die Progenie als übermäßige Entwicklung und die Mikrogenie als geringgradige Ausbildung des Unterkiefers. Entsprechend trifft man im Oberkiefer die Prognathie und die Mikrognathie an. Allen Krankheitsbildern ist gemeinsam, daß sie zu typischen Abweichungen des Gesichtsprofils führen. Sind Fotographien im Vergleichsmaterial enthalten, so ist es möglich, bereits aus dem Gesichtsausdruck Rückschlüsse über die Kieferform zu gewinnen. Daran ist bei einer Befragung — beispielsweise von Angehörigen — zu denken.

Die eigentlichen Identitätsmarken höherer Wertigkeit der Kieferknochen erhält man zweifelsfrei durch die Röntgenuntersuchung. Typische, wenngleich nicht allzu häufig vorkommende Krankheitsbilder oder deren Folgezustände nach Ausheilung sind beispielsweise Knochenzysten (oft von Zahnwurzeln ausgehend), verheilte Bruchlinien nach einem Kieferbruch, entzündliche (z. B. Osteomyelitis) oder tumoröse Prozesse, Spaltbildungen, Kiefergelenkerkrankungen und im Kieferknochen verlagerte Zähne. Auch im Kieferknochen verankerte Metall- oder Keramikimplantate sind röntgenologisch zu erkennen.

2.10.3 Pathologische Identitätsmarken der Mundhöhle

Die forensisch-odontologisch relevanten Mundhöhlenmarken sind im Abschnitt 12.0 (Identitätsmarken der Mundhöhle) erwähnt.

2.11 Übersichtstafeln

Die in diesem Abschnitt wiedergegebenen Übersichten und Tabellen sollen eine schnelle Orientierung bei Zahnbestimmungen geben.

Liegen isolierte menschliche Einzelzähne vor oder stehen Zähne in Verbindung mit den Kieferknochen zur Beurteilung an, so bereiten Benennung und Zuordnung der Zähne oftmals Schwierigkeiten. Es ist in jedem zweifelhaften Fall zu empfehlen, systematisch bei der Einordnung vorzugehen.

Hierbei sollen die Bestimmungstafeln helfen. Liegt ein nicht näher zuzuordnender isolierter menschlicher Zahn vor, so ist wie folgt zu verfahren:

1. Beschreibung der anatomischen Formen von Krone und Wurzel (Tabelle 2.11—1, Einzelheiten: Kap. 2.3)
2. Bestimmung der Zahnlänge, Kronenlänge und Kronenbreite (Tabelle 2.11—2)
3. Unterscheidung gleichnamiger Zähne aus dem Ober- oder Unterkiefer der rechten oder linken Kieferhälfte (siehe Kap. 3.0)
4. Liegt die anatomische Bezeichnung des Zahnes fest, sucht man in Tab. 2.11—3 die entsprechende Symbolik auf.
5. Eine Rekonstruktion des **oberen** Zahnbogens ist in einigen Fällen hilfreich. Hierzu werden die größten Breiten der vier Schneidezähne im Oberkiefer gemessen. (Tabelle 2.11—4)

   Man erhält dann den Abstand zwischen den ersten Backenzähnen, den Abstand zwischen den ersten Mahlzähnen und die Länge des Zahnbogens vom Kontaktpunkt der mittleren Schneidezähne senkrecht auf die Verbindungslinie zwischen den ersten Backenzähnen. (siehe Abb. 2.7—2 oberes Bild)
6. Oft ist es notwendig, die Durchbruchszeiten der Milchzähne und die der bleibenden Zähne zu kennen. Die Tabelle 2.11—5 gibt übersichtlich Auskunft über die wichtigsten Intervalle. Einzelheiten sind im Kap. 9.0 zu finden.

Krone	Kaukante	alle vier Schneidezähne des Oberkiefers und des Unterkiefers		
	Kauspitze	rechter und linker Eckzahn des Oberkiefers und des Unterkiefers		
	Kaufläche	zwei Höcker	der buccale Höcker ist mächtiger als der linguale (pal.). Trennung durch mesial-distale Querfalte	oberer erster Backenzahn oberer zweiter Backenzahn unterer erster Backenzahn unterer zweiter Backenzahn
		drei Höcker	ein buccaler Höcker zwei linguale Höcker	unterer erster Backenzahn unterer zweiter Backenzahn
			zwei buccale Höcker ein palatinaler Höcker	oberer zweiter Mahlzahn (54%) II. Form
		vier Höcker	zwei buccale Höcker, zwei palatinale, rhomboide Form der Krone, Variationen siehe: 2.3.2	oberer erster Mahlzahn oberer zweiter Mahlzahn (45%) I. Form
			starke Kompression der Krone, mes.-dist. Querschnitt elliptisch	oberer zweiter Mahlzahn III. Form
			symmetrische Höckerverteilung, quadratische Kaufläche	unterer zweiter Mahlzahn
		fünf Höcker	drei buccale Höcker, zwei linguale, durch Fissuren getrennt	unterer erster Mahlzahn

Tabelle 2.11–1: Beschreibung der vier Zahntypen (Teil I: Krone)

Wurzel	einwurzlig	Konus- oder Kegelform der Wurzel		oberer mittlerer Schneidezahn
		Konus- oder Kegelform mit selten Längsfurchen		unterer zweiter Backenzahn
		abgeplattete Wurzel in mesiodistaler Richtung	etwas abgeplattet	oberer seitl. Schneidezahn unterer Eckzahn
			etwas abgeplattet mit tiefen Längsfurchen	obererer erster Backenzahn (geringe Anzahl oberer zweiter Backenzahn (ca. 85%)
			stark abgeplattet mit Längsfurche	unterer mittlerer Schneidezahn, unterer seitl. Schneidezahn
		ovaler Wurzelquerschnitt mit deutlichen seitl. Längsfurchen		oberer Eckzahn
		ovaler Wurzelquerschnitt mit seitl. Längsfurchen mesial tiefer als distal		unterer erster Backenzahn
	zweiwurzlig	teilweise oder ganz von der Spitze her gespalten, starke buccale schwächere palatinale Wurzel		oberer erster Backenzahn
		mesial starke, distal schwächere Wurzel, abgeplattet in mes.-dist. Richtung		unterer erster Mahlzahn unterer zweiter Mahlzahn
	dreiwurzlig	zwei buccale in mes.-dist. Richtung etwas abgeplattete Wurzeln eine kräftige palatinale Wurzel mit rundem Querschnitt		oberer erster Mahlzahn oberer zweiter Mahlzahn

Tabelle 2.11–1: Beschreibung der vier Zahntypen (Teil II: Wurzel)

Zahnbezeichnung	Zahnlänge in mm	Kronenlänge in mm	Kronenbreite in mm
Oberer mittlerer Schneidezahn	24,0 (18,0–32,0)	11,6 (8,5–14,5)	8,4 (6,9–10,6)
Oberer seitlicher Schneidezahn	22,5 (17,5–28,0)	10,0 (7,8–12,0)	6,5 (5,0– 8,0)
Oberer Eckzahn	27,0 (19,0–37,0)	10,9 (7,5–13,5)	7,6 (6,3– 9,0)
Oberer erster Backenzahn	21,7 (16,2–28,2)	8,7 (7,0–10,8)	6,8 (6,2– 8,2)
Oberer zweier Backenzahn	21,5 (17,5–27,0)	7,9 (6,2–10,2)	6,8 (6,0– 7,5)
Oberer erster Mahlzahn	21,3 (17,5–29,0)	7,7 (6,8– 9,0)	10,0 (7,8–11,2)
Unterer mittlerer Schneidezahn	21,4 (18,0–27,0)	9,4 (7,9–11,5)	5,4 (4,7– 6,3)
Unterer seitlicher Schneidezahn	23,5 (19,0–29,0)	9,9 (8,2–11,8)	5,9 (5,0– 7,2)
Unterer Eckzahn	25,4 (20,0–34,0)	11,4 (8,5–14,5)	6,7 (5,5– 8,0)
Unterer erster Backenzahn	22,5 (18,5–27,0)	8,0 (7,5–11,0)	7,0 (6,0– 8,0)
Unterer zweiter Backenzahn	23,0 (19,0–27,5)	8,5 (6,9–10,0)	7,3 (6,2– 8,8)
Unterer erster Mahlzahn	22,8 (18,3–26,0)	8,3 (7,0– 9,0)	11,0 (10,0–12,2)

Tabelle 2.11.–2: Zahnmaße nach HÄUPL (1953) u. WETZEL (1951)

Nomenklatur		Symbolik			
Deutsche Bezeichnung	Latein. Bezeichnung	Two-digit System	Praxis System	Haderup System	Militärärztl. System
Oberer mittlerer Schneidezahn rechts	Dentes incisivi maxillares dex.	11	1⌋	1+	8
Oberer seitlicher Schneidezahn rechts		12	2⌋	2+	7
Oberer Eckzahn rechts	Dens caninus maxillaris dex.	13	3⌋	3+	6
Oberer erster Backenzahn rechts	Dentes praemolares maxillares dex.	14	4⌋	4+	5
Oberer zweiter Backenzahn rechts		15	5⌋	5+	4
Oberer erster Mahlzahn rechts		16	6⌋	6+	3
Oberer zweiter Mahlzahn rechts	Dentes molares maxillares dex.	17	7⌋	7+	2
Oberer dritter Mahlzahn rechts (= Weisheitszahn)		18	8⌋	8+	1
Oberer mittlerer Schneidezahn links	Dentes incisivi maxillares sin.	21	⌊1	+1	9
Oberer seitlicher Schneidezahn links		22	⌊2	+2	10
Oberer Eckzahn links	Dens caninus maxillaris sin.	23	⌊3	+3	11
Oberer erster Backenzahn links	Dentes praemolares maxillares sin.	24	⌊4	+4	12
Oberer zweiter Backenzahn links		25	⌊5	+5	13
Oberer erster Mahlzahn links		26	⌊6	+6	14
Oberer zweiter Mahlzahn links	Dentes molares maxillares sin.	27	⌊7	+7	15
Oberer dritter Mahlzahn links (= Weisheitszahn)		28	⌊8	+8	16

Fortsetzung S. 46

Nomenklatur		Symbolik			
Deutsche Bezeichnung	Latein. Bezeichnung	Two-digit System	Praxis System	Haderup System	Militärärztl. System
Unterer mittlerer Schneidezahn rechts	Dentes incisivi mandibulares dex.	41	1⌉	1–	25
Unterer seitlicher Schneidezahn rechts		42	2⌉	2–	26
Unterer Eckzahn rechts	Dens caninus mandibularis dex.	43	3⌉	3–	27
Unterer erster Backenzahn rechts	Dentes praemolares mandibulares dex.	44	4⌉	4–	28
Unterer zweiter Backenzahn rechts		45	5⌉	5–	29
Unterer erster Mahlzahn rechts		46	6⌉	6–	30
Unterer zweiter Mahlzahn rechts	Dentes molares mandibulares dex.	47	7⌉	7–	31
Unterer dritter Mahlzahn rechts (= Weisheitszahn)		48	8⌉	8–	32
Unterer mittlerer Schneidezahn links	Dentes incisivi mandibulares sin.	31	⌈1	–1	24
Unterer seitlicher Schneidezahn links		32	⌈2	–2	23
Unterer Eckzahn links	Dens caninus mandibularis sin.	33	⌈3	–3	22
Unterer erster Backenzahn links	Dentes praemolares mandibulares sin.	34	⌈4	–4	21
Unterer zweiter Backenzahn links		34	⌈5	–5	20
Unterer erster Mahlzahn links		36	⌈6	–6	19
Unterer zweiter Mahlzahn links	Dentes molares mandibulares sin.	37	⌈7	–7	18
Unterer dritter Mahlzahn links (=Weisheitszahn)		38	⌈8	–8	17

Tabelle 2.11–3: Benennung und Symbolik der Zähne

Summe der größten Breiten der vier Schneidezähne des Oberkiefers in „mm“	A	B	C
27,0	32,0	41,5	16,0
27,5	32,5	42,3	16,3
28,0	33,0	43,0	16,5
28,5	33,5	43,8	16,8
29,0	34,0	44,5	17,0
29,5	34,7	45,3	17,3
30,0	35,5	46,0	17,5
30,5	36,0	46,8	17,8
31,0	36,5	47,5	18,0
31,5	37,0	48,5	18,3
32,0	37,5	49,0	18,5
32,5	38,2	50,0	18,8
33,0	39,0	51,0	19,0
33,5	39,5	51,5	19,3
34,0	40,0	52,5	19,5
34,5	40,5	53,0	19,8
35,0	41,2	54,0	20,0
35,5	42,0	54,5	20,5
36,0	42,5	55,5	21,0
36,5	43,0	56,2	21,5
37,0	43,5	57,0	22,0
37,5	44,0	57,7	22,5
38,0	44,7	58,5	23,0
38,5	45,3	59,2	23,5
39,0	46,0	60,0	24,0
39,5	46,5	60,8	24,5
40,0	47,0	61,5	25,0

Tabelle 2.11–4: PONT'SCHER Index, modifiziert durch LINDER-HARTH und KORKHAUS (SIEBERT [1963])
A: Abstand zwischen rechtem und linkem ersten Backenzahn
B: Abstand zwischen rechtem und linkem ersten Mahlzahn
C: Abstand der Schneidezähne senkrecht auf A
Anm.: Ist die Summe der Schneidezahnbreiten größer als 36 mm, so können die Indexzahlen nur bedingt verwendet werden.

Zahn	Durchbruchszeit
Milchgebiß	
Mittlerer Schneidezahn	6. – 8. Monat
Seitlicher Schneidezahn	8. – 10. Monat
Eckzahn	16. – 20. Monat
Erster Molar	12. – 16. Monat
Zweiter Molar	20. – 30. Monat
Dauergebiß	
Oberkiefer	
Mittlerer Schneidezahn	7. – 8. Jahr
Seitlicher Schneidezahn	8. – 9. Jahr
Eckzahn	11. – 12. Jahr
Erster Prämolar	10. – 11. Jahr
Zweiter Prämolar	10. – 12. Jahr
Erster Molar	6. – 7. Jahr
Zweiter Molar	12. 14. Jahr
Dritter Molar	[17. – 30. Jahr]
Unterkiefer	
Mittlerer Schneidezahn	6. – 7. Jahr
Seitlicher Schneidezahn	7. – 8. Jahr
Eckzahn	10. 11. Jahr
Erster Prämolar	10. – 12. Jahr
Zweiter Prämolar	11. – 12. Jahr
Erster Molar	6. – 7. Jahr
Zweiter Molar	12. – 13. Jahr
Dritter Molar	[17. – 30 Jahr]

Tabelle 2.11–5: Durchbruchszeiten der Milchzähne und der bleibenden Zähne

3.0 Unterscheidungsmerkmale gleichnamiger Ober- und Unterkieferzähne

Immer dann, wenn die Frage auftaucht, wie Einzelzähne in einen Zahnbogen eingereiht werden sollen, können Schwierigkeiten auftreten. Hilfreich bei der Unterscheidung von gleichnamigen Zähnen der rechten und linken Zahnbogenseite sind folgende Merkmale *(Wetzel* [1951 2]):

3.1 Wurzelmerkmal:

Bringt man einen Zahn mit seiner Kaufläche oder Kaukante auf eine Ebene (Glasplatte), so fällt auf, daß die Wurzel zur Seite abweicht. Wird also die Senkrechte auf der Kaukante errichtet, so tritt das Wurzelmerkmal deutlich hervor. Die Achse der Wurzel bildet stets einen Winkel mit der Senkrechten. Bei den Schneide- und Eckzähnen weicht die Wurzelspitze nach distal (lateral), bei den Backen- und Mahlzähnen ebenfalls nach distal (posterius). Da sich das Wurzelmerkmal auch an der Krone ausprägt, ist es als Achsenmerkmal zu bezeichnen.

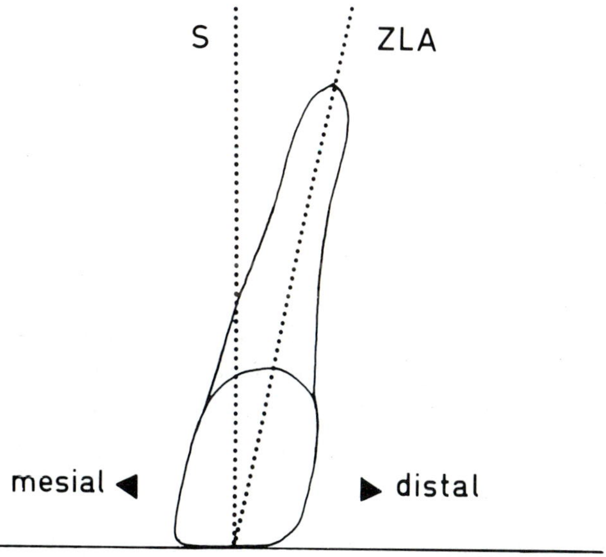

Abb.: 3.0 — 1: Wurzelmerkmal, S = Senkrechte, ZLA = *Zahnlängsachse*

Das Wurzelmerkmal besagt also, daß die Wurzel gegen den nachfolgenden Zahn geneigt ist.

3.2 Winkelmerkmal

Besonders bei Schneide- und Eckzähnen ist das Winkelmerkmal festzuhalten. Es beruht darauf, daß die Kaukante oder die Kaukanten eines einzelnen Höckers oder die Kaufläche an der mesialen Kante in einem anderen Winkel in die Berührungsfläche übergeht als die distale Kante.

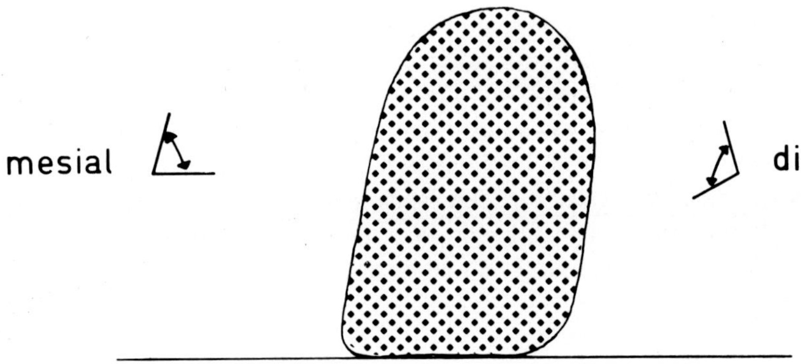

Abb.: 3.0 — 2: Winkelmerkmal

3.3 Krümmungsmerkmal

Das Krümmungsmerkmal ist auch als Bogenmerkmal zu bezeichnen. Die labiale Fläche der Schneide- und Eckzähne oder die bukkale Fläche der Backen- und Mahlzähne ist mesial stärker gekrümmt als distal.

Vergleicht man den einzelnen Zahn mit dem Zahnbogen im ganzen oder auf eine größere Strecke hin, so steht das Merkmal mit der ellyptischen oder parabolischen Form der Zahnbogen, deren Krümmung nach mesial zunimmt, in Einklang. Der Krümmungsunterschied ist jedoch stärker als die ihm örtlich zugehörige Strecke des Zahnbogens verlangt. An anderen Stellen ist der Bogen fast gerade (Schneidezähne) und das Krümmungsmerkmal eines dortigen Zahnes weniger ausgesprochen. Auch fehlt es an einzelnen Zähnen (Backenzähne) oder ist sogar verkehrt.

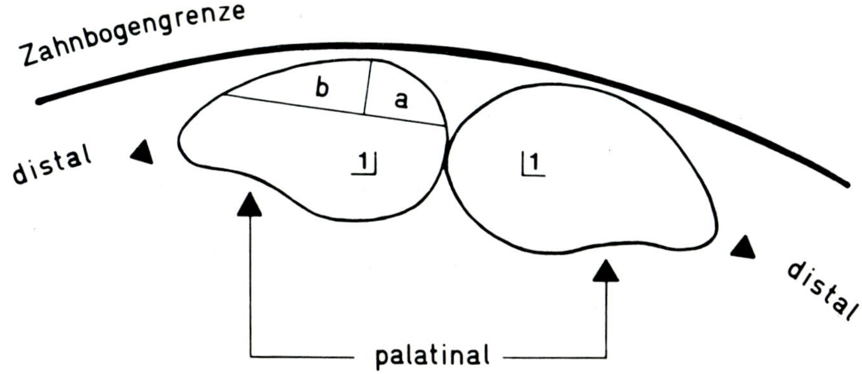

Abb.: 3.0 — 3: Krümmungsmerkmal

4.0 Geschlechtsidentifikation menschlicher Gebisse

Im Rahmen odonto-stomatologischer Identifizierungsbemühungen stellt sich häufig die Frage nach der Beurteilung der Geschlechtszugehörigkeit. Hierbei sollen sowohl unbezahnte oder teilbezahnte Kiefer wie auch Einzelzähne begutachtet werden.

Ein sexueller Dimorphismus des Zahnsystems läßt sich im allgemeinen bejahen und nachweisen. Im konkreten Einzelfall bei schwach ausgebildeten Merkmalen gelingt eine genaue Geschlechtsunterscheidung aus dem Zahnbefund allein nicht.

Im Zusammenhang mit anderen Ergänzungsmerkmalen können diese Befunde allerdings Bedeutung haben.

4.1 Geschlechtsmorphologische Unterscheidungsmerkmale am Einzelzahn

Die Grunddaten, die zur Geschlechtsunterscheidung der Zähne herangezogen werden, sind die Größe und in geringerem Maße die Form der Frontzähne. Da im allgemeinen die Durchschnittsmaße der Frau niedriger sind als die des Mannes, so ist auch mit geringeren weiblichen Zahndimensionen zu rechnen. *Mühlreiter* (1874) konnte zeigen, daß von 100 menschlichen Gebissen 58 deutliche Geschlechtsunterschiede an den Zähnen erkennen ließen. 24 % verhalten sich indifferent, und der Rest von 18 % zeigte gegenteilige geschlechtstypische Zeichen. Auf umgekehrte Geschlechtsmerkmale haben auch *Astachoff* (1925), *De Jong-Cohen* (1928), *Schranz* u. *Bartha* (1963/64) u. a. aufmerksam gemacht.

Die Annahme, daß der obere mittlere Schneidezahn bei Frauen breiter sei als bei Männern (*Schaaffhausen* [1883]), konnte anhand eines größeren Untersuchungsgutes von je 100 Zähnen des männlichen und weiblichen Geschlechts durch *Parreidt* (1884) widerlegt werden.

Bezeichnend für den männlichen Gebißtypus ist die Breite des oberen Eckzahnes, der die Breite des oberen mittleren Schneidezahnes ganz oder nahezu vollständig erreicht.

Die Länge des oberen Eckzahnes soll die des oberen mittleren Schneidezahnes übertreffen. Weiterhin sollen eine stärkere labiale Krümmung und eine entsprechende Dicke charakteristisch sein.

Für das weibliche Geschlecht ist der relativ kleine untere Eckzahn bezeichnend. Er kann die gleiche geringe Breite wie der neben ihm stehende Schneidezahn haben.

Untersuchungen an einem wesentlich größeren Material (über 4 000 Personen) haben *Schranz* und *Bartha* (1963/64) vorgenommen.

Die Ausweitung des mesio-distalen Durchmessers der Frontzähne ergab, daß eindeutige geschlechtliche Zuordnung allein durch dieses Maß selten vorkommt.

Eindeutig weiblich sind:

Oberer mittlerer Schneidezahn:	weniger als 7,5 mm
Oberer seitlicher Schneidezahn:	weniger als 5,5 mm
Oberer Eckzahn:	weniger als 7,0 mm
Unterer mittlerer Schneidezahn:	weniger als 5,0 mm
Unterer Eckzahn:	weniger als 6,0 mm

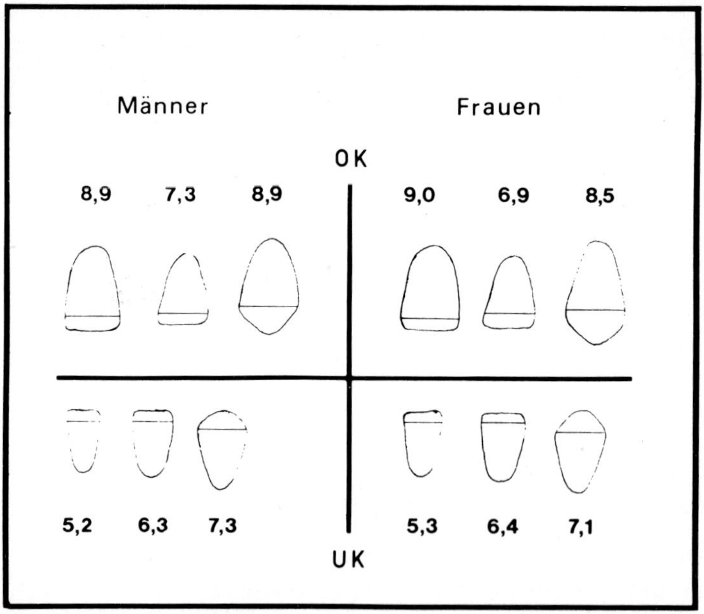

Abb.: 4.1 — 1: Mesio-distaler Durchmesser der 6 Frontzähne in mm (nach SCHRANZ und BARTHA)

Die Durchschnittswerte des mesio-distalen Durchmessers der Frontzähne gehen aus Abbildung 4.1—1 hervor.

Wie die Durchschnittswerte erkennen lassen, ist der obere mittlere Schneidezahn bei der Frau breiter als der Eckzahn. Der seitliche Schneidezahn ist auffallend zierlich.

Demgegenüber hat der obere mittlere Schneidezahn beim Mann etwa die gleiche Breite wie der Eckzahn.

Bei den unteren Frontzähnen haben bei der Frau seitlicher Schneidezahn und Eckzahn etwa gleiche Breite, beim Mann bestehen hier erhebliche Unterschiede.

Unter Berücksichtigung weiterer Merkmale haben *Schranz* und *Bartha* (1963/64) katalogähnlich die Besonderheiten des weiblichen und männlichen Zahntyps herausgearbeitet:

weiblich	männlich
1. minimale Querdurchmesser: Werte ausschließlich bei Frauen	1. maximale Querdurchmesser: Werte nicht geschlechtsgebunden
2. der obere mittlere Schneidezahn breiter als der Eckzahn	2. der obere mittlere Schneidezahn und der Eckzahn gleich breit
3 Die Breitendifferenz zwischen dem oberen mittleren und seitlichen Schneidezahn höher (2,1 mm)	3. Die Breitendifferenz zwischen dem oberen mittleren und seitlichen Schneidezahn niedriger (1,8 mm)
4. Die Breitendifferenz zwischen dem unteren seitlichen Schneidezahn und Eckzahn kleiner (0,7 mm)	4. Die Breitendifferenz zwischen dem unteren seitlichen Schneidezahn und Eckzahn größer (1,0 mm)
5. Die Verschmelzung der Wurzeln der unteren Zwölfjahrmolaren häufiger (30,9 %)	5. Die Verschmelzung der Wurzeln der unteren Zwölfjahrmolaren seltener (22,0 %)
6. Aplasie (Hypoplasie) der Zähne häufiger	6. Überzählige Zähne häufiger
7. Der Weisheitszahn fehlt häufig	7. Der Weisheitszahn fehlt seltener

Weitere Untersuchungen zur Frage des geschlechtlichen Dimorphismus der Zähne wurden von *Gonda* (1959) an etwa 6 000 Zähnen vorgenommen. Hierbei sind mehrere Längenmaße ermittelt und Kronenmaße, Wurzel- und Gesamtlänge statistisch ausgewertet worden. Das Ergebnis der Untersuchung lautet, daß statistisch gesehen alle männlichen Maße im allgemeinen größer als die weiblichen zu sein pflegen. Als Ausnahme gilt, daß die Wurzellänge der weiblichen oberen dritten Molaren diejenige des männlichen Typs signifikant übertrifft.

Jede Dimension des Zahnes weist verschiedene Grade eines Geschlechtsunterschiedes auf. Am größten ist er bei der Wurzellänge, am unauffälligsten bei der Kronenweite.

Ausführliche Untersuchungen zum odontologischen geschlechtlichen Dimorphismus wurden auch von *Garn* (1964, 1965, 1966, 1967) gemacht. Danach sind die Geschlechtsunterschiede im Oberkiefer am Eckzahn mit 6,1 % am größten (Mittelwert Männer: 79,3, Mittelwert Frauen: 74,7). Mit 3,3 % sind sie am oberen mittleren Schneidezahn am geringsten.

Im Unterkiefer unterscheiden sich die mittleren Schneidezähne mit 1,3 % am wenigsten, die Eckzähne mit 6,4 % am meisten.

Ähnliche metrisch-statistische Untersuchungen an Zahnkronen hat *Rädlein* (1976) vorgenommen. Maximale Unterschiede findet er am oberen mittleren Schneidezahn (4,2 %) und am unteren Eckzahn (5,1 %). Eine minimale Differenz lag mit 0,4 % am oberen ersten Backenzahn und mit 1,5 % am unteren ersten Backenzahn vor. *Rädlein* hat die mesiodistalen Kronendurchmesser allerdings an Gipsmodellen nach Alginatabformung gewonnen.

Unter Berücksichtigung aller Ergebnisse, denen eine statistische Auswertung eines größeren Untersuchungsgutes zugrunde liegt, sind geschlechtsmorphologische Unterscheidungsmerkmale am Gebiß vorhanden. Die Unterschiede lassen sich von Fall zu Fall nach Art der Anatomie oder Anthropologie beschreiben. Für die praktische forensische Odontologie haben sie nur geringe Bedeutung. Eine sichere Geschlechtsdifferenzierung am Einzelzahn ist metrisch nicht möglich.

Von den neuen nichtmetrischen Methoden sind die Ergebnisse von *Yamagishi* (1959) zu erwähnen. In 70 % seiner Untersuchungen war die zur Neutralisation einer bestimmten Menge Dentin erforderliche Salzsäurenmenge bei weiblichen Zähnen größer als bei männlichen. Bei Prämolaren und Molaren war die Differenz am größten.

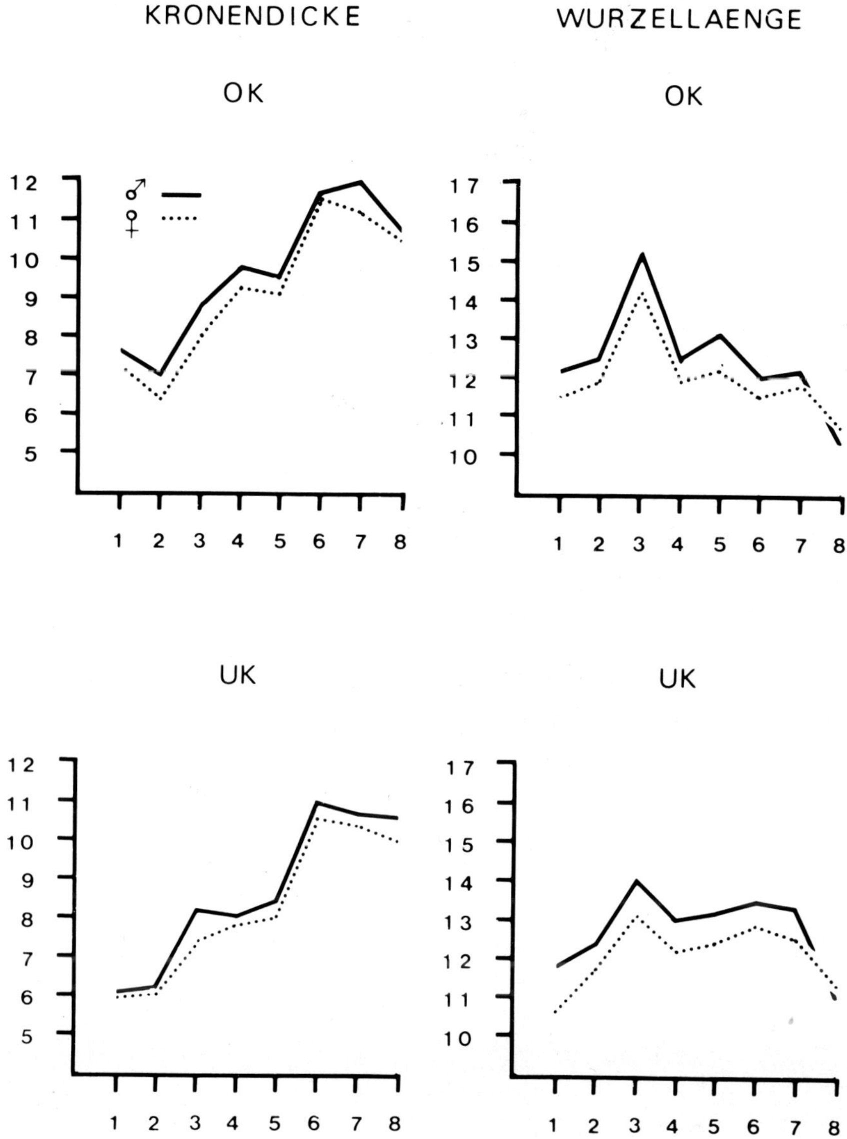

Abb. 4.1 — 2: Geschlechtsunterschiede bei Kronendicke und Wurzellänge (nach GONDA)

4.2 Beurteilung im Zusammenhang mit dem Kieferknochen

Abgesehen vom allgemeinen Aspekt, den ein unbezahnter oder bezahnter Kieferknochen hinsichtlich der geschlechtlichen Zuordnung vermittelt, sind die auf diese Art gewonnenen Merkmale nicht verläßlich, um im konkreten Fall hilfreich zu sein.

Mittelwerte von ausgemessenen Unterkieferknochen des männlichen und weiblichen Geschlechts finden sich bei *Martin/Saller* (1957—1959), *Jordanidis* (1961) und *Hentschel* (1963).

Giles (1964, 1966) hat mit statistischen Mitteln in einer multivarianten Diskriminanzanalyse für den Unterkiefer Beurteilungsgrundlagen erarbeitet, die eine sichere Einordnung ermöglichen. Voraussetzung für die Berechnung ist das Ausmessen des Unterkiefers. 8 Meßstrecken werden bestimmt:

1. Kinnhöhe

Meßstrecke: Gnathion (gn) ⟶ Infradentale (id)

Meßpunkte: Gnathion ist der Knochenpunkt, der innerhalb der Mediansagittalebene des Kinns am weitesten unten liegt. Infradentale ist der Knochenpunkt, der innerhalb der Mediansagittalebene des Kinns am weitesten oben liegt. (Limbus alveolaris zwischen beiden unteren mittleren Schneidezähnen).

2. Höhe des horizontalen Unterkieferastes

Meßstrecke: Unterrand Unterkieferast ⟶ Alveolarrand gemessen zwischen dem ersten und zweiten Molaren.

3. Länge des horizontalen Unterkieferastes

Meßstrecke: Pogonion (pg) ⟶ x

Meßpunkte: Pogonion ist der am meisten vorragende knöcherne Punkt am Kinn. x ist der Schnittpunkt einer durch das Pogonion und parallel zum Unterrand des horizontalen Unterkieferastes verlaufenden Geraden mit der hinteren Begrenzung des aufsteigenden Unterkieferastes.

4. Dicke des horizontalen Unterkieferastes

Meßstrecke: Maximale Knochenausladung der Innen- und Außenseite des horizontalen Unterkieferastes, gemessen in Höhe des zweiten Molaren.

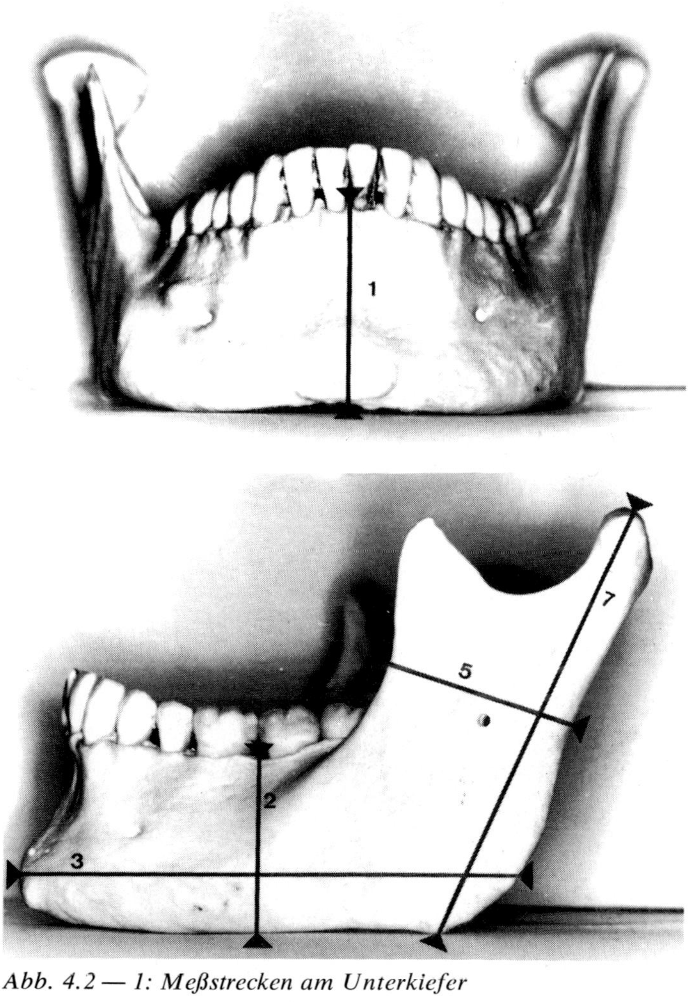

Abb. 4.2 — 1: Meßstrecken am Unterkiefer

5. Kleinste Breite des aufsteigenden Unterkieferastes

Meßstrecke: Minimalste Entfernung in anteriorposteriorer Richtung.

6. Größte Breite des aufsteigenden Unterkieferastes

Meßstrecke: y senkrecht auf y_1

Meßpunkte: y ist der vorderste Punkt des aufsteigenden Unterkieferastes.
y_1 liegt auf der Verbindungslinie vom hintersten Punkt des Kieferköpfchens zum Knochenpunkt go.

7. Höhe des aufsteigenden Unterkieferastes

Meßstrecke: z ➞ z_1

Meßpunkte: z stellt den höchsten Punkt des Kieferköpfchens dar.
z_1 wird durch den Schnittpunkt zweier Geraden gebildet. Die erste Gerade verläuft parallel zur Längsachse des aufsteigenden Unterkieferastes, die zweite Gerade tangiert die untersten Knochenpunkte des horizontalen Unterkieferastes.

8. Krümmungsgrad des horizontalen Unterkieferbogens (Querverbindung von Kieferwinkel zu Kieferwinkel)

Meßstrecke: Gonion (go) rechts ➞ Gonion (go) links

Meßpunkte: Gonion ist der am meisten nach unten hinten und außen gerichtete Knochenpunkt des Kieferwinkels.

Sämtliche Meßstrecken am Unterkiefer werden in Millimeter gemessen. Aus Tabelle 4.2—1 entnimmt man die Koeffizienten und multipliziert mit der jeweiligen Meßgröße. Dann wird entsprechend dem Vorzeichen summiert. Das auf diese Weise erhaltene Ergebnis vergleicht man mit dem jeweiligen Trennwert. Werte, die über dem Trennwert liegen, gehören zum männlichen Geschlecht, Werte, die darunter liegen, zum weiblichen Geschlecht. Befindet sich der Summenwert innerhalb der 95%-Grenze, so ist die Irrtumswahrscheinlichkeit bei der Bestimmung kleiner als 5%.

Praktisches Beispiel:

Der in Abb. 4.2—1 abgebildete Unterkiefer wurde vermessen. Folgende Werte waren zu erheben
(in mm):

1. Kinnhöhe	1,390	22,206	2,862
2. Höhe des horiz. UK-astes	—	–30,265	—
3. Länge des horiz. UK-astes	—	1,000	2,540
4. Dicke des horiz. ZK-astes	—	-	–1,000
5. kleinste Breite des aufsteigenden UK-astes	—	-	1,483
6. größte Breite des aufsteigenden UK-astes	—	—	–5,954
7. Höhe des aufsteigenden UK-astes	2,304	19,708	5,172
8. Kieferwinkelquerverbindung	1,000	7,360	—
♂ 95%-Wert	306,93	2081,52	558,74
Mittelwert	302,25	2065,71	553,10
Trennwert	287,43	1960,05	524,79
Mittelwert	272,60	1854,39	496,48
♀ 95%-Wert	256,99	1810,12	470,39

Tabelle 4.2—1: Diskriminanzanalyse für den Unterkiefer (nach GILES)

1. Kinnhöhe: 34
2. Höhe des horizontalen Unterkieferastes: 31
3. Länge des horizontalen Unterkieferastes: 90
4. Dicke des horizontalen Unterkieferastes: 15
5. Kleinste Breite des aufsteigenden Unterkieferastes: 33,5
6. Größte Breite des aufsteigenden Unterkieferastes: 36
7. Höhe des aufsteigenden Unterkieferastes: 75
8. Kieferwinkelquerverbindung: 88

Vergleicht man die erhaltenen Summenwerte (Tab. 4.2—2) 308,06 2032,569 und 552,737 mit den Mittelwertangaben der Tabelle 4.2—1, so läßt sich der ausgemessene Unterkiefer dem männlichen Geschlecht zuordnen. Das für das praktische Beispiel verwendete Unterkiefersektionspräparat wurde einer männlichen Leiche entnommen.

Neben den von *Giles* angegebenen Diskriminanzformeln für weiße Amerikaner gibt es von *Giles* auch entsprechende Werte für amerikanische Neger. *Hanihara* (1964) hat eine ähnliche mandibuläre Geschlechtsbestimmung bei Japanern vorgenommen.

Meß-strecke	gemes-sener Wert in mm	1. Koeffi-zienten-reihe (aus Tbl.)	Meßwert x Koeffi-zient	2. Koeffi-zienten-reihe (aus Tbl.)	Meßwert x Koeffi-zient	3. Koeffi-zienten-reihe (aus Tbl.)	Meßwert x Koeffi-zient
1	34	1,390	47,26	22,206	755,004	2,862	97,308
2	31	–	–	–30,265	–938,215	–	–
3	90	–	–	1,000	90,000	2,540	228,600
4	15	–	–	–	–	–1,000	–15,000
5	33,5	–	–	–	–	–5,954	–199,459
6	36	–	–	–	–	1,483	53,388
7	75	2,304	172,80	19,708	1478,100	5,172	387,900
8	88	1,000	88,00	7,360	647,680	–	–
		Sa:	308,06	Sa:	2032,569	Sa:	552,737

Tabelle 4.2–2

Ergänzend sind noch die Ergebnisse von *Malinowski* und *Porawski* (1969) zu erwähnen. Die Autoren haben u. a. das Aschegewicht des Unterkiefers nach Einäscherung in einem Gaskrematorium bei ca. 1000° C bestimmt:

	Männer			Frauen		
	n	x	s	n	x	s
Unterkiefer	35	43,16	6,98	35	32,36	10,10

Tabelle 4.2–3: Gewichtsangaben des eingeäscherten menschlichen Unterkiefers (in g) im Verhältnis zum Geschlecht (nach MALINOSWSKI u. PORAWSKI)

4.3 Nachweis von F-bodies am Y-Chromosom von Pulpazellen

Neben den metrisch-statistischen Methoden zur Geschlechtsunterscheidung an Zähnen sind mikroskopische Techniken entwickelt worden, die es erlauben, ein zu untersuchendes Gewebestück einem bestimmten Geschlecht zuzuordnen.

Seit den Untersuchungen zur geschlechtlichen Zuordnung eines Zellkernes durch *Barr* und *Bertram* im Jahre 1949 ist es möglich, männliches und weibliches Gewebe voneinander zu trennen. Die Methode der chromosomalen Geschlechtserkennung war zur Diagnostik von Problemfällen der Intersexualität entwickelt worden. Gerichtsmedizinisch werden Sexchromatinbefunde bei Identifizierungsfragen von Leichen oder Leichenteilen ausgewertet.

Neben diesem *Barr*-Körperchen Nachweis (*Barr*'sches Chromatin) ist nach den Untersuchungen von *Caspersson* et al. (1968, 1969, 1970) zur Anfärbbarkeit der DNS mit Fluorochrom der Atebringruppe das Y-Chromosom im Zellkern in der Interphase darstellbar. Sexchromatin- und Y-Chromosomnachweis gelingen auch an Leichenmaterial, jedoch ist der Erhaltungszustand des Gewebes von Bedeutung.

Nachdem die Kerngeschlechtsbestimmung — speziell der Nachweis der Y-Körperchen — an Speichelzellen (*Ishizu* und *Ando* 1971), an Haarwurzeln (*Ishizu* 1972) und Blutzellen (*Ishizu* 1973) gelungen ist, haben *Seno* und *Ishizu* (1973) eine neue Methode zur Geschlechtsidentifizierung an Pulpengewebe aus Zähnen angegeben. Danach ist es möglich, in Zellkernen von Pulpazellen eines isolierten Einzelzahnes unter dem Fluoreszenz-Mikroskop Y-Chromosomkörperchen beim männlichen Geschlecht sichtbar zu machen. Diese positive F-body Rate bei Zellkernen aus männlicher Zahnpulpa liegt bei 30 %. Bei weiblichem Zahnmarkgewebe wurden keine Körperchen beobachtet. An jeder Zahngattung (Schneide-, Eck-, Backen- und Mahlzahn), an Milchzähnen sowie an bleibenden Zähnen ist der Nachweis möglich.

Die eigentliche Bedeutung der Methode liegt darin, daß ein postmortaler Nachweis der Y-Körperchen möglich ist. Das Pulpengewebe ist durch das umgebene Zahnhartgewebe relativ gut gegen postmortale Einflüsse geschützt.

Seno und *Ishizu* (1973) konnten bis fünf Monate nach einer Zahnextraktion noch eine dentale Geschlechtsbestimmung vornehmen, während *Whittaker* et al. (1975) an nekrotischem Pulpengewebe fünf Wochen nach Kreislaufstillstand eine Geschlechtserkennung gelang.

5.0 Intraindividuelle Zuordnung einzelner Zähne

Bei kriminalistischer Klärung strafbarer Handlungen kommt es gelegentlich vor, daß Zähne oder Zahnteile einem Gebiß (Täter, Opfer) oder einem Gebiß unter mehreren zugeordnet werden sollen. Bekannt sind die Fälle, bei denen durch traumatische Schädigung (Boxhieb, Schlagring, Biß etc.) Frontzähne ausgeschlagen oder Kronenteile frakturiert werden. *Rück* (1932) berichtet über einen Sexualmord, bei dem das Opfer, eine Prostituierte, in einer Bißwunde am Finger ein Zahnfragment enthielt, welches zu einer frischen traumatisierten Frontzahnkrone eines Tatverdächtigen paßte.

Diese Methode intraindividueller Zuordnung basiert auf der Zuordnung anhand der Bruchelemente. Der Erfolg hängt von dem Grad der Zerstörung ab (schwierig bei Trümmerfrakturen).

Eine gewisse Hilfe bieten die sichtbaren Krankheitssymptome an Zähnen bei Systemerkrankungen. Das klassische Beispiel stellt die Vitamin D-Avitaminose (Rachitis) dar.

An den Zähnen erkennt man bräunliche stecknadelkopfgroße Schmelzhypoplasien (grübchenförmige Defekte) ausgebildet etwa in gleicher Höhe parallel zum Zahnfleischrand (sog. rachitischer Rosenkranz). Diese Zuordnungshilfen kommen jedoch extrem selten vor.

Ähnliche Probleme bieten auch vollständig erhaltene, aber isoliert aufgefundene Zähne. Bei Skelettfunden aus Massengräbern, nach Katastrophenfällen mit Beteiligung moderner Verkehrsmittel, Explosionsunglükken u. dgl. kann eine Zuordnung zu den Opfern notwendig werden. Die Orientierung gibt die anatomische Form des Zahnes, die Größenrelation, der Grad der Abrasion, die Zahnfarbe, die Art des Belages und die Dentition (Milchzahn, Ersatzzahn).

Euler (1925) fiel im Fall *Denke* eine besonders interessante Aufgabe zu. Der Mörder hatte nach umfangreichen Leichenzerstückelungen (*Pietrusky* [1926]) eine Zahnsammlung seiner Opfer angelegt. Anhand der Leichenteile konnten neun Ermordete rekonstruktiv erfaßt werden. Aus den 351 Zähnen schloß man allerdings auf eine höhere Anzahl an Opfern. *Euler* fand allein 20 untere linke Eckzähne. Da es sich bei den Opfern meistens um ältere Menschen handelte, vermutete man wegen der Möglichkeit einer Zahnlosigkeit eine höhere Zahl an Ermordeten. Nach *Eulers* Untersuchungen konnten 25 (*Euler* [1956]) bez. 29 (*Gustafson* [1966]) Menschen getötet worden sein. Ein später aufgefundenes Notizbuch *Denkes* enthielt Hinweise auf 31 Opfer.

Um die Schwierigkeiten der makrokopischen Zuordnung von Zähnen zu umgehen, hat *Fujita* (1939) den Vergleich der Retzius-Streifen des Zahnschmelzes als mikroskopische Methode eingeführt.

Die Retzius-Streifen erscheinen im ungefärbten Zahnschliffpräparat als parallel verlaufende dunkle Linien tangential zur Oberfläche der Zahnkrone. Sie entstehen durch einen wechselnden Rhythmus der Verkalkungsintensität während der Schmelzbildung.

Gustafson (1947) hat für mikroskopische Zuordnungsversuche von Zähnen den Retzius-Streifen ähnliche Linien im Dentin herangezogen. Die Vorteile dieser Art von Streifenbildung liegen in der längeren Zeitspanne ihrer Entstehung (gegenüber der relativ kurzen Zeit der Schmelzbildungsperiode). Schmelz wird außerdem häufig von Karies befallen oder infolge zahnärztlicher Behandlungsmaßnahmen abgeschliffen (z. B. Kro-

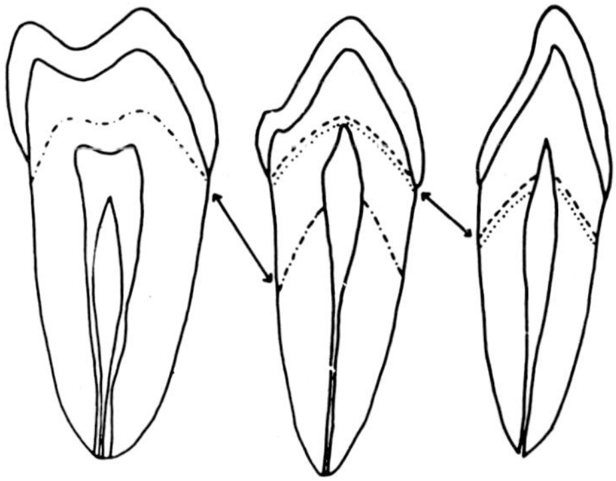

Abb. 5.0 — 1: Mikroskopische intraindividuelle Zuordnung einzelner Zähne anhand von Dentinlinien. Die doppelkonturierte Linie im Dentin des Schneidezahns (rechte Darstellung) findet sich in gleicher Beschaffenheit im kronenwärtigen Dentinanteil des Prämolaren (mittlere Darstellung). Die andersartige einfache Dentinlinie im Dentin des Molaren (linke Darstellung) findet sich in gleicher Ausbildung im Dentin des Prämolaren (unterer Anteil, mittlere Darstellung). Somit gehören Schneidezahn und Mahlzahn zu einem Individuum.
(Umzeichnung nach GUSTAFSON [1955]).

nenpräparation). Auch bei Zerstörungen der Zahnkrone bleiben Dentinanteile noch als Reste zusammen mit der Wurzel vorhanden. Die Dentinlinien sind für eine Person charakteristisch. Sie treten durch Störungen bei der Anlage der Zähne auf. Da diese Einflüsse (z. B. Krankheiten) auf alle Zahnanlagen gleichzeitig einwirken, sind die Dentinlinien an allen Zähnen gleich. Zähne, die nicht gleichzeitig angelegt sind, können natürlich nicht das gleiche Dentinliniensystem aufweisen. Stehen genügend Zähne zur Verfügung, so muß man die Schliffpräparate auf Linien durchmustern, die in einem Zahn unterschiedlich, in zwei weiteren Zähnen jedoch jeweils in Erscheinung treten (siehe Abb. 5.0—1).

Im Dentingewebe gibt es zwei Arten von Liniensystemen. Orientiert man sich an den feinen parallel verlaufenden Dentinkanälchen die von der Dentinoberfläche zur Dentin-Schmelzgrenze verlaufen, so kann man ein annähernd rechtwinklig hierzu verlaufendes Liniensystem beobachten. Diese v. *Ebner'schen* Linien sind Ausdruck unterschiedlicher Verkalkungsrhythmen. Störungen in der Verkalkung aufgrund von Allgemeinerkrankungen machen sich als *Owen'sche* Konturlinien bemerkbar. Es handelt sich um besonders markante v. *Ebner'sche* Linien (siehe Abb. 5.0—2).

Die mikroskopischen Vergleichsuntersuchungen werden an Schliffpräparaten der Zähne vorgenommen. Zur Herstellung geht man in der gleichen Weise vor, wie bei der Aufbereitung der Zähne zur Altersbestimmung. Die Schliffpräparate bleiben ungefärbt. Während die Retzius-Streifen mit dem Lichtmikroskop ausreichend dargestellt werden können, ist es

Abb. 5.0 — 2: Konturlinien im Dentin bei polarisiertem Licht

zur Beurteilung der v. *Ebner'schen* und der *Owen'schen* Konturlinien erforderlich, die Präparate mit einem Polarisationsmikroskop zu untersuchen. Die Schliffpräparate sollen höchstens eine Dicke von etwa 0,2 mm haben. Erleichtert werden die Untersuchungen, wenn ein Vergleichsmikroskop zur Verfügung steht. Optische Geräte dieser Art werden kriminaltechnisch beispielsweise bei Vergleichsuntersuchungen an abgefeuerten Projektilen eingesetzt.

Die intraindividuelle Zuordnung einzelner Zähne und Zahnbruchstücke wird nur dann sicher gelingen, wenn der Untersucher über ausreichende Erfahrung und besondere Kenntnisse auf dem Gebiet der Anatomie und Morphologie der Zähne mitbringt.
Für die feingewebliche Vergleichsuntersuchung gilt dies in ganz besonderem Maße.

6.0 Unterscheidung von Menschen- und Tierzahn

Ähnlich wie bei der Begutachtung von Blutspuren können Zähne, Zahnteile oder Zähne mit Kieferknochenanteilen die Frage nach der Artspezifität aufwerfen. Bei Zähnen, die mit dem vollständigen Ober- oder Unterkieferknochen verbunden sind, wird anhand der Kieferform eine Unterscheidung zwischen menschlicher und tierischer Herkunft ohne Schwierigkeiten möglich sein.

Größte Ähnlichkeit mit dem menschlichen Gebiß weist das der höheren Affen auf. Es gibt jedoch ein Kennzeichen, diese beiden Spezies zu differenzieren. Die Zahnreihen des Menschen sind geschlossen, die Zähne stehen in Kontakt zueinander. Bei den höheren Affen findet man im Oberkiefer ein Diastema zwischen dem letzten Schneidezahn und dem Eckzahn, im Unterkiefer zwischen dem Eckzahn und dem ersten Backenzahn (sog. Affenlücke). Die Ursache liegt in der mächtigen Ausbildung der Eckzähne, die in die Lücke des Gegenkiefers eingreifen.

Die anatomischen Zahnformen und Zahlzahl im Zusammenhang mit dem Kieferknochen lassen in den meisten Fällen kaum Zweifel darüber aufkommen, daß es sich um tierische Gebißanteile handelt. Die Abbildung 6.0—1 zeigt Beispiele einiger Säugetierzahnreihen.

Die Zahnzahl bei den Säugetieren liegt mit 44 Zähnen nach dem generalisierten Urgebiß für höhere Säugetiere deutlich über der des Menschen (max. 32 Zähnc):

Zahntyp	Mensch	Säugetier
Schneidezahn	2	3
Eckzahn	1	1
Backenzahn	2	4
Mahlzahn	3	3
Summe aus 4 Quadranten	32	44

Die eigentlichen Probleme bei der Unterscheidung von Menschen- und Tierzahn entstehen dann, wenn Zahnbruchstücke in einer Form vorliegen, die die anatomische Gesamtform nicht sicher erkennen lassen.

1976 hatten wir gutachtlich zu der Frage Stellung zu nehmen, ob die vorgelegten drei Bruchstücke, die eine Familie während der Mahlzeit in einem Sülzesalat vorfanden, tierischer oder menschlicher Herkunft seien. Unsere Untersuchungen ergaben, daß es sich um Teile menschlicher Milchzähne handelte. Nachdem ca. 30 Mitarbeiter der Firma, die die Sül-

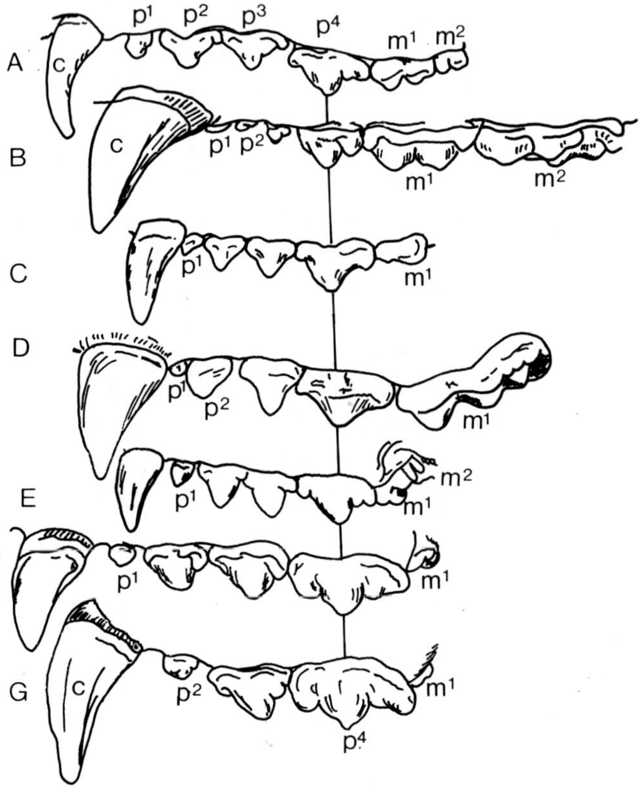

Abb. 6.0 — 1: Zähne des linken Oberkiefers
A = Hund
B = Bär
C = Marder
D = Dachs
E = Herpestes
F = Hyäne
G = Löwe
Die Reißzähne (p_4) liegen innerhalb einer senkrechten Linie.
(nach BOAS in Wetzel [1951]).

ze herstellte, vernommen worden waren, gestanden die beiden Töchter der Familie, ihre gesammelten Milchzähne unbemerkt in den Sülzesalat gegeben zu haben.

Der laborchemische Artspezifitätsnachweis der Zahnart erfolgt über den Umweg des Eiweißnachweises. Nach dem von *Uhlenhuth* angegebenen Prinzip der Präzipitin-Reaktion wird auf immunologischem Weg eine Antigen-Antikörper-Reaktion herbeigeführt (Methode ausführlich bei *Schleyer* [1966]).

Die unbekannte Eiweißspur (pulverisiertes Zahngewebe) löst man in physiologischer Kochsalzlösung. Die Prüfung erfolgt in einem dünnen Röhrchen *(Uhlenhuth*-Röhrchen) durch Unterschichten mit einem Antiserum. Diese Testsera stammen von Versuchstieren, die mit Fremdeiweiß immunisiert wurden. Da es sich bei unserem Spurenmaterial auch um Affenzähne handeln kann, sind die Testseren entsprechend auszuwählen. Ein mit Menschenserum behandeltes Kaninchen bildet nicht nur Anti-Mensch-Präzipitin, sondern auch Anti-Affen-Präzipitin (sog. Verwandtschaftsreaktionen). Durch ,,Kreuzimmunisierungen" (Affen werden mit Menschenblut immunisiert) lassen sich die unerwünschten Reaktionen umgehen.

Bei positiver Reaktion bildet sich an der Berührungsstelle ein Trübungsring (Eiweißfällung, Präzipitation = Antigen-Antikörper-Reaktion). Eiweiß kann auf diese Art teilweise bis zu einer Verdünnung con 1:100 000 nachgewiesen werden *(Forster-Ropohl* [1976]).

Der Nachteil der *Uhlenhuth*-Methode liegt darin, daß Trübungen stören können.

Vorteilhafter ist die Anwendung des Agargel-Diffusionstestes nach Ouchterlony. In ein Stanzloch eines 1—2 %igen Agar-Gels gibt man eine Lö-

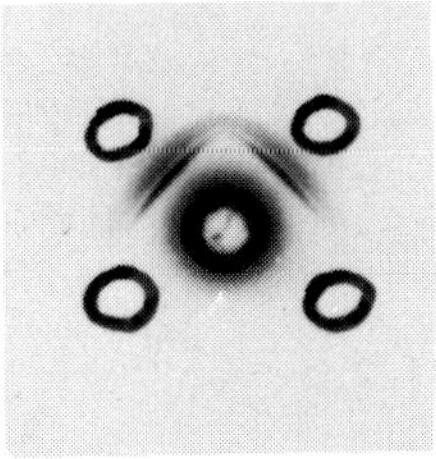

Abb. 6.0—2: Gelpräzipitationstest nach OUCHTERLONY zur Klärung der Herkunft von Zahnmaterial

sung des zu untersuchenden Materials, in weitere Löcher verschiedene Antiseren. Innerhalb von etwa 24 Stunden diffundieren Spurenmaterial (Zahn) und Antisera aufeinander zu. An der Berührungsstelle entstehen Trübungsbögen (Präzipitationsstreifen) (Abb. 6.0—2).

Die Vorteile dieses Diffusionstestes liegen darin, daß Trübungen nicht stören, sehr kleine Mengen genügen, mehrere Spezifitäten gleichzeitig geprüft werden können und das Ergebnis fotografisch dokumentiert werden kann.

7.0 Zahnzahl und Lebensalter

Das in vollständigem Zustand einschließlich der 0 bis 4 Weisheitszähne 32 Zähne umfassende zweite, bleibende Gebiß des Menschen steht unter einem dauernden, durch zahlreiche Faktoren bedingten Risiko des Zahnverlustes. So kommt es zu einer allmählichen Reduktion der Zahlzahl vom vollbezahnten Gebiß des Jugendlichen bis zum zahnlosen Greisenmund.

Krankheiten der Zähne, des Mundes und der Kiefer, Allgemeinerkrankungen, der natürliche Alterungsprozeß des Gebisses, wie auch prothetische und ästhetische Überlegungen führen teilweise zu einem spontanen Verlust aus therapeutischen Gründen (*Weider* [1972]).

Differierende Ausbildungen und Kombinationen dieser Einflußfaktoren lassen für verschiedene Gruppen aus der Gesamtbevölkerung einen unterschiedlichen, durchschnittlichen sog. Zahnstatus vermuten, unter dem man die Beschreibung des Gebisses nach fehlenden und kranken Zähnen versteht.

Karies (Zahnfäule) steht bei den Erkrankungen, die zu Zahnverlust führen können, an erster Stelle (*Adler* [1957], *Sergl* und *Ziegelmayer* [1963], *Hoefig* [1974]).Es folgt die Parodontose (Zahnbetterkrankung) an zweiter Stelle (*Kötzschke* [1965, 1970]).

Die Verlustrate des Einzelzahnes entspricht seinem Kariesbefall. Die Kurven der Kariesfrequenz und des Zahnverlustes verlaufen gleichartig. Sind dem Untersucher die durchschnittlichen Verlustraten der einzelnen Dezenien bekannt, so ist bei der Beurteilung des Lebensalters anhand des Gebisses eine prima vista Schätzung möglich. In der Gesamtschau kann dadurch eine Beurteilung abgerundet werden. Für sich allein genommen kommt dem Ergebnis jedoch keine alleinige Beweiskraft zu.

Die Abbildung 7.0—1 zeigt die Abnahme der Zahnzahl in den einzelnen Jahrgängen (Mod. nach *Adler* [1964], *Jackson* [1965], *Grewe* et al. [1966] *Toth* und *Gyulavari* [1969], *Gyulavari* und *Toth* [1969], abweichend *Rost* [1963]). Die Verlustrate ist im mittleren Lebensalter größer als im höheren. Die Zähne des Oberkiefers schwinden schneller als die des Unterkiefers.

In den einzelnen Jahrgängen werden Schwankungen zwischen 3 bis 6 % beobachtet (*Hoefig* [1974]).

Signifikante Geschlechtsunterschiede sind nicht nachweisbar, die Differenzen betragen maximal etwa 2 % *(Hoefig* [1974] bez. 1—5 % *(Weider* [1972]). Auch die soziale Stellung im Berufsleben bei Männern und Frauen hat keinen Einfluß auf die Reduktion der Zahnzahl. Ebenso ist ein ursächlicher Einfluß der Schwangerschaft auf den Zahnverlust nicht nachweisbar *(Weider* [1972]).

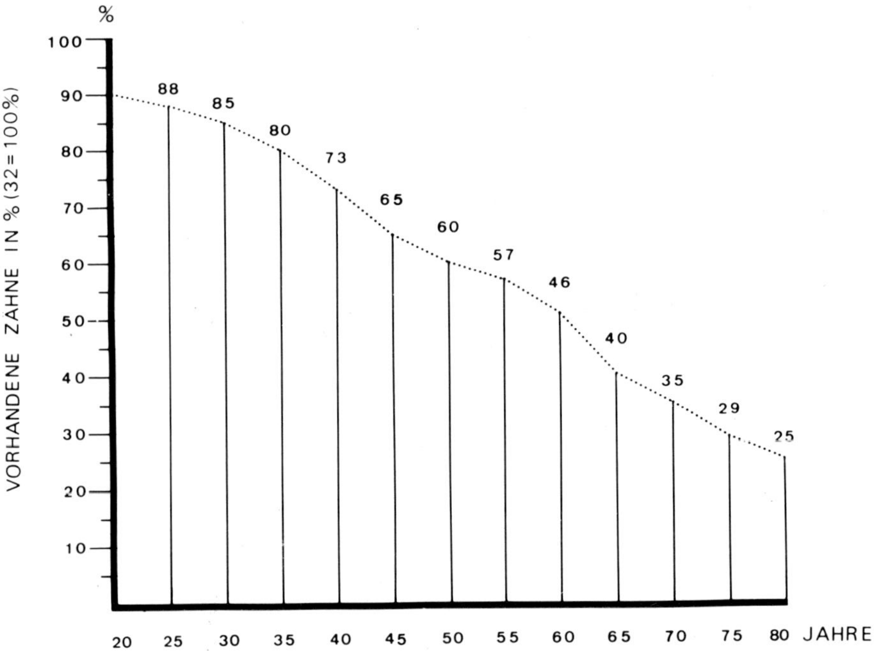

Abb. 7.0 — 1: Abnahme der Zahnzahl mit zunehmendem Lebensalter

Bei der Einzelzahnanalyse geht man davon aus, daß 32 Zähne = 100 % darstellen. Jeder Kieferquadrant trägt einen Anteil von 25 %, so daß auf einen Zahn 3,1 % entfallen. Für den interessanten Abschnitt zwischen dem 50. und 90. Lebensjahr entsteht dann folgende Aufschlüsselung (Abb. 7.0—2) *(Hoefig* [1974], ähnlich *Voss* [1966]):

OK

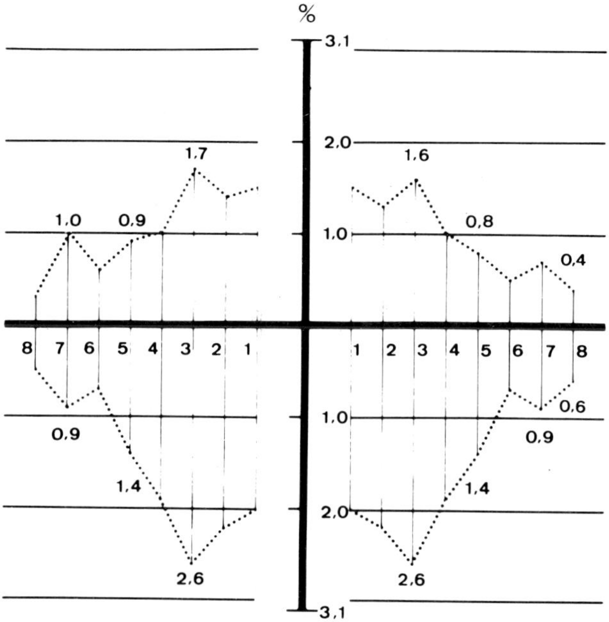

UK

Abb. 7.0 — 2: Einzelzahnanalyse für das 50. bis 90. Lebensjahr

Der Abbildung ist zu entnehmen, daß der Zahnverlust annähernd symmetrisch verläuft.

Die oberen Frontzähne sind etwa zur Hälfte erhalten, während der Bestand der oberen Prämolaren nur etwa ein Drittel beträgt. Ungefähr 30 % verblieben vom zweiten Molaren.

Im Unterkiefer findet sich der zweite Molar so häufig wie im Oberkiefer, der zweite Prämolar ist zu 50 % erhalten, der erste fast zu zwei Drittel.

Es ist bemerkenswert, daß in Ober- und Unterkiefer der Eckzahn auffallend häufig verbleibt. Der Anteil der unteren Schneidezähne beträgt 66 %.

Auffällig ist der hohe Verlust des ersten unteren Molaren.

Maak (1974) fand zwischen dem 6. und 15. Lebensjahr 8 % zerstörte oder extrahierte Molaren; dies ist etwa ein Zwölftel. *Grewe* et al. (1966) stellten in den ersten 12 Jahren, also bis zum 19. Lebensjahr, eine Verlustrate des ersten unteren Molaren von 1/6 fest.

Nach *Dorsch* (1973) gehen alle 6 Jahre weitere 1/6 verloren. Bis zum 40. Lebensjahr gehen 4/6 verloren, in den folgenden 40 Lebensjahren nimmt der Bestand nur noch um 1/6 ab *(Hoefig* [1974]).

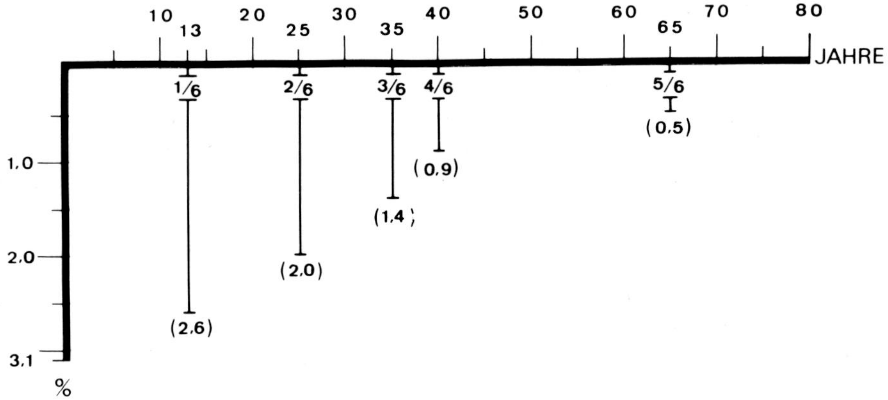

Abb. 7.0 — 3: Verlustrate des ersten unteren Molaren

8.0 Altersbestimmung bei Erwachsenen anhand des Unterkiefers und der Zähne

Bei der Lösung von Identifizierungsproblemen stellt sich die Frage nach der Erhebung von Grunddaten.

Hierzu gehört die Bestimmung des körperlichen Geschlechts, der Körperlänge und als wichtigster dritter Schlüsselwert die Bestimmung des mutmaßlich erreichten Lebensalters eines Individuums.

Bei entsprechender Fragestellung (Skelettfund) spielt natürlich die Liegezeitbestimmung zusätzlich eine dominierende Rolle.

Eine Altersbestimmung oder -schätzung ist am Kausystem grundsätzlich möglich. Sowohl die Kiefer als auch einzelne Zähne dienen als Auswertungsgrundlage. Im allgemeinen handelt es sich um Schätzungen des Erwachsenenalters. Eine Altersbestimmung im Kindesalter bietet weitaus weniger Schwierigkeiten und ist zudem exakter. Die Durchbruchszeiten und der Zahnwechsel bilden gewisse konstante Werte, so daß eine sichere Zuordnung möglich ist.

8.1 Altersbestimmung am Unterkieferknochen

Die regressiven Veränderungen am Unterkiefer können zu einer unterschiedlichen Ausbildung des Gonionwinkels und zu einem Schwund des Alveolarkammes führen.

Der Gonionwinkel oder Kieferwinkel wird durch die Punkte Tragion-Gonion-Gnathion bestimmt, d. h. durch den Schnitt zweier Tangenten, die am aufsteigenden und horizontalen Unterkieferast angelegt werden und den Winkel einschließen.

Bei 96 bezahnten Individuen im durchschnittlichen Alter von 51,7 Jahren fand *Israel* (1973) ein Gonionwinkelmaß von 127,9°.

Nach *Simonin* (1955) soll der Winkel bei einem Erwachsenen 100°, nach *Schranz (1960) 124 ° betragen.*

Für das Neugeborene gibt Simonin (1955) 170° und für den Greis 130°, *Schranz* (1960) 140° an. Ergänzend werden noch die Winkelwerte des fetalen Unterkiefers angeführt. *Kirsch* (1955) hat für eine Embryonenlänge (Scheitel-Ferse) von etwa 10 cm (ca. 11. Woche) Werte von mehr als 150 ° gemessen. Entgegen *Endemann* (1953) und *Bay* (1950) war ein Absinken des Winkels auf Werte von weniger als 130° — auch am histologischen Schnittpräparat — nicht nachzuweisen.

Sämtliche Werte lagen nach *Kirsch* (1955) zwischen 140° und 150°.

Zur Frage, ob es mit zunehmenden Lebensalter zu einer Vergrößerung des Gonionwinkels kommt, sind unterschiedliche Auffassungen vertreten worden.

Humphry (1858) erklärt eine Winkelzunahme im Alter auf Werte von 130° bis 140° durch den Einfluß der Kaumuskulatur bei fehlender Bezahnung. *Sicher* (1960) erklärt eine Winkelzunahme aus funktioneller Sicht. Nicht das Lebensalter, sondern der Verlust der Kaufunktion sollen zur Gonionwinkelzunahme entscheidend beitragen.

Während *Brodie* (1940) eine Winkelvergrößerung mit zunehmendem Alter nicht beobachtete, haben *Rogers* und *Applebaum* (1941) bei zahnlosen Patienten eine Zunahme des Kieferwinkels festgestellt. *Keen* (1945) ist der Auffassung, daß der Mandibular-Winkel von sich aus keine altersbedingte Veränderung erfährt, da aber ein Zahnverlust mit höherem Lebensalter verbunden ist, kommt es sekundär bei Zahnlosigkeit zur Winkelzunahme.

Demgegenüber fand *Israel* (1973), daß der Gonionwinkel sowohl mit zunehmendem Alter als auch bei Zahnverlust nur geringfügig zunimmt. Bei 56 zahnlosen Frauen mit einem Durchschnittsalter von 69,6 Jahren lag der Winkelwert um 129,3° ± 6,3°.

Bißtyp und fehlender Zahnersatz sollen auch auf den Gonionwinkel Einfluß haben *(Dominok* [1959], *Schranz* [1960]).

Allgemein läßt sich entgegen *Euler* (1956: „Als besonderes Merkmal gilt das Verhalten des Kieferwinkels") und mit *Gustafson* (1966) und *Breul* (1974) übereinstimmend sagen, daß ein höherer Kieferwinkelwert (› 127°) kein sicheres Altersmerkmal darstellt.

Die Reduktion der Zahnzahl im Laufe des Lebens führt zu einer weiteren markanten Veränderung am Unterkiefer. Zahnverlust hat einen Abbau des Alveolarkammes zur Folge. Dadurch erscheint der horizontale

Unterkieferast bei seitlicher Betrachtung niedrig. Das Tragen von prothetischem Zahnersatz verändert allerdings die Abbaugeschwindigkeit.

Mit der Atrophie des Alveolarkammes sieht man als weitere Altersveränderung am Unterkiefer eine scheinbare Verlagerung des Foramen mentale zum Unterkieferkamm hin.

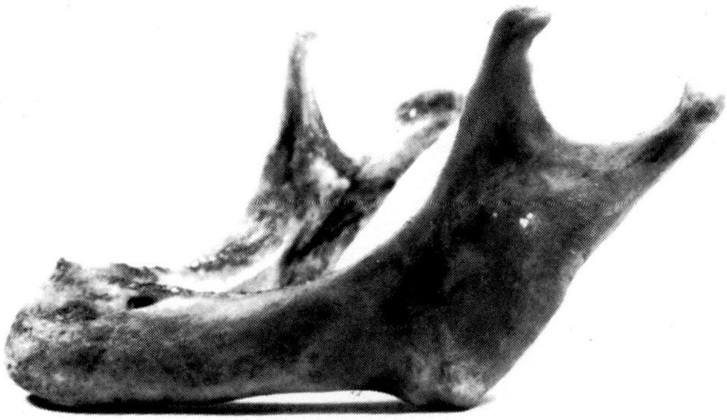

Abb. 8.1 — 1: Zahnloser Greisenkiefer, Seitenansicht, 74 Jahre, weiblich

Insgesamt vermitteln die Altersveränderungen am Unterkieferknochen allenfalls einen Gesamteindruck, der Grundlage für eine Schätzung sein kann.

Differenzierte Aussagen sind nicht möglich.

8.2 Altersbestimmung an Zähnen (Erwachsene)

Entsprechend den verschiedenen Entwicklungszuständen der Zähne und Zahnanlagen sind unterschiedliche Methoden der Altersbestimmung anzuwenden. Es handelt sich um färberisch-feingewebliche, röntgenologische, anatomisch-descriptive, physikalisch-chemische Untersuchungen und Zahnschliffauswertungen bei Lupenvergrößerung.

8.2.1 Altersbestimmung durch Zahnschliffauswertung

Die Methode, die zu den genauesten Ergebnissen einer Altersbestimmung führt, basiert auf der Auswertung von Zahnschliffen teilweise unter dem Mikroskop.

Die Kriterien sind von *Gustafson* 1947 zusammengestellt, 1950 in Amerika und 1955 in Deutschland veröffentlicht worden.

Es handelt sich um Einzelmerkmale am Zahn, die mit zunehmendem Alter charakteristisch verändert auftreten. Im einzelnen handelt es sich um folgende Veränderungen:

a) Zahnkronenabschliff
b) Sekundär-Dentinbildung
c) Zementapposition
d) Wurzelresorption
e) Parodontalverhältnisse
f) Transparenz der Wurzel

(Literaturangaben zu a)—f) ausführlich bei *Gustafson* [1966] und *Peschka* [1969]).

Einflüsse auf die Art der Merkmalsausprägung sind jedoch nicht nur durch Altersveränderungen gegeben. Funktionelle Reize oder Krankheiten beeinflussen die Einzelmerkmale unterschiedlich stark. Insofern treten Überlagerungen ein, die eine Schätzung erschweren und Ansatz zur Kritik an der Methode bilden.

a) Zahnkronenabschliff

Der Abschliff der Zahnkrone ist eines der ältesten Merkmale zur Altersbestimmung. Die Angaben erfolgen descriptiv-anatomisch. In der Veterinärmedizin findet die Methode praktische Anwendung zur Altersdiagnose (z. B. bei Pferden).

Man bezeichnet den Vorgang als funktionelle oder mastikatorische Abrasion oder Attrition. Da eine anatomisch regelrechte Okklusion und Artikulation relativ selten vorkommen, gibt es auch keinen gleichmäßigen Abschliff. Die Kauart bestimmt das Ausmaß des Abschliffs am Einzelzahn. Es sind daher die Kauschliffe als Funktion einer individuellen Kaubewegung anzusehen. Bißtyp, Zahnverlust, Zahnstellungsanomalien, Art der Nahrung oder Gleithindernisse haben somit einen Einfluß auf den Abschliff der Zahnkrone. Dysgnathien, wie der Kopfbiß mit starker

Abrasion der Frontzähne und tiefer Biß mit Abschliff im Molarenbereich demonstrieren den Einfluß des Bißtypus für den Abschliff.

Der Grad der Abrasion kann geringgradig oder tiefergehend unter Beteiligung mehrerer Gewebearten sein:

a) Ohne Abrasion
b) Schmelzabschliff
c) Schmelzabschliff mit Dentinbeteiligung
d) Überwiegender Dentinabschliff
e) Abschliff mit Eröffnung des Pulpencavums

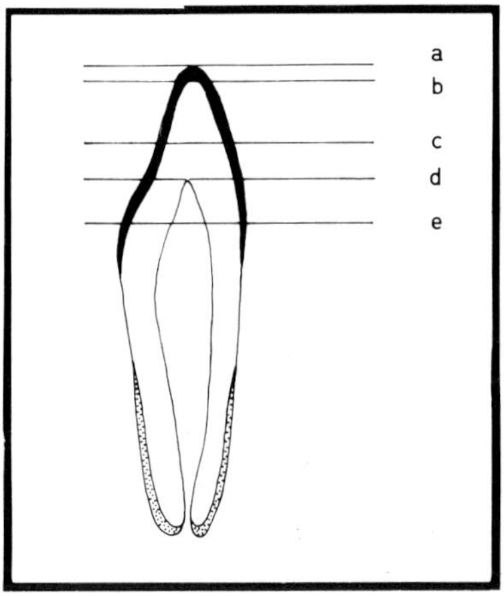

Abb. 8.2.1 — 1: Verschiedene Grade der Abrasion (a—e)

b) Sekundärdentinbildung

Mit dem Durchbruch eines Zahnes endet die Schmelzbildung. Das Dentin wird jedoch auch in der Gebrauchsperiode weitergebildet. Dem Primärdentin wird durch weitere Produktion von Dentin durch die Odontoblasten Sekundärdentin aufgelagert. Dieses Gewebe entspricht zunächst strukturell dem primären Dentin, mit zunehmendem Alter der Pulpa wird die Struktur unregelmäßiger.

Die Bildung von Sekundärdentin ist in erster Linie abhängig vom Zustand des Pulpengewebes. Blutzirkulationsstörungen aufgrund mechanischer Belastungen des Zahnes spielen eine Rolle. Auch mit zunehmender

Abrasion wird die Bildung von Sekundärdentin stärker, desgleichen bei kariösen Defekten. Die Anlagerungsstellen im Pulpencavum sind typischerweise die Dach- und Basisregion, die seitlichen Wände werden kaum beansprucht. Nach dem 40. Lebensjahr soll eine röntgenologische Darstellung des durch Sekundärdentin eingeengten Pulpencavums sichtbar sein.

c) Zementapposition

Während der Gebrauchsperiode bilden die Zementoblasten Sekundärzement. Die Anlagerungen beginnen in der apikalen Hälfte der Wurzel, bei mehrwurzeligen Zähnen im Bereich der Bifurkation.

Die Ursache für die Sekundärzementbildung ist mit der Funktion des Zahnes verknüpft. Allgemein gilt, daß die koronale Abrasion der Zähne durch Sekundärzementbildung kompensiert wird. Die Bewertung der Zementdicke als Altersmerkmal muß mit Vorsicht vorgenommen werden. Lokale Entzündungen, Überbelastungen eines Zahnes oder allgemeine Osteopathien verursachen ebenfalls eine Hyperzementose. Nicht zuletzt wird sie bei Jugendlichen beobachtet. Nach Untersuchungen von *Fröhlich* (1965) soll an allen Zähnen eine mit dem Alter gekoppelte lineare Zementvermehrung stattfinden, gewisse Dickenunterschiede hängen jedoch mit der Zahngröße zusammen.

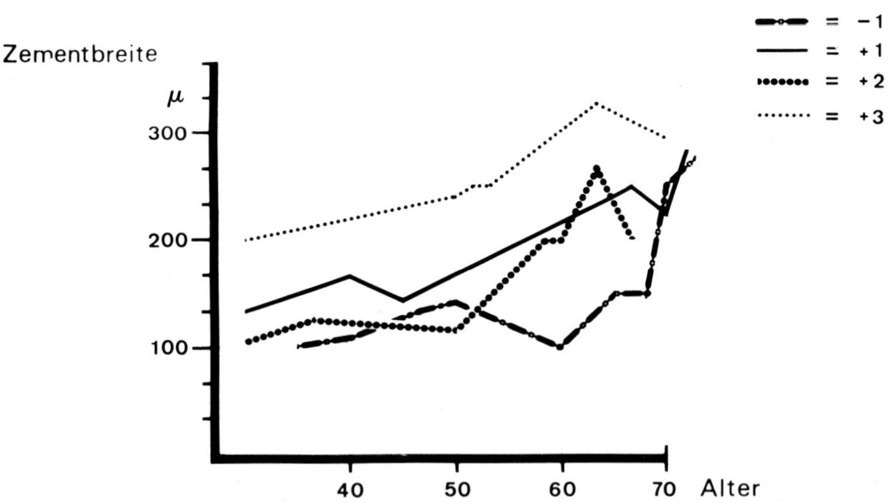

Abb. 8.2.1 — 2: Durchschnittliche Zementbreiten der Frontzähne in Abhängigkeit vom Alter (Mod. nach PESCHKA)

Für die Altersgruppe vom 35. bis 70. Lebensjahr ist an Schneidezähnen eine Zunahme der Zementdicke von 100 auf 200 μ, an den Seitenzähnen von 200 auf 300 μ statistisch gesichert.

d) Wurzelresorption

Das Ausmaß der Resorption der Zahnwurzel ist für sich genommen ungeeignet zur Altersbestimmung. Aus der Tatsache, daß die Wurzelresorption das Gegenstück zur Zementanlagerung darstellt, läßt sich die Qualität des Merkmals ablesen.

Meistens hat der Gewebeschwund andere Ursachen.

Für eine Resorption können ursächlich sein:

1. Entzündungen
2. Resorptionen, die sich an Wurzelbehandlungen anschließen können
3. Mechanisch bedingte Resorption (Trauma)
4. Resorptionen an retinierten Zähnen
5. Resorption durch benachbarte Tumoren
6. Resorptionen bei lebender Pulpa
7. Resorption als Vitaminmangelsymptom
8. Resorption bei Kieferbruchschienen
9. Resorption bei Fehlkonstruktion von Brücken
10. Resorptionen an parodontal erkrankten Zähnen

e) Parodontalverhältnisse

Die Parodontalgewebe können entzündlich oder atrophisch-degenerativ erkranken. Für die Altersdiagnose bilden allein die degenerativen Formen, die Parodontosen, die Beurteilungsgrundlage. Hieraus ergibt sich die Problematik bei der Begutachtung, da Mischformen pathologische und physiologische Momente überlagern.

Fehlerquellen ergeben sich dann, wenn zum Beispiel bei chronischen Belastungsfaktoren eine partielle Atrophie ausgebildet wird, bei der nur ein Einzelzahn oder wenige Zähne von der Gingiva freigelegt sind. Vor allem in kariesresistenten Gebissen, die kaufunktionell stark beansprucht werden, treten im Alter langsam fortschreitende atrophische Veränderungen auf. Belastungsdisharmonien können schon bei jedem Lückengebiß auftreten.

Eine altersbedingte Involution des Parodontalgewebes zeigt charakteristische Merkmale, die bei der Beurteilung zu beachten sind (nach *Fröhlich* [1965]):

1. Freigelegter Zementmantel im oralen und vestibulären Zahnbereich.
2. Fehlen pathologisch gesteigerter entzündlicher Prozesse am marginalen Parodontium.
3. Das Gebiß wird zu einem individuell verschiedenen Zeitpunkt von dem Prozeß gleichmäßig und symmetrisch befallen.
4. Die Alveolaratrophie beginnt am Knochen, der erst sekundär die Atrophie des Zahnfleisches nachfolgt.
5. Die Alveolar-Atrophie verläuft sehr langsam, die Zahnlockerung tritt erst spät auf.
6. Röntgenologisch erfaßbarer Höhen- und Stufenabbau.

f) Transparenz des Dentins

Das jugendliche Dentin ist aufgrund eines unterschiedlichen Brechungsindexes der Dentingrundsubstanz und der Dentinkanälchen undurchsichtig.

Infolge von Verschlackung mit Kalksalzen, die in der Hartsubstanz nur unvollständig assimiliert werden, nähern sich die Indices, und es kommt nun zu einer zunehmenden Lichtdurchlässigkeit. Außerdem ist von Bedeutung, daß die Grundsubstanz im jugendlichen Dentin 1/4, bcim Erwachsenendentin 1/16 und schließlich im Greisenalter 1/32 des Dentinvolumens ausmacht.

Das Transparenzphänomen kann als reine Alterserscheinung oder als funktionelle Veränderung gewertet werden. Für die Altersbestimmung ist es ein zuverlässiges Kriterium, wenn auch nicht in allen Fällen das chronologische mit dem biologischen Alter übereinstimmt.

8.2.1.1 Methode *Gustafson*

Die Altersbestimmung durch Zahnschliffauswertung beruht auf der summarischen Beurteilung der Veränderung der sechs Einzelmerkmale. Der Grad der Veränderungen wird durch die Punktzahl 0 bis 3 angegeben, so daß eine Abstufung in vier Klassen möglich ist. Aus der Summe der einzelnen Teilpunkte resultiert die Gesamtpunktzahl.

Die Parodontalverhältnisse werden zweckmäßigerweise am unbeschliffenen Zahn beurteilt, da eine Betrachtung am Zahnschliff kein sicheres Urteil über die Parodontalverhältnisse zuläßt.

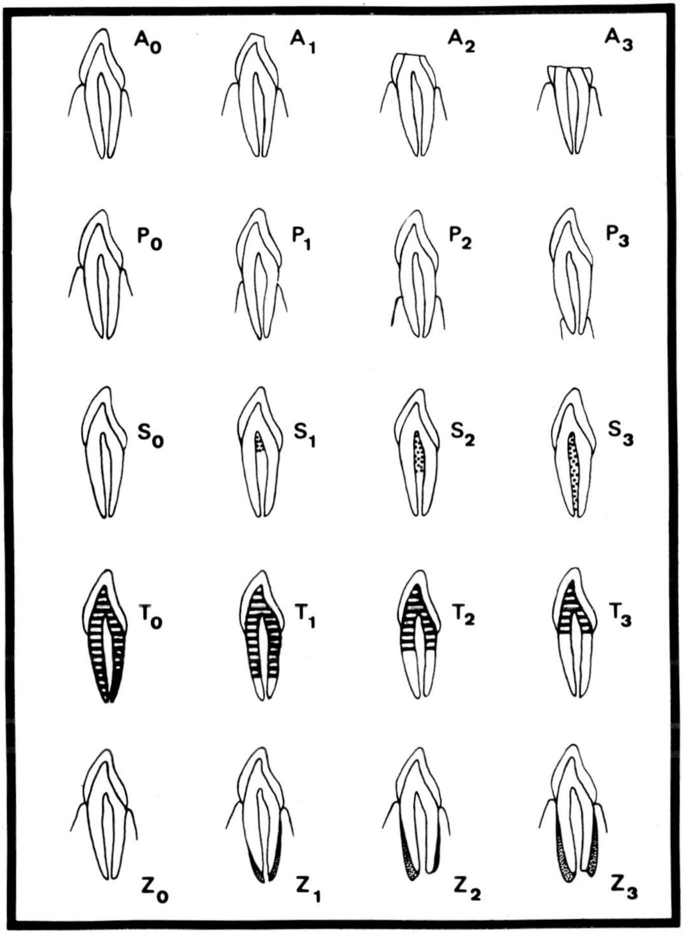

Abb. 8.2.1.1 — 1: Vierklasseneinteilung der Einzelveränderungen für Abrasion (A_0—A_3), Parodontalverhältnisse (P_0—S_3), Sekundärdentinanlagerung (S_0—S_3), Transparenz (T_0—T_3) und Zementanlagerung (Z_0—Z_3) (Das Merkmal Wurzelresorption fehlt).

Die Zähne werden nun auf eine vorläufige Dicke von 1 mm abgeschliffen. Das Schleifen kann manuell auf Sandpapier mittlerer Körnung vorgenommen werden. Bei dieser Stärke werden als nächste Merkmale die Abrasion und die Dentintransparenz beurteilt. Die restlichen Altersmerkmale lassen sich am Dünnschliff (circa 1/4 mm) ablesen. Zu diesem Zweck wird das Schliffpräparat mit Neutralbalsam auf einem Objektträger eingebettet (Abb. 8.2.1.1—2).

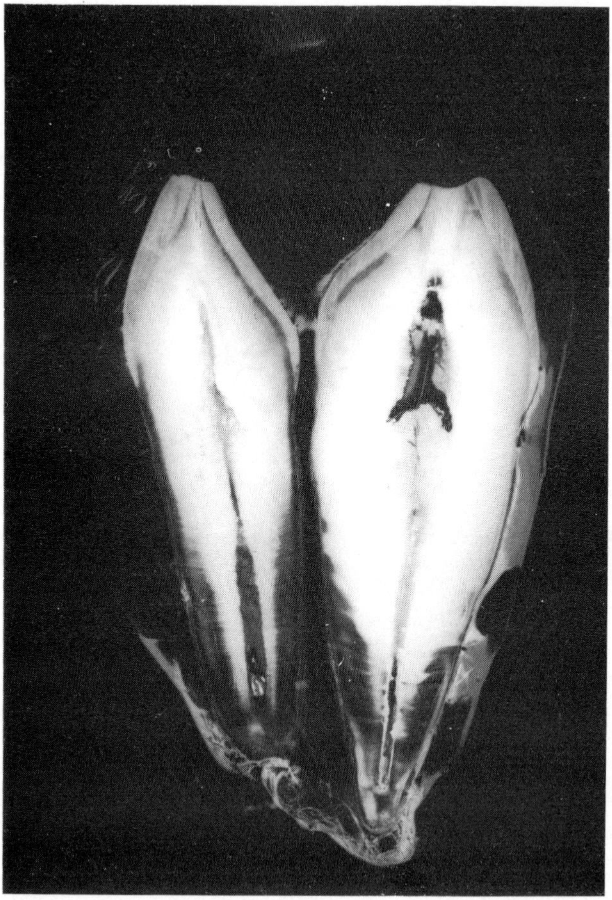

Abb. 8.2.1.1 — 2: Zahnschliffpräparate auf einem Objektträger eingebettet. Abrasion der Schneidekante und Transparenz der Wurzeln sind gut zu erkennen.

Die ermittelte Gesamtpunktzahl markiert man auf der Waagerechten eines Bewertungsschemas und errichtet eine Senkrechte. Der Schnittpunkt der Senkrechten mit der Standardgeraden wird durch eine Horizontale zur Jahreszahllinie verbunden. Das mutmaßlich erreichte Lebensalter des Individuums läßt sich dann am Rand ablesen.

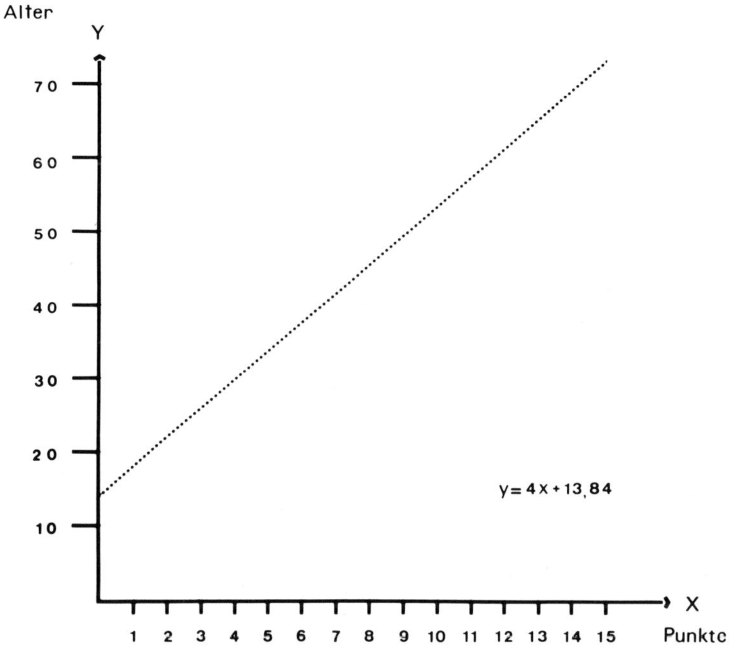

Abb. 8.2.1.1 — 3: Standardgerade

Infolge der Schematisierung der subjektiven Einteilung wird der Genauigkeitsgrad erheblich vergrößert. So wirkt sich jeder Fehler bei der Beurteilung eines einzelnen Altersmerkmals im Gesamten nur mit 1/6 aus.

Die Sicherheit der Begutachtung wird außerdem dadurch erhöht, daß zwei oder mehrere Zähne eines Individuums beurteilt werden und ein Mittelwert bestimmt wird.

Wichtig ist der Hinweis, daß jeder Untersucher eine eigene Standardgerade zur Altersschätzung verwenden sollte, weil die Auffassungen über die einzelnen Punktgrenzen und Veränderungen unterschiedlich sein werden.

Zur Konstruktion einer Standardgeraden benötigt man eine mathematische Gleichung. Hierzu werden die ermittelten Gesamtpunktzahlen von möglichst vielen Präparaten mit dem wirklichen Alter der Zähne rechnerisch in Beziehung gebracht.

Eine derartige Gleichung nach *Peschka* (1969) lautet:

$y = 4x + 13{,}84$

(y = Alter; x = Punktwert)

Mit der Methode *Gustafson* zur Altersbestimmung anhand eines Zahnschliffes sind Abweichungen vom möglichen Alter umso geringer, je geübter der Untersucher ist.

Verschiedene Autoren (*Gustafson* [1955], *Seifert* [1958], *Peschka* [1969]) bestätigen, daß jenseits des 50. Lebensjahres fast alle Zähne **unter**schätzt und unterhalb des 50. Jahres fast alle **über**schätzt werden.

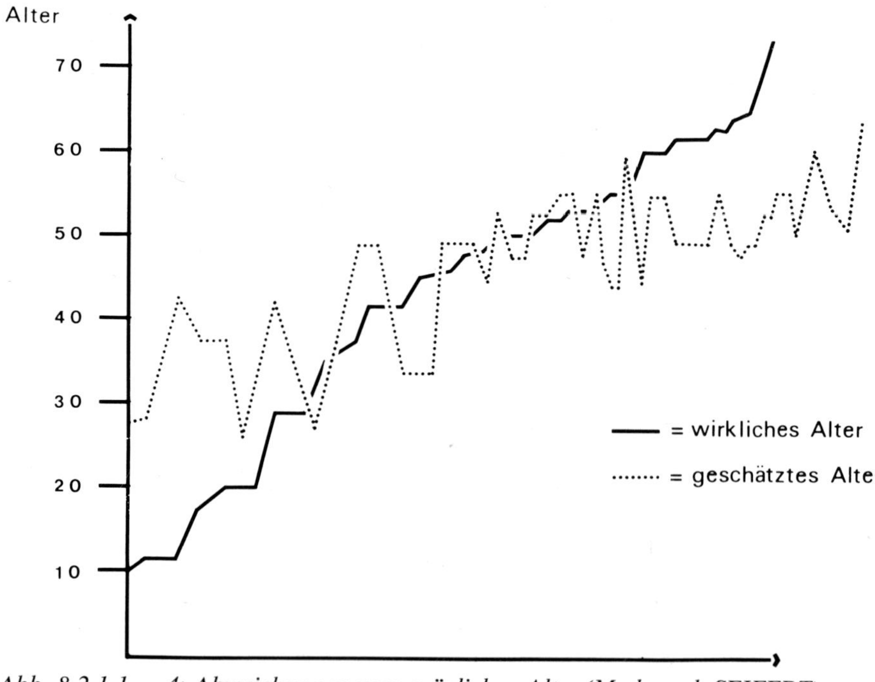

Abb. 8.2.1.1 — 4: Abweichungen vom möglichen Alter (Mod. nach SEIFERT)

Der Vorteil der Methode liegt darin, daß in kürzester Zeit ohne größere Hilfsmittel eine Altersschätzung abgegeben werden kann. Für die gerichtsmedizinische Praxis sind diese Altersdiagnosen von Bedeutung.

8.2.1.2 Methode *Dalitz*

Bei einer kritischen Überprüfung der Methode *Gustafson* kam *Dalitz* (1962) zu dem Ergebnis, daß es außer den von *Gustafson* gefundenen Alterskriterien am Zahn keine weiteren gibt. *Dalitz* fand zusätzlich, daß die Merkmale „Zementapposition" und „Wurzelresorption" keinen nennenswerten Einfluß auf das Ergebnis haben. Der multiple Korrelationskoeffizient änderte sich zwischen 0,873 und 0,864. Neben dieser statistischen Beweisführung gibt *Dalitz* an, daß eine kontinuierliche Veränderung der Altersmerkmale während des Lebens nur bei den restlichen vier Kriterien vorliegt.

Zur Erhöhung der Aussagegenauigkeit hat *Dalitz* (1962) den Grad der Veränderungen in fünf Stufen (gegenüber vier Stufen bei *Gustafson*) eingeteilt. Für die vier Alterskriterien gelten folgende fünf Schweregrade (*Dalitz* [1962]):

1. Zahnkronenabschliff

A_0 kein Abschliff
A_1 Abschliff im Schmelzbereich
A_2 Abschliff mit leichter Dentinbeteiligung
A_3 Abschliff mit deutlicher Dentinbeteiligung und Formveränderung der Krone
A_4 Erheblicher Abschliff mit deutlicher Kronenverkürzung

2. Sekundärdentinbildung

S_0 keine Neubildung
S_1 beginnende Neubildung im Kuppelbereich der Pulpa
S_2 füllt ein Drittel des Wurzelkanals aus
S_3 füllt zwei Drittel des Wurzelkanals aus
S_4 füllt den gesamten Wurzelkanal aus

3. Parodontalverhältnisse

P_0 keine Parodontose
P_1 beginnende Parodontose

P_2 befällt etwa ein Viertel der Wurzellänge
P_3 befällt etwa die Hälfte der Wurzellänge
P_4 befällt mehr als Zweidrittel der Wurzellänge

4. Transparenz der Wurzel
T_0 keine Wurzeltransparenz
T_1 ist eben gerade zu beurteilen
T_2 erstreckt sich über das apikale Wurzeldrittel
T_3 erstreckt sich über Zweidrittel des apikalen Wurzelanteils
T_4 Transparenz der gesamten Wurzel

Aus der Bewertung der Alterskriterien (A, S, P, T) kann das geschätzte Alter aus der nachstehenden Regressionsgleichung ermittelt werden:

$$A = 5{,}146 \times A + 1{,}866 \times S + 5{,}338 \times P + 8{,}411 \times T + 8{,}691$$

Den verschiedenen Punktsummen entspricht das in der Tabelle 8.2.1.2—1 angegebene geschätzte Lebensalter.

Summe der Punkte	geschätztes Alter in Jahren
0	12
1	16
2	21
3	26
4	30
5	35
6	39
7	44
8	49
9	53
10	58
11	63
12	67
13	72
14	76
15	81
16	86

Tabelle 8.2.1.2 — 1: Punktsumme und geschätztes Alter (nach DALITZ [1962])

Der Standardschätzfehler liegt bei ± 7,802 Jahren. *Dalitz* (1962) konnte bei Verwendung von vier Frontzähnen den Standardschätzfehler auf ± 6,0 Jahre verringern. Eine zusätzliche Verbesserung des Ergebnisses durch weitere Zähne sei nicht zu erwarten.

Anzahl der ausgewerteten Zähne	Irrtum der Schätzung in Jahren
1	3,6
2	2,6
3	2,1
4	1,8

Von den untersuchten Gruppen (untere Schneidezähne, obere Schneidezähne, Eckzähne) erhielt man bei ausschließlicher Verwendung von unteren Schneidezähnen eine leichte Unterschätzung des Alters.

8.2.1.3 Wertigkeit der Methoden

Eine Bestimmung des Lebensalters ist durch den Umstand erschwert, daß kalendarisches (chronologisches) und biologisches Alter nicht übereinstimmen. Physiologische und pathophysiologische Faktoren haben Einfluß auf die Geschwindigkeit, mit der Altersveränderungen geprägt werden. Die Breite der biologischen Variation macht es daher unmöglich, mit den oben beschriebenen Methoden eine absolut richtige Altersangabe zu machen. Dennoch ist der odontologische Additionsbeweis nach *Gustafson* (1950) oder *Dalitz* (1962) anderen Methoden zur Altersdiagnose überlegen.

Gustafson (1950) konnte bei 6 Altersmerkmalen und vier Schweregraden eine Genauigkeit von

± 3,6 Jahren in 33 % der Fälle
± 7,3 Jahren in 4,5 % der Fälle
± 9,1 Jahren in 1 % der Fälle
± 10,9 Jahren in 0,3 % der Fälle

erreichen.

Dalitz (1962) hat mit vier Altersmerkmalen und fünf Schweregraden eine Genauigkeit bei der Auswertung **eines** Zahnes von

± 8 Jahren in 35 % der Fälle
± 16 Jahren in 4 % der Fälle
± 24 Jahren in allen Fällen

erreicht.

Wurden **vier** Frontzähne der Schätzung zugrunde gelegt, so lag der Standardschätzfehler bei:

± 6 Jahren in 35 % der Fälle
± 12 Jahren in 4 % der Fälle
± 18 Jahren in allen Fällen

Nach der Einteilung von *Gustafson* lag am Material von *Dalitz* ein Fehler von ± 8,14 Jahren, nach der Einteilung von *Dalitz* am gleichen Material ein Fehler von ± 7,8 Jahren vor.

Die von *Gustafson* angegebene Genauigkeit von ± 3,6 Jahren ist in der Praxis nicht zu erreichen. Mit Fehlerbreiten von ± 10 Jahren ist zu rechnen. Wenngleich *Gustafson* das uneingeschränkte Verdienst zukommt, eine brauchbare Methode zur Altersdiagnose eingeführt zu haben, so ist die Methode nach *Dalitz* für die Praxis zu empfehlen, wenn vier Frontzähne zur Auswertung zur Verfügung stehen. Die Anwendung beider Methoden erfordert in jedem Fall erhebliche Erfahrung in der odontologischen Altersdiagnostik.

8.2.2 Altersbestimmung anhand der Zahnfarbe

Eines der ältesten Verfahren zur Altersdiagnose liegt in der Bestimmung der Zahnfarbe. Mit zunehmendem Alter wird die Farbe der Zahnkrone dunkler. Jugendliche Frontzahnkronen erscheinen beispielsweise weißlich und werden allmählich in den mittleren Lebensjahren gelblich, um im Greisenalter grau-weiß bis dunkelgelb oder braun zu werden. Diese subjektiven Farbangaben weisen natürlich eine große Schwankungsbreite auf. Es ist zudem nicht geklärt, ob menschliche Zähne zwangsläufig eine Farbänderung durchmachen und ob dieser Vorgang linear abläuft. Eine weitere Schwierigkeit besteht darin, eine primär mögliche dunklere Zahnfarbenanlage von Umwelteinflüssen auf die Zahnfarbe abzugrenzen. Es wird daher bei der Zahnfarbenbestimmung zur Altersdiagnose darauf ankommen, intradentale von extradentalen Farbkomponenten zu unterscheiden.

Zur intradentalen Farbänderung sollen sowohl der Alterswandel der Schmelzschicht mit einer stärkeren Verhornung des Schmelzoberhäutchens, als auch Veränderungen des Dentinkernes beitragen. Zu den exogenen Faktoren sind beispielsweise auch Farbtönungen durch Medikamente zu zählen. Vom Antibiotikum Tetracyclin ist bekannt, daß es bei langdauernder Verabreichung zu einer Gelbfärbung der Zähne kommen kann. Einzelzahnfarbänderungen mit vorwiegend dunkleren Grau-Braun- bis Grau-Blautönungen treten auf, wenn es zum Absterben der Pulpa kommt. Das geronnene Blut im Pulpenkavum ist für die Verfärbung verantwortlich.

Auch nach einer Wurzelkanalbehandlung kann es zu Verfärbungen des Zahnes kommen. Gemische aus Blut und eingebrachtem Medikament bzw. Wurzelkanalfüllmaterial sind hierfür verantwortlich zu machen. Diese Veränderungen betreffen dann aber lediglich den behandelten Zahn, während die Nachbarzähne unberührt bleiben. Es sind jedoch häufig einzelstehende Zähne mit einer Wurzelkanalfüllung versehen, wenn sie als letztes Halte- oder Stützelement (z. B. Unterkiefereckzahn) noch wichtige Dienste bei prothetischer Versorgung leisten. Die Zahnfarbe der Prothesenzähne wird dann in Grenzen dem natürlichen Zahn angepaßt.

Zahnbeläge als Ablagerungen auf den Schmelzoberflächen der Zähne tragen als exogene Faktoren zum Farbtonbild bei. Grüner Zahnbelag ist möglicherweise durch farbstoffbildende Bakterien verursacht. Ähnliche Erscheinungsbilder, jedoch häufig dunkler getönt, findet man auch bei Kindern als Ablagerung von Metalloxyden, speziell unter Drahtbügeln kieferorthopädischer Apparate. Heute seltener sind Zahnkronenverfärbungen bei Angehörigen metallverarbeitender Berufe.

Braune bis schwarze Auflagen sieht man häufig bei Rauchern (Teer). Weiß-gelbliche Ablagerungen (Plaques) sind fast in jeder Mundhöhle zu finden. Sie sind von der Art der Nahrungsmittel und von dem Grad der Mundhygiene abhängig.

Für die Bestimmung der individuellen Zahnfarbe sind alle in Frage kommenden Einflußfaktoren zu prüfen. Zahnbeläge müssen, nachdem sie deskriptiv erfaßt sind, manuell entfernt werden. Allerdings sollen keine

Chemikalien für den Reinigungsvorgang verwendet werden, da es zu einer Bleichung der Zähne kommen kann. Besonders chlor- und sauerstoffabspaltende Medikamente gehören hierzu (Hypochlorid, H_2O_2 30%ig). Eine Zahnfarbenbestimmung nach dem Mazerationsvorgang des Kieferpräparates verbietet sich aus den gleichen Gründen.

Bei der Untersuchung des Gebisses eines Skelettfundes ist wegen der Einflüsse des Lagerungsmilieus Vorsicht geboten. Bei Erdgrabfunden ist die Mineralzusammensetzung von Bedeutung. Leichte Grünfärbungen durch Moos oder Laub (Chlorophyll) oder Grau-Weißfärbungen durch Sonnenlichtbleichung findet man bei Lagerung auf dem Boden, allerdings auch nach langer Lagerung in einer Gruft. Eine rosarot Verfärbung (pink teeth) kommt durch einen Zerfall des Hämoglobins postmortal zustande. Zur Objektivierung des Zahnfarbenbefundes ist eine Vergleichsbestimmung mit einem Dentalfarbring immer angebracht.

Insgesamt ist für eine gezielte Altersdiagnose die Farbbestimmung der Zahnkrone nicht ausschlaggebend. Das subjektive Farbempfinden des Untersuchers und die möglichen exogenen Einflüsse beeinträchtigen die Genauigkeit erheblich.

8.2.3 Alterbestimmung anhand der lichten Weite der Dentinkanälchen

Die Dentinkanälchen lassen sich für die mikroskopische Auswertung nach Färbung eines Gefrierschnittes mit Hämatoxilin-Eosin oder van Gieson deutlich darstellen. Quer angeschnittene Kanälchen erscheinen als annähernd runde Aussparungen in der Grundsubstanz. Bei Längsschnitten stellen sie sich als dunklere Linien dar.

Die Dentinkanälchen zeigen erhebliche Kaliberschwankungen. Die Unterschiede treten dadurch auf, daß die Dentinkanälchen in schmelznahen Dentinpartien andere Durchmesser haben, als in Pulpennähe. Es gibt die statistisch gesicherte Gesetzmäßigkeit, daß die Röhrchen von der Peripherie zur Pulpa ständig an Weite zunehmen:

Beispiel: Alter 30 Jahre: Pulpennähe ⌀ 4,00 μ, mittlere Partie ⌀ 2,76 μ und Peripherie ⌀ 1,80 μ (*Ketterl* [1961]).

In der Literatur finden sich unterschiedliche Angaben zur lichten Weite der Dentinkanälchen:

1,3—2,2 μ *(Kölliker* 1852), 1—4 μ *(Meyer, W.* 1951), 0,8—4,8 μ *(Ketterl* 1961). Weitere Angaben liegen von *Römer* (1909), *Oschinsky* (1921), *Bradford* (1955) und *Höhling* (1966) vor.

Hinsichtlich der absoluten Durchmesser der Dentinkanälchen nach elektronenoptischer Ausmessung fanden *Fromme* und *Riedel* (1970) große Unterschiede zu den bisherigen Ergebnissen. Milchzähne haben gleichgroße oder gering größere Dentinkanälchen wie permanente Zähne (*Ketterl* [1965], *Fromme* und *Riedel* [1970]).

Ein weiterer Zusammenhang besteht zwischen Dentinkanälchenweite und biologischem Alter der Zähne. Unter der Voraussetzung, daß Dentinkanälchen korrespondierender Dentinpartien, z. B. in Höhe des Zahnhalses und pulpennah ausgemessen werden, findet man bei jüngeren

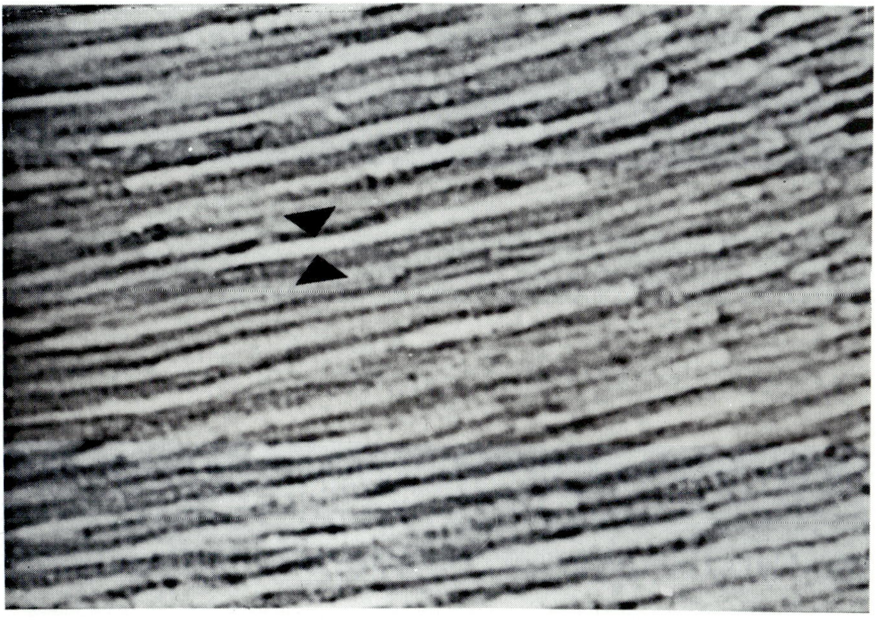

Abb. 8.2.3. — 1: Zwischen den Pfeilen längsangeschnittenes Dentinkanälchen (zentraler Dentinanteil) eines oberen Prämolaren (männlich, 31 Jahre alt). Mikrokopische Vergrößerung ca. 400fach, Entkalkung, Formol, Paraffin, van Gieson.

Menschen größere Dentinkanälchendurchmesser als bei älteren Menschen.

Es hat jedoch den Anschein, als ob die Querschnitteinengung nicht linear mit zunehmendem Lebensalter eintritt, sondern ein Maximum in den jüngeren bis mittleren Lebensjahren aufweist.

Wegen der großen Konfidenzbreiten hat die Beurteilung der Weite der Dentinkanälchen als Altersmerkmal für die Praxis der forensischen Odontologie keine Bedeutung. Ergeben sich jedoch aus anderen Befunden gravierende Differenzen zur Altersdiagnose, dann sollte man auch auf dieses Hilfsmittel zur groben Einordnung in die Altersskala nicht verzichten, zumal die Präparateherstellung und Auswertung einfach sind.

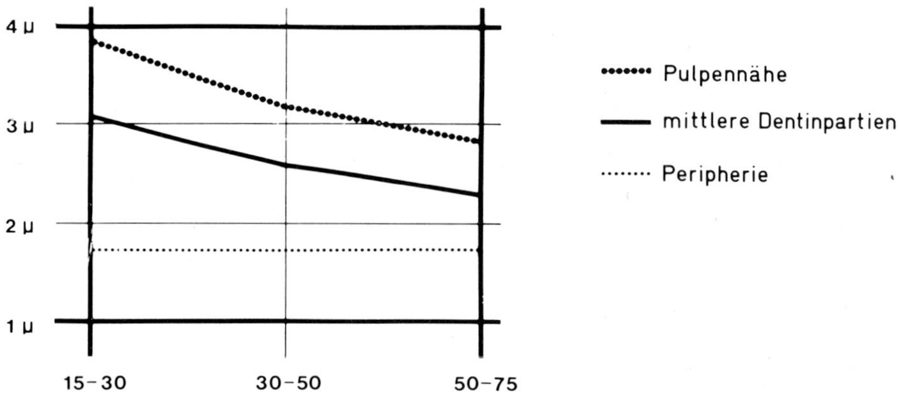

Abb. 8.2.3 — 2: Zusammenhang zwischen der lichten Weite der Dentinkanälchen (in µ) und dem Lebensalter (in Jahren) bei unterschiedlichen Dentinregionen (nach KETTERL [*1961*].

8.2.4 Physikalische und chemische Methoden der Altersbestimmung am Zahn

8.2.4.1 Röntgenologische Darstellung und Ausmessung des Pulpenkavums

Die Dentinwandstärke nimmt im Laufe des Lebens zu. Durch direkte Messungen an kariesfreien Zähnen kam *Szabo* (1900) zu dem Ergebnis, daß das Pulpenkavum in seitlicher Richtung bis zum 17. Lebensjahr auf

1 mm eingeengt wird, innerhalb des Lebens bis zum 60. Lebensjahr in Längsachsenrichtung um 2—3 mm. Die physiologische Zunahme vollzieht sich in den ersten Jahren nach dem Erscheinen des Zahnes schneller, als später.

Trueb (1909) überprüfte die Ergebnisse von *Szabo* und konnte sie nicht bestätigen. Allerdings fand er eine ständige physiologische Dentinbildung während des ganzen Lebens.

Eine geeignete Methode zur Darstellung bietet die Röntgenaufnahme (*Wagner* [1927], *Kiesel* [1973]). Hierdurch ist es zudem möglich, den Zahn in situ, d. h. im Kieferknochen zu belassen. Wichtige Voraussetzung ist, Verzerrungen in der Wiedergabe zu vermeiden. An dem auf diese Weise hergestellten Röntgenbild werden die mesiale und distale Dentinwandstärke in Höhe der Schmelz-Zement-Grenze an allen Molaren und Frontzähnen ausgemessen. An den Molaren wird zusätzlich die Dentinwandstärke am höchstens Punkt des Pulpenbodens in der Vertikalen sowie die Höhe des Pulpenkavums gemessen.

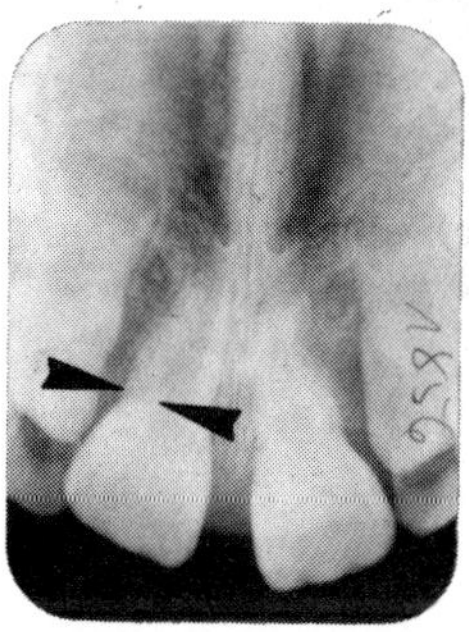

a

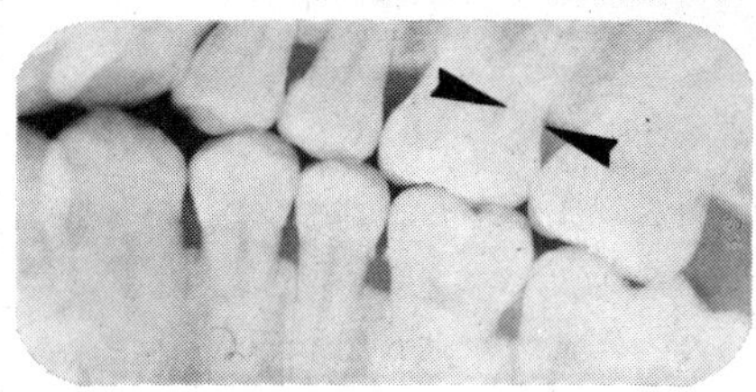

b

Abb. 8.2.4.1 — 1:

a) Röntgenbild oberer Frontzähne, zwischen den Pfeilen Dentinwandstärke der Pulpa in Höhe des Zahnhalses.

b) Röntgenbild des Seitenzahnbereichs, zwischen den Pfeilen Dentinwandstärke des ersten Molaren etwa in Höhe des Zahnhalses.

Nach *Kiesel* (1973) besteht ein gesicherter Zusammenhang zwischen den approximalen Wandstärken der Oberkieferschneidezähne und den Meßstellen der Molaren mit dem Lebensalter.

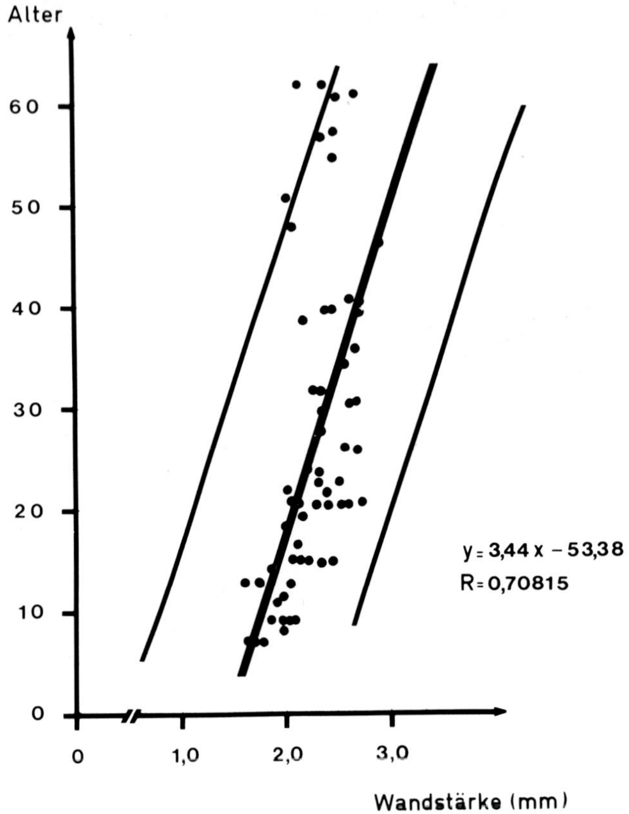

Abb. 8.2.4.1 — 2: Abhängigkeit der approximalen Wandstärke unterer Molaren vom Lebensalter (nach KIESEL [1973]).

8.2.4.2 Härtemessungen des Dentins

Die Härte eines Stoffes ist die Kraft, die er einem eindringenden anderen Körper entgegensetzt. Danach muß der Eindruck in den Körper um so tiefer sein, je weicher er ist.

Die Dentinhärte kann mit einem Mikrohärteprüfer bestimmt werden. Bei diesem Verfahren wird ein in Pyramidenform geschliffener Diamant mit definierter Kraft für eine bestimmte Zeit auf die Oberfläche des zu prüfenden Körpers gepreßt. Der dabei entstehende Eindruck wird anschließend optisch ausgemessen. Das Ergebnis läßt sich in *Vickers*-Härte (HV) angeben. Zur Vorbereitung muß der Zahn geschliffen und in Kunststoff eingebettet werden. Anschließend ist Hochglanzpolitur erforderlich.

Die Untersuchungen von *Bruckner* (1959) zeigten, daß die Härte des Dentins bis zum 40. Lebensjahr zunimmt und dann wieder bis unter die Werte des 2. Jahrzehntes absinkt.

Alter in Jahren	Vickers-Härte (HV)
10—20	53,32
20—30	57,76
30—40	57,52
40—50	51,82
50—65	41,34

Tab. 8.2.4.2. — 1: Lebensalter und Dentinhärte gemessen in Vickers-Einheiten (HV) (nach BRUCKNER [1959]).

Legt man diese Ergebnisse einer Altersbestimmung zugrunde, so erhält man für einen erhobenen Meßwert zwei Altersangaben. Aus diesen Überlegungen ergibt sich bereits die Notwendigkeit, mehrere Methoden zur Alterdiagnose heranzuziehen. Abgesehen von der Aufwendigkeit der Methode, sind die Ergebnisse für die Praxis unpräzise. Untersuchungen von *Dalitz* (1962) an 26 Schneide- und Eckzähnen von Individuen im Alter zwischen 14 und 56 Jahren ergaben keine Hinweise auf Beziehungen zwischen Dentinhärte und Alter.

Störeinflüsse wie Rachitis, Aufnahme großer Mengen Fluor (Abnahme der Zahnhärte, *Biber* [1959]) oder eine Neumineralisation (Petrifikation) wie bei Knochen nach langer Liegezeit (*Berg* und *Specht* [1958], *Berg* [1964]) sind zu beobachten.

8.2.4.3 Dichtemessungen

Mit zunehmendem Lebensalter soll nach Untersuchungen von *Shikano* (1956) die Dichte der Schneidezähne ansteigen. Vom 9.—30. Lebensjahr beträgt sie 2,23—2,25 und nimmt bei einem Alter über 30 Jahren zu. Ein Wert von 2,28 soll einem Lebensalter von 50 ± 4 Jahren entsprechen, ein Wert von 2,32 einem Alter von etwa 60 ± 4 Jahren.

8.2.4.4 Mineralisation und Lebensalter

Histologische, elektronenmikroskopische und mikroradiologische Studien an Wurzeldentin haben gezeigt, daß mit ansteigendem Alter eine vermehrte intratubuläre Verkalkung eintritt. Dieser Prozeß scheint von der Wurzelspitze auszugehen und sich zur Krone hin auszubreiten. Sichtbares Zeichen ist die Transparenz der Wurzel. Chemische Analysen, die einen Zusammenhang zwischen dem Mineralisationsgrad des Dentins und dem Alter zeigen sollen, haben jedoch entgegengesetzte Ergebnisse gebracht.

Kühns (1895) stellte in einer Untersuchungsreihe fest, daß sich mit steigendem Alter der Ca-Gehalt erhöht und der Glührückstand von 65,39 % auf 68,56 % ansteigt. In Schmelz und Dentin nimmt mit steigendem Alter das Gewebewasser ab.

Untersuchungen von *Gerlach* (1931) zeigten eine unterschiedliche Ca-Konzentration im Zahn. Apikal findet sich eine niedrigere Konzentration als coronal. Mit zunehmendem Alter erfolgt eine Angleichung der Konzentrationen. Wie *Kühns* stellte auch *Gerlach* fest, daß es mit ansteigendem Alter zu einer Erhöhung des Gesamtdurchschnittsgehaltes an Ca kommt.

Sutor (1937) wies in einer korrelationstechnischen Berechnung einen Zusammenhang zwischen Lebensalter der Zähne und Zunahme der Verkalkung durch Vergleich der spezifischen Gewichte nach.

Entgegen diesen Ergebnissen fand *May* (1952) bei 29 Eckzähnen eine lineare Abhängigkeit des Gewichtsverlustes bei der Veraschung vom Lebensalter heraus.

Dieses Ergebnis ist jedoch durch die Arbeiten von *Goldbach* (1923), *Hohmann* (1953), *Förster* und *Happel* (1959) klar widerlegt. Es ließen sich zwar für die verschiedenen Zahngruppen Standardkurven mit geringer steigender Tendenz bei zunehmendem Alter aufstellen, jedoch war die Schwankungsbreite so erheblich, daß die Methode für die Praxis der forensischen Odontologie keine Bedeutung hat. *Schranz* (1959) bestätigte die Ergebnisse, ebenso *Bang* und *Monsen* (1968). Die Ursache für diese große Streuung liegt in der schwankenden Verkalkungsintensität des Dentins. Aufgrund von Stoffwechselschwankungen (Umwelt, Lebensbedingungen, Ernährung) würde eine lineare Verkalkungsgeschwindigkeit den biologischen Gegebenheiten widersprechen. Ein lineares Abhängigkeitsverhältnis zwischen Mineralisationsgrad des Zahndentins und dem Lebensalter ist daher nicht wahrscheinlich.

Physikalisch-chemische Analysenmethoden mit Hilfe des Autoanalyzers bei fotometrischer Auswertung zeigten, daß der Calzium- und Phosphorgehalt im Zement, Wurzeldentin und in dem Desmodont angrenzenden Alveolarknochen geringgradig mit zunehmendem Lebensalter ansteigen *(Mierau* [1970]).

Der Fluoridgehalt von Zement und Knochen nahm hingegen um ein Mehrfaches mit steigendem Lebensalter zu, die Zuwachsraten im Dentin waren gering.

Die Ursache liegt in der ausgesprochenen Affinität des Fluoridions zu den Zahnhartgeweben und dem Knochengewebe. Problematisch ist jedoch die Frage nach der Herkunft des Fluors.

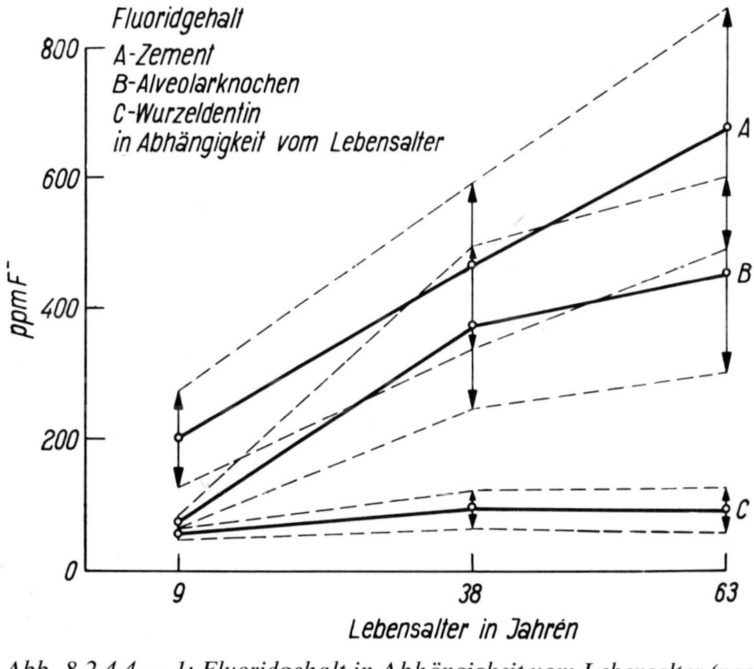

Abb. 8.2.4.4 — 1: Fluoridgehalt in Abhängigkeit vom Lebensalter (nach MIERAU 1970).

Die Inkorporation dieses Elements in die Zahnhartgewebe kann unterschiedlich vonstatten gehen:

1. Einlagerung während der Mineralisation
2. Einlagerung nach Abschluß der Mineralisation in den äußeren Schmelzschichten aus der umspülenden Gewebeflüssigkeit
3. Aufnahme von Fluor nach dem Zahndurchbruch durch Kontakt mit Nahrungsmitteln, Trinkwasser und Speichel.

Diese Fluorideinlagerungsmöglichkeiten zeigen, daß die Konzentration des bestimmbaren Fluors in Abhängigkeit von den Gewebeschichten, dem Zahnalter und dem Fluorangebot variiert. Neben dem hohen technischen Aufwand zur Bestimmung des Fluors und der geringen Korrelation zwischen Fluorkonzentration und Alter ist die Methode zur routinemäßigen Anwendung ungeeignet.

9.0 Altersbestimmung bei Kindern und Jugendlichen

Eine odontologische Altersbestimmung für die beiden ersten Dezenien des Lebens gestaltet sich von der Methode her grundsätzlich anders als bei Erwachsenen.

Eine Zahnschliffauswertung kommt für Kinder und Jugendliche wegen der fehlenden oder spärlich ausgebildeten Altersmerkmale nicht in Betracht.

Die Methode der Wahl liegt in der Beurteilung des Entwicklungszustandes der Zahnkeime, dem Grad der Mineralisation und dem Stadium des Zahndurchbruchs in die Mundhöhle.

Da den einzelnen Stufen eine Gesetzmäßigkeit innerhalb geringer Schwankungsbreiten zugrundeliegt, sind die Ergebnisse dieser Altersdiagnosen sehr zuverlässig.

Das praktische Vorgehen gliedert sich in zwei Abschnitte.

Durch eine sorgfältige Inspektion der Mundhöhle an der Leiche (sofern Oberkiefer und Unterkiefer nicht präparativ entfernt werden können) wird der Zahnstatus aufgenommen. Vorherige Mundhöhlenreinigung und Arbeiten mit Spiegel und Sonde bei voller Ausleuchtung des Arbeitsfeldes sind unabdingbare Voraussetzungen. Werden diese Forderungen vernachlässigt, so übersieht man leicht die eben durchbrechenden Zahnkronen. Außerdem dürfen keine Fehler in der Beurteilung zwischen Milchzahn und bleibendem Zahn unterlaufen. Sowohl für die Prüfung des Zahndurchbruchs als auch zur Differentialdiagnose zwischen Ersatzzahn oder Milchzahn ist die zahnärztliche Sonde ein geeignetes Instrument.

Milchzähne können folgende Merkmale zeigen:

1. Leicht bläulicher Farbton der Krone
2. Kleinere Ausbildung als bleibende Zähne
3. Insgesamt kugelartiger Kronenbau
4. Tastbare Einschnürung am Übergang von Krone zu Wurzel (mit der Sonde abtasten!)
5. Abrasionserscheinungen der Kaufläche oder Schneidekante
6. Häufig karöse Defekte
7. Lockerung durch Wurzelresorption (Sonde!)

Der Zeitraum, der zur Beurteilung durch eine Inspektion ansteht, beginnt um den 6. Säuglingsmonat. In diesem Alter sind noch keine Zahnkronen in der Mundhöhle sichtbar. Der Zeitabschnitt endet mit dem Durchbruch der 2. Molaren im 14. Lebensjahr.

Einen dritten weiteren Abschnitt bildet die Periode des Weisheitszahnes. Dieser dritte Molar ist im Verlaufe seiner Entwicklung geeignet zu einer begrenzten Altersschätzung.

Nach *Meyer* (1951) ist die Krone des Weisheitszahnes mit dem 12. Lebensjahr zur Hälfte, mit dem 14. Lebensjahr vollständig ausgebildet. Von *Logan* und *Kronfeld* (1954) wird das Ausbildungsende der Krone mit 12—16 Jahren von *Dalitz* (1963) mit 19 Jahren und der Durchbruch von *Meyer* (1951) mit 18 Jahren angegeben.

Erst mit 25 Jahren ist eine vollständig ausgebildete Wurzel zu erwarten (*Hutchinson* [1955], *Dalitz* [1963]).

Je nach Anlage erfolgt überhaupt kein Eintreten in die Mundhöhle (= Nichtanlage der Keime) oder von den möglichen 4 Zähnen erscheinen alle vier oder nur ein Teil davon.

Neben der Inspektion gibt das Röntgenbild in diesem Stadium in hervorragender Weise Auskunft. Die ersten Mineralisationszeichen der Keime sind hierdurch darstellbar.

Die Ausbildung der Kronenanteile und der Grad der Fertigstellung der Wurzeln sind gut zu beurteilen. Auch die Zeit des Zahnwechsels mit den nachrückenden bleibenden Zähnen im Kiefer werden sichtbar. Die Aufnahme des Zahnstatus durch die Inspektion und das Röntgenbild sind somit die Grundlagen für die Begutachtung des erreichten Lebensalters bei Kindern und Jugendlichen.

Die nachfolgenden Tabellen, Abbildungen und Graphiken erleichtern dem Untersucher die Festlegung auf eine Altersdiagnose.

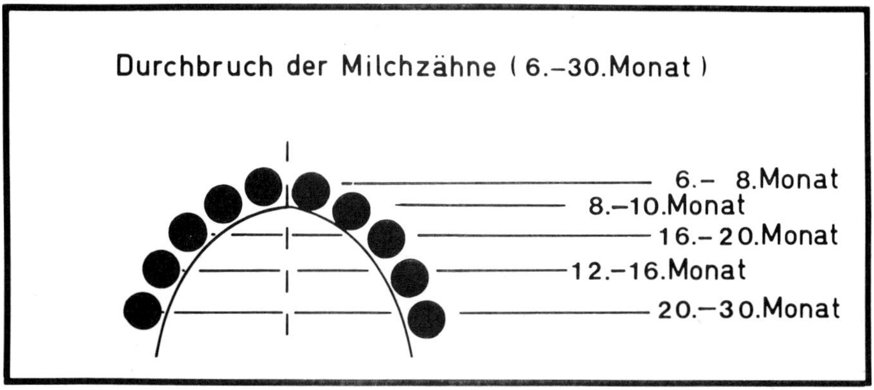

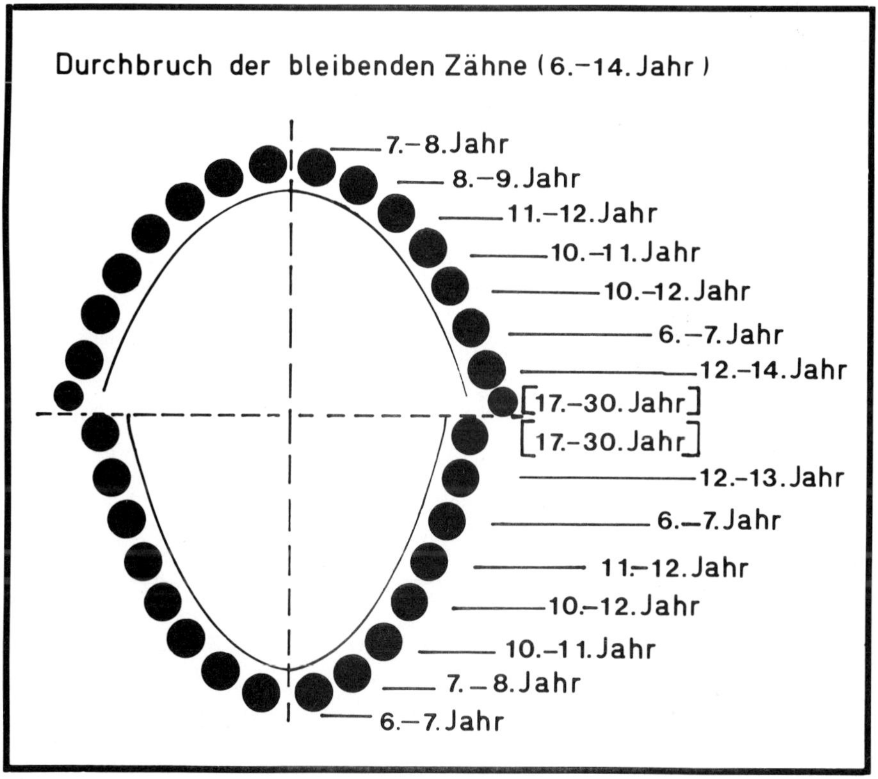

Abb. 9.0 — 1: Übersicht über die Durchbruchszeiten der Milchzähne und bleibenden Zähne beim Menschen.

Tabelle: 9.0 — 1: Detailierte Darstellung für die Altersdiagnose bei Auswertung feingeweblicher Präparate und Röntgenbilder (nach MEYER 1951).

Tabellarische Übersicht über das Auftreten der Zähne

Menschlicher Embryo		Milchzähne					Bleibende Zähne							
Länge	Alter	Incisivus 1	Incisivus 2	Caninus	Molar 1	Molar 2	Incisivus 1	Incisivus 2	Caninus	Prämolar 1	Prämolar 2	Molar 1	Molar 2	Molar 3
Scheitel-Steiß	Monate													
12,1 cm	4	Fast völlig von der Zahnleiste abgesetzt, Zusammenhang nur noch durch epitheliale Verbindungsbrücken			Noch keine so starke Absetzung von der Leiste		Erster Vorwuchs der Zahnleiste überall vorhanden, bei den Frontzähnen länger als bei den Prämolaren					Knospenform		
		Vorn an der Zahnleiste Beginn der Resorption. Ihr freier Rand bildet nach wie vor eine Wellenlinie. Die Erhöhungen derselben liegen hinter den Milchzahnanlagen												
16,7 cm	5	Zahnscherbchen vorhanden			Zahnscherbchen nur auf mesialem Höcker							Kappenform		
					fast völlig von der Leiste abgesetzt									
21,0 cm	6			Zahnscherbchen vorhanden			Kappenform		Knospenform					
		Zahnleiste an den Frontzähnen stark, an den Molaren schwach resorbiert												
24,5 cm	7				Zahnscherbchen auf allen Höckern		Anlage des Zahnsäckchens					Keim schon gut entwickelt und von der Leiste abgesetzt		
28,4 cm	8				Die einzelnen Scherbchen beginnen zu verschmelzen	Zahnscherbchen nur auf mesialen Höckern								
					Zahnleiste stark resorbiert									
33,6 cm	10 Neugeborenes	Krone fast fertig	Krone halb fertig			Die Zahnscherbchen sind verschmolz. zur Kaufläche				Knospenform		Mesial ein Zahnscherbchen		
3 Monate		Krone vollendet		Krone noch in Bildung			Zahnscherbchen							
6 Monate		Durchbruch		Krone halb fertig	Krone fast fertig			Zahnscherbchen						
9 Monate			Im Durchbruch		Krone fertig	Krone halb fertig			Zahnscherbchen		Knospenform		Knospenform	

1 Jahr			Krone fertig	Durchbruch					Kappenform		Zahnscherbchen verschmolzen	Kappenform	
1½ Jahre			Durchbruch							Kappenform			
2 Jahre		Zahn ganz fertig			Durchbruch						Krone halb fertig		
2½ Jahre	Zahn ganz fertig					Krone halb fertig			Zahnscherbchen			Zahnscherbchen	
3 Jahre			Zahn ganz fertig				Krone halb fertig			Zahnscherbchen			
4 Jahre	Beginn der Resorption				Zahn ganz fertig	Krone fertig		Krone halb fertig			Krone fertig		Knospenform
5 Jahre		Beginn der Resorption					Krone fertig		Krone halb fertig			Krone halb fertig	Kappenform
6 Jahre	Ausfall			Beginn der Resorption		Durchbruch		Krone fertig		Krone halb fertig	Durchbruch		
7 Jahre		Ausfall			Beginn der Resorption		Durchbruch		Krone fertig				
8 Jahre			Beginn der Resorption							Krone fertig		Krone fertig	Zahnscherbchen
9 Jahre											Zahn ganz fertig		
10 Jahre				Ausfall		Zahn ganz fertig			Durchbruch				
11 Jahre			Ausfall		Ausfall			Durchbruch		Durchbruch			
12 Jahre												Durchbruch	Krone halb fertig
13 Jahre									Zahn ganz fertig				
14 Jahre								Zahn ganz fertig		Zahn ganz fertig			Krone fertig
15 Jahre												Zahn ganz fertig	
16 Jahre													
17 Jahre													
18 Jahre													Durchbruch

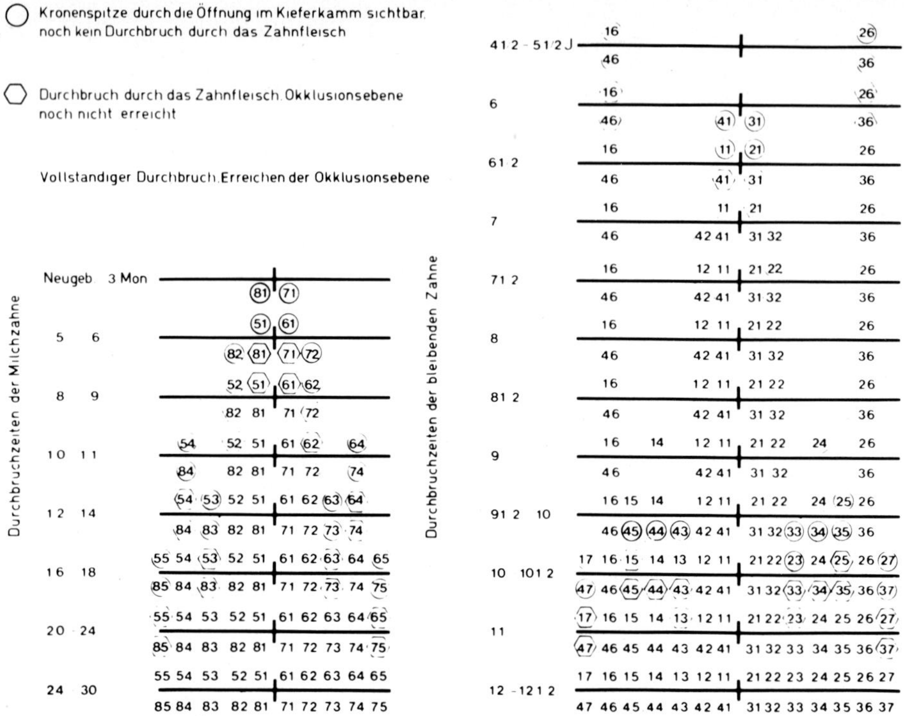

Abb. 9.0 — 2: Darstellung der Wanderungszeiten der Zähne aus dem Kieferknochen bis zum Erreichen des Gegenzahnes in Höhe der Okklusionsebene (nach SCHRANZ [1959]).

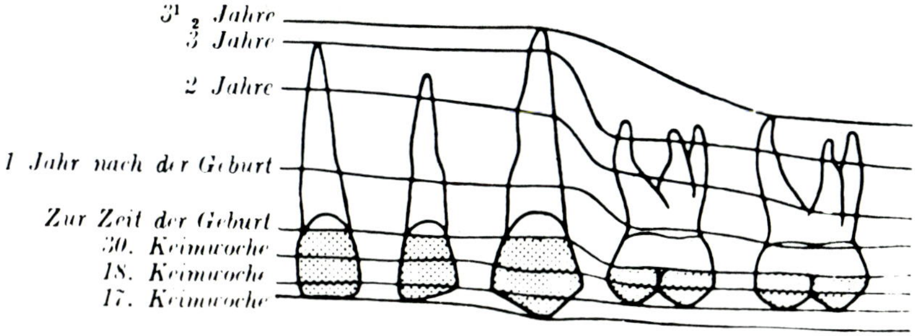

Abb. 9.0 — 3: Zeiten der Milchzahnverkalkung, der gepunktete Abschnitt ist zur Zeit der Geburt verkalkt (nach PIERCE u. RAUBER-KOPSCH aus HÄUPL [1953]).

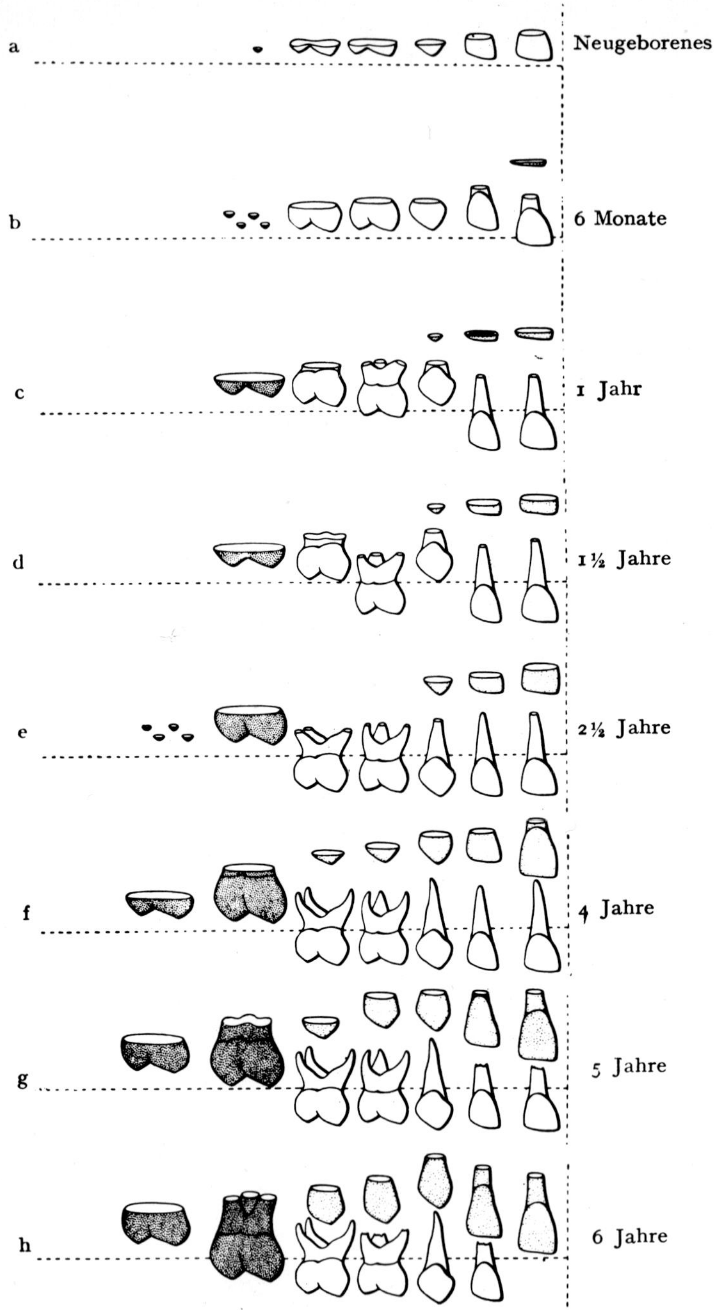
a
Neugeborenes
b
6 Monate
c
1 Jahr
d
1½ Jahre
e
2½ Jahre
f
4 Jahre
g
5 Jahre
h
6 Jahre

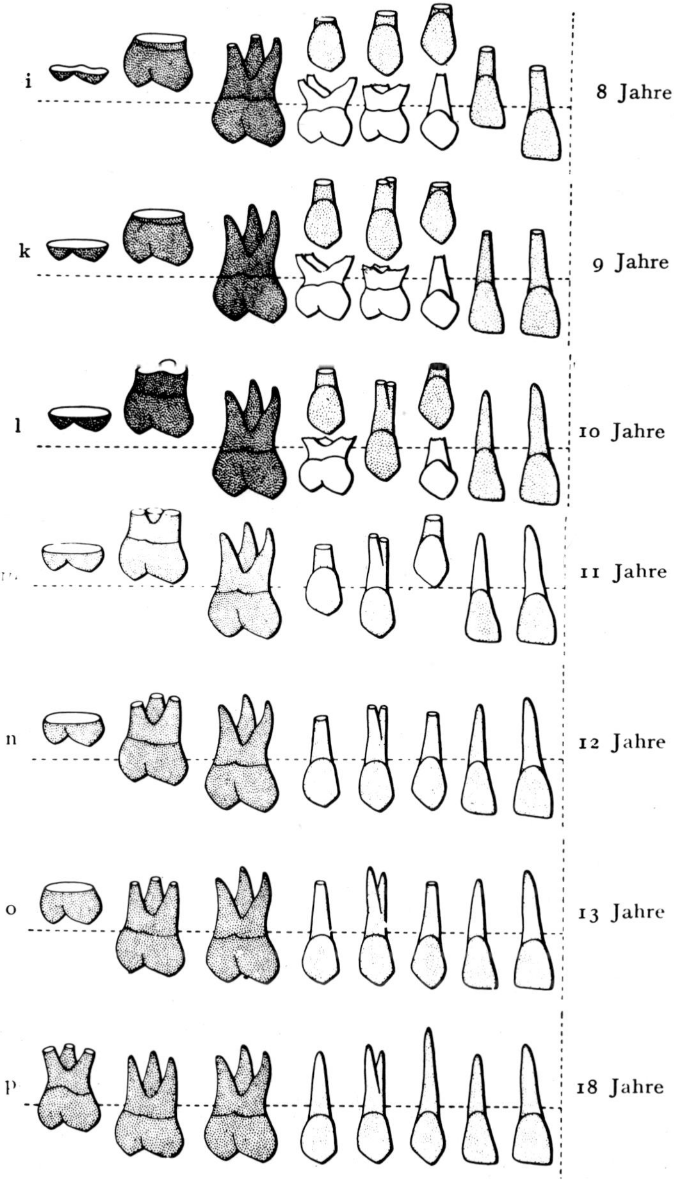

Abb- 9.0—4: Schematische Darstellung der Entwicklung und des Durchbruchs der Zähne. Hell: Milchzähne, dunkel: bleibende Zähne (nach SCHOUR und MASSLER).

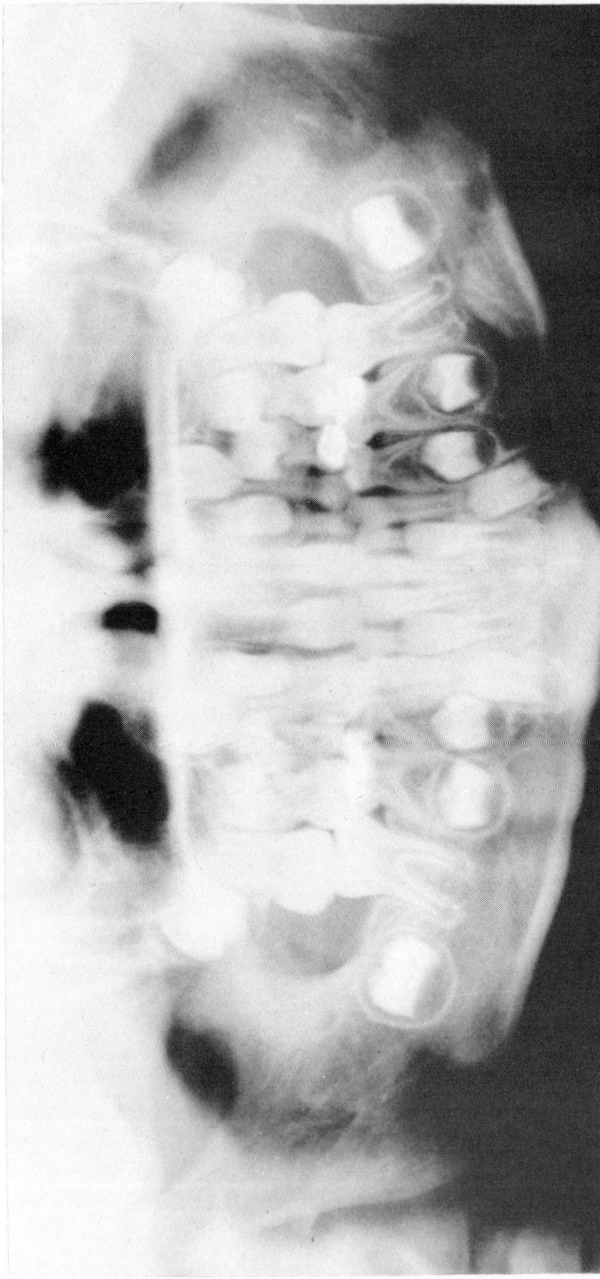

Abb. 9.0 — 5: Röntgenologische Darstellung des Gebisses im Alter von 7 Jahren.

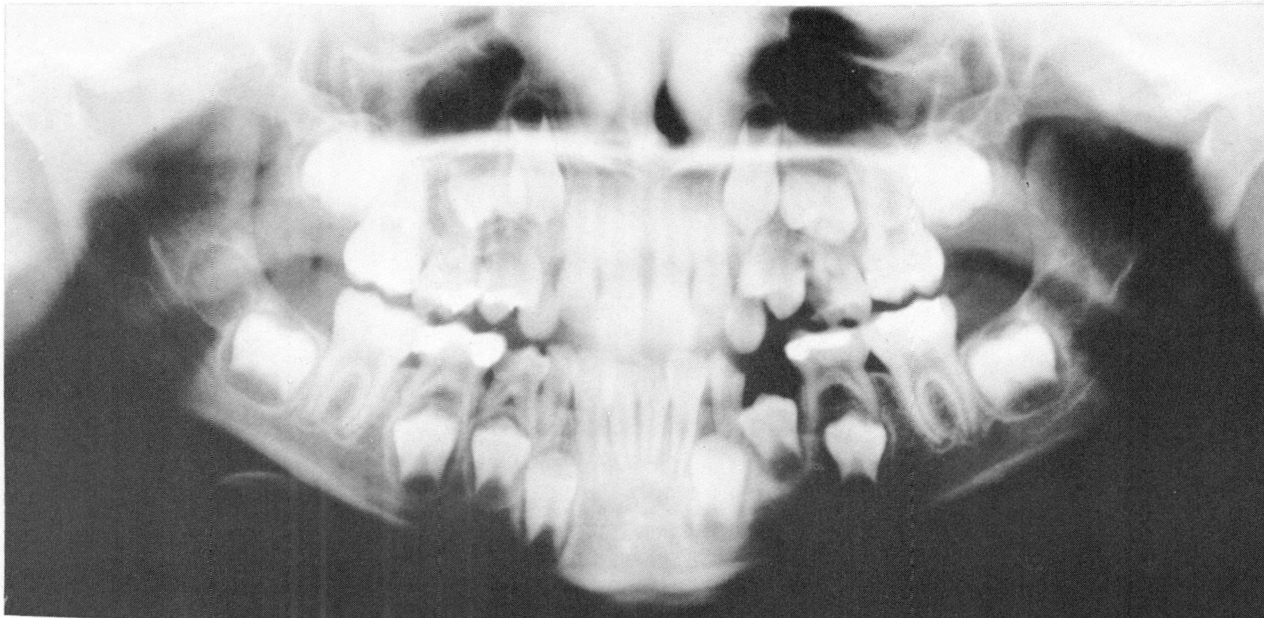

Abb. 9.0 — 6: Röntgenologische Darstellung des Gebisses im Alter von 8 Jahren.

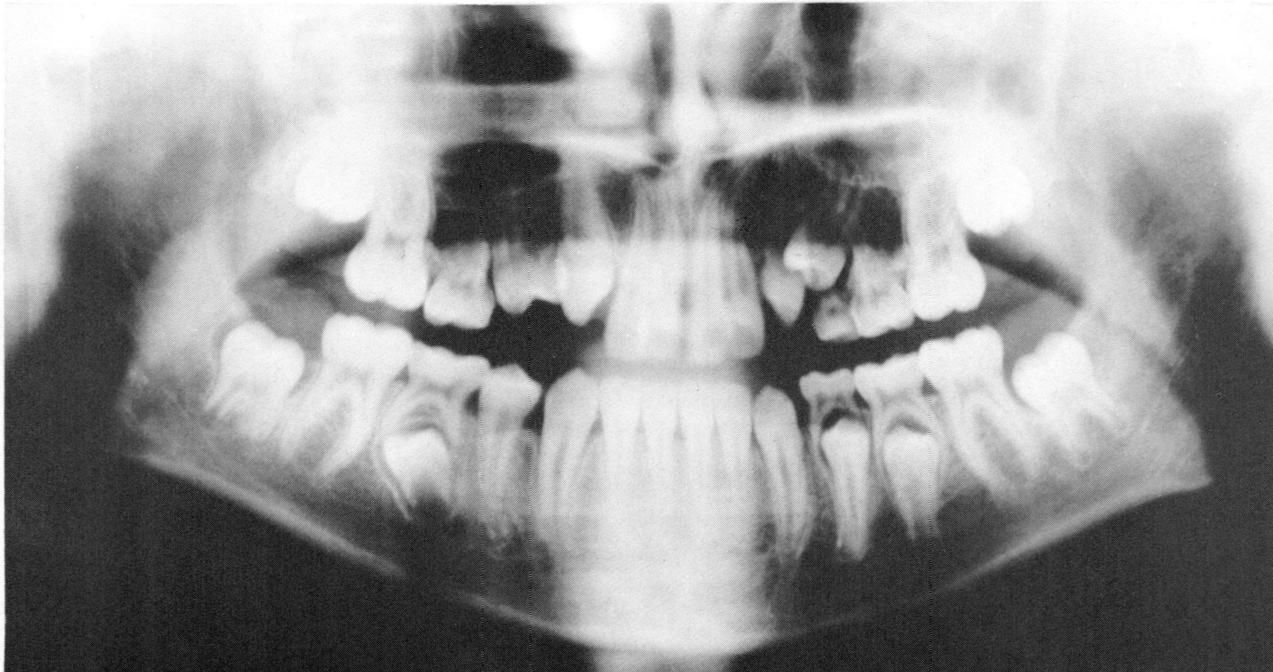

Abb. 9.0 — 7: Röntgenologische Darstellung des Gebisses im Alter von 11 Jahren.

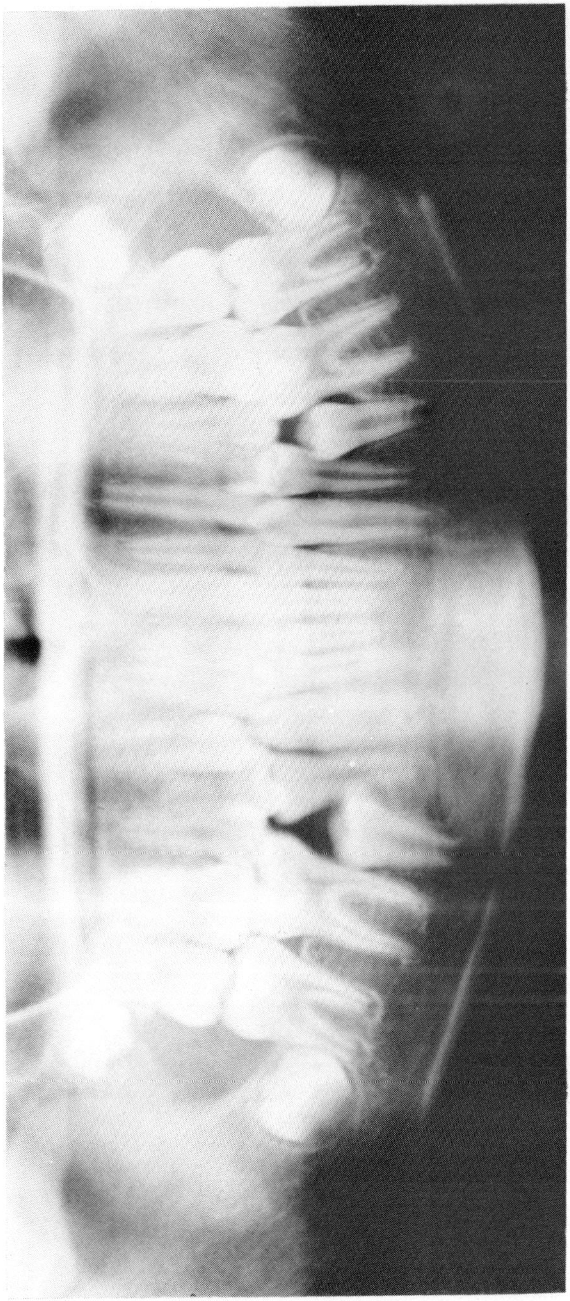

Abb. 9.0 — 8: Röntgenologische Darstellung des Gebisses im Alter von 13 Jahren.

10.0 Altersbestimmung bei Feten

Neben einer Altersdiagnose bei Erwachsenen, Jugendlichen und Kindern kommt auch der Altersbestimmung menschlicher Früchte eine erhebliche gerichtsmedizinische Bedeutung zu.

Die Bestimmungsmethoden unterscheiden sich wiederum von denen der postnatalen Periode.

Körpergröße und Gewicht menschlicher Feten sind geeignet, das Alter einer Frucht zu bestimmen. Während das Gewicht in großen Grenzen schwankt, kann die Körperlänge oder auch eine Teillänge herangezogen werden, um brauchbare Resultate zu erzielen.

Schwierigkeiten bei der Feststellung von Größe und Gewicht treten dann auf, wenn die Feten längere Zeit der Fäulnis ausgesetzt waren. Dies kann bei Lagerung in der Erde, im Wasser oder im Freien eintreten, ebenso bei starker Hitzeeinwirkung. Trocknung, Verkohlung und Calcinierung führen u. a. bei fetalen Röhrenknochen zu einer Längenschrumpfung. Der Umfang der Änderung steht umgekehrt proportional zum Reifegrad der Frucht. Nach Calcination einer reifen Frucht können die Verkürzungen bis 9,6 %, bei einer Frucht im 4. — 5. Monat 27 % betragen *(Muller* [1938], *Schrader* [1938], *Petersohn* u. *Köhler* [1965]).

Auch der Kindesmord und der kriminelle Abort mit Leichezerstückelung können bei der Körpergrößenrekonstruktion Schwierigkeiten mit sich bringen.

Die fehlenden Weichteile, der Verlust der knorpeligen Skelettanteile oder der Zerfall in einzelne Knochen gestatten es dann nicht, die beiden Meßgrößen zu bestimmen.

Je weniger Knochen vorhanden sind, umso schwieriger werden die rekonstruktiven Überlegungen.

Bereits im vergangenen Jahrhundert sind die ersten Versuche unternommen worden, die Körperlänge der Feten — und damit ihr annäherndes Alter — auf der Grundlage von Meßdaten einzelner Knochen zu bestimmen. Das hauptsächliche Interesse galt den Röhrenknochen (Humerus, Ulna, Radius, Femur, Tibia, Fibula) sowie einigen längeren und flachen Knochen *Landois* [1869], *Langer* [1872], *Toldt* [1879], *Toldt* [1882], *Zan-*

gemeister [1911], *Zangemeister* [1912], *Camerer* [1912], *Pfaundler* [1916], *Zangemeister* [1917], *Balthazard* u. *Dervieux* [1921], *Robb* u. *Clarke* [1934], *Szasz* [1938], *Siebert* [1941], *Boyd* [1941], *Saettele* [1951], *Olivier* u. *Pineau* [1960], *Fazekas* u. *Kosa* [1965].

Die Bemühungen der einzelnen Untersucher, eine verläßliche Körperlänge anhand der Messung einzelner Knochen angeben zu können, lassen sich in zwei Gruppen unterteilen.

Die anfänglichen Untersuchungen *(Langer* [1872], *Balthazard* u. *Dervieux* [1921]) erzielten ihre Ergebnisse dadurch, daß sie die Länge der Diaphysen der einzelnen untersuchten Röhrenknochen mit einer von ihnen angegebenen Verhältniszahl multiplizierten und dann die Körperlänge des Feten errechneten. Wie Nachuntersuchungen zeigten *(Saettle* [1951]), bleiben diese Werte um etwa 1 bis 2 cm hinter der realen Körperlänge zurück.

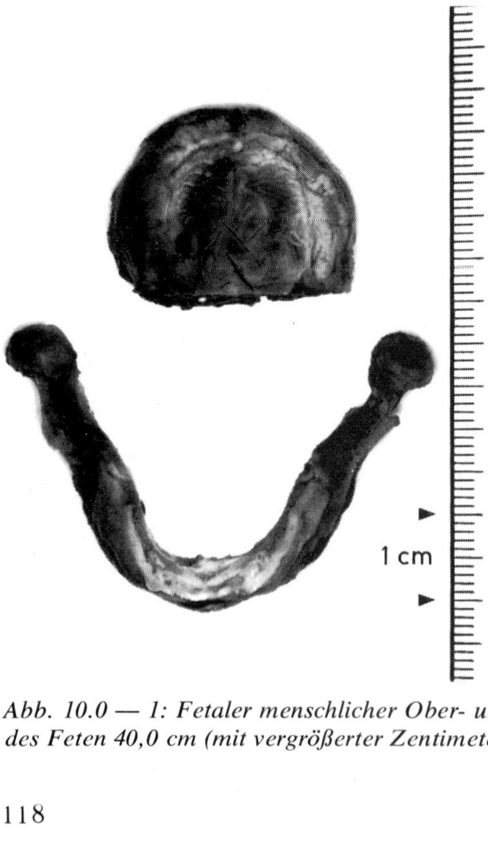

Abb. 10.0 — 1: Fetaler menschlicher Ober- und Unterkiefer, Scheitel-Fersenlänge des Feten 40,0 cm (mit vergrößerter Zentimeterskala).

Wesentlich genauere Ergebnisse ergaben sich durch die Anwendung mathematisch-statistischer Methoden *(Olivier* u. *Pineau* [1958, 1960], und *Fazekas* u. *Kosa* [1965]).

Für die gerichtsmedizinische Praxis sind diese Verfahren relativ kompliziert. Im Rahmen der forensischen Odonto-Stomatologie richtet sich das Interesse auf die Gesichtsknochen des Oberkiefers, des Jochbeins und des Unterkiefers, da hierdurch eine einfache Bestimmung der Körperlänge eines unbekannten Feten möglich ist *(Reinke* [1977], *Müller* [1978]). (Abb. 10.0—1)

10.1 Anthropometrische Messungen

Die Hilfsmittel zu Bestimmung der Meßstrecken sind einfach.

Mit einem Stechzirkel werden von definierten Knochen- und Weichteilpunkten die Strecken abgegriffen und an einem Maßstab mit genauer Millimeterskala die Entfernung bestimmt.

Bei gebogenen Meßstrecken oder Umfangsbestimmungen verwendet man zweckmäßigerweise einen Faden. Die Länge des Fadens von Meßpunkt zu Meßpunkt läßt sich als Meßstrecke leicht an einem Maßstab ablesen.

Stehen zur Auswertung vollständig erhaltene Feten zur Verfügung, so werden in jedem Fall aus Gründen der Kontrolle die Körperlänge (Schei-

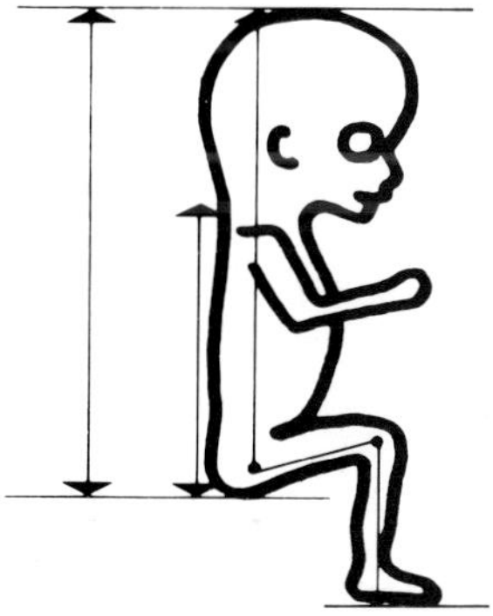

Abb. 10.1 — 1: Bestimmung der Körperlänge (Scheitel — Ferse) und Teilkörperlängen (Scheitel — Steiß, Hals — Steiß) bei Feten (nach REINKE [1977]).

tel — Ferse) oder Teilkörperlängen (Scheitel — Steiß, Hals — Steiß) ausgemessen. Zur Ermittlung der Körperlänge ist es angebracht, Teillängen zu messen und zu summieren.

Der Grund für dieses Vorgehen liegt darin, daß Feten infolge ihrer natürlichen Beugung in den großen Gelenken und der Wirbelsäule bei einer gewaltsamen Streckung falsche Meßwerte abgeben.

10.1.1 Oberkiefer

Am fetalen Oberkiefer lassen sich drei Meßstrecken ermitteln:

1. Oberkieferlänge
2. Oberkieferbreite
3. Oberkieferumfang

Oberkieferlänge und Oberkieferbreite zur Schätzung der Körperlänge eines Feten korrelieren nicht hinreichend eng miteinander, um brauchbare Ergebnisse allein aus diesen Meßstrecken zu gewinnen.

Wesentlich bessere Resultate liefert die Oberkieferumfangmessung (*Kirsch* [1955₁], *Reinke* [1977]).

Der Oberkieferumfang stellt ein Längenmaß dar, welches mit der Fadenmethode einfach erhoben werden kann.

Der Meßfaden wird in die äußere Umschlagfalte eingelegt, um den Oberkiefer herumgeführt und am dorsalen Rand des Pseudoalveolarwalles von der einen zur anderen Wallseite gespannt.

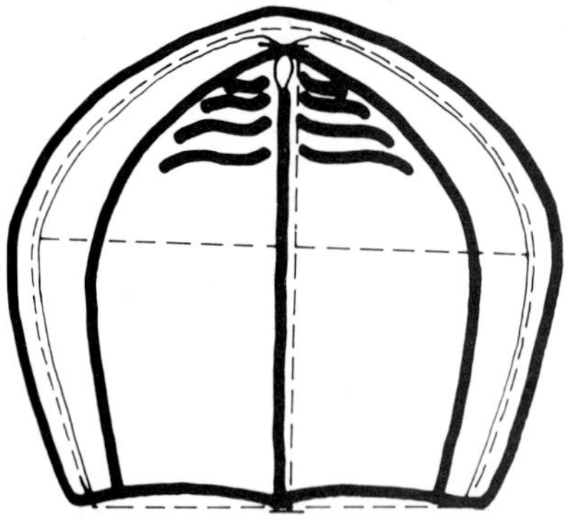

Abb. 10.1.1 — 1: Meßstrecken am fetalen Oberkiefer

Die graphische Darstellung der Beziehung „Scheitel-Fersen-Länge" und „Oberkieferumfang" geht aus der Abbildung 10.1.1—2 hervor.

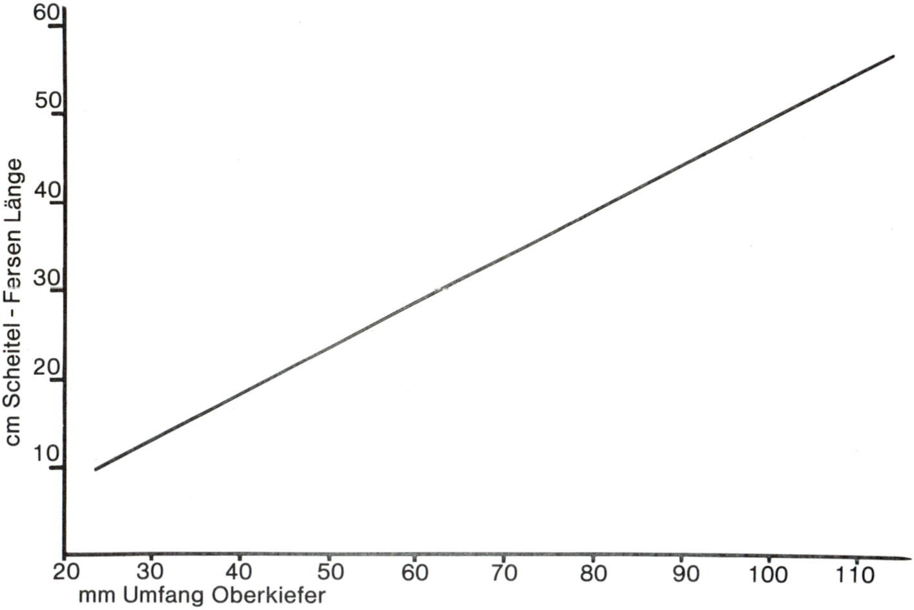

Abb. 10.1.1 — 2: Scheitel-Fersen-Länge gemessen in „cm", Oberkieferumfang gemessen in „mm", Standardabweichung s = ±3,9 cm (nach REINKE)

10.1.2 Jochbein

Zur Bestimmung der Jochbeinlänge muß zuvor das Periost abpräpariert werden. Der eine Meßpunkt stellt die Spitze des Processus marginalis, der andere die längste Knochenzacke des Processus temporalis dar.

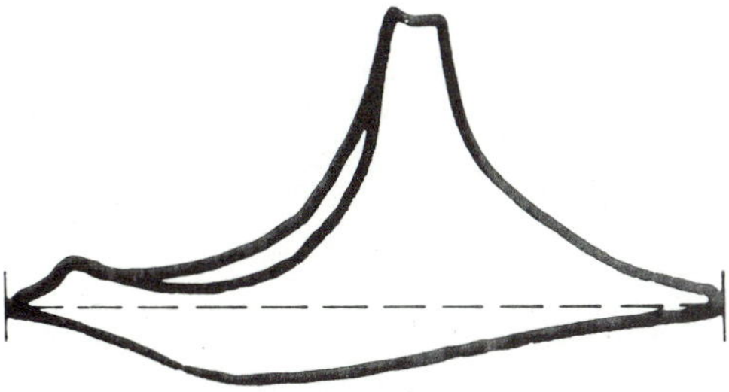

Abb. 10.1.2 — 1: Meßstrecke am Jochbein

Wie die graphische Darstellung (Abb. 10.1.2—2) erkennen läßt, ist die Auswertung der Jochbeinlänge weniger zur Körpergrößenschätzung von Feten geeignet, als die Oberkieferumfangmessung. Die Standardabweichung beträgt hier immerhin s = ± 5,0 cm.

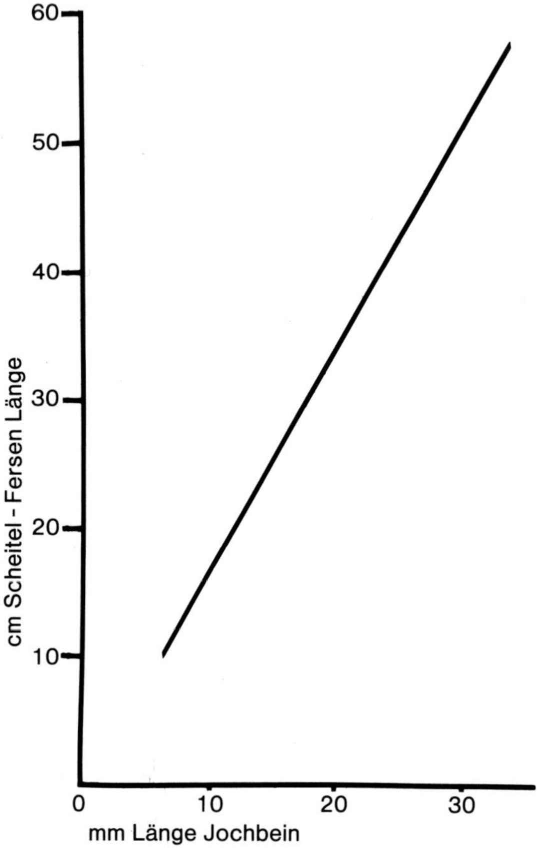

Abb. 10.1.2 — 2: Scheitel-Fersen-Länge gemessen in ,,cm", Jochbeinlänge gemessen in ,,mm", Standardabweichung s = ± 5,0 cm (nach REINKE)

10.1.3 Unterkiefer

Von den zahlreichen Meßstrecken am Unterkiefer hat sich die Bestimmung der Sehnenlänge zwischen Kiefergelenkköpfchen und Unterkiefermitte als besonders brauchbar erwiesen (*Szasz* [1938], *Kirsch* [1955], *Müller* [1977]).

Mit dem Stechzirkel wird die Entfernung zwischen dem Schnittpunkt der Sutura mediana mit der kaudal am Kinn verlaufenden Knorpel- (Knochen-) Leiste und der dorsolateralen Begrenzung des Kiefergelenkköpfchens als Sehne abgegriffen.

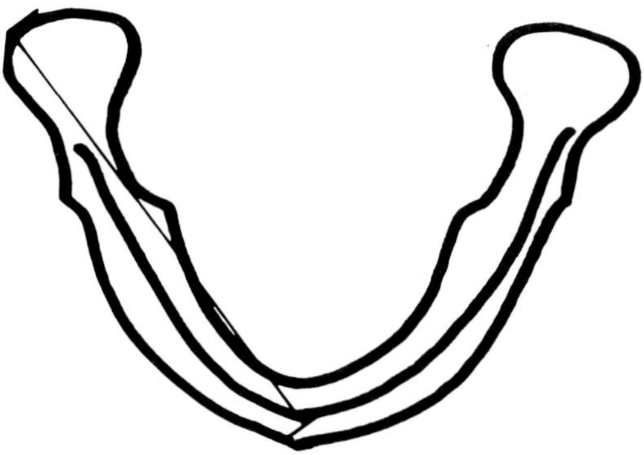

Abb. 10.1.3 — 1: Meßstrecke: Sehne zwischen Kiefergelenkköpfchen und Unterkiefermitte

Betrachtet man die Steigung der Geraden in der nachfolgenden Abbildung 10.1.3—2, so fällt auf, daß etwa gleiche Abszissenwerte gleichen Ordinatenwerten entsprechen.

Diese Proportionalität war schon seit längerer Zeit bekannt (*Szasz* [1938]).

Es gilt die Faustregel:

„Die Sehnenlänge in Millimetern gemessen ergibt die Körperlänge des Feten in Zentimetern".

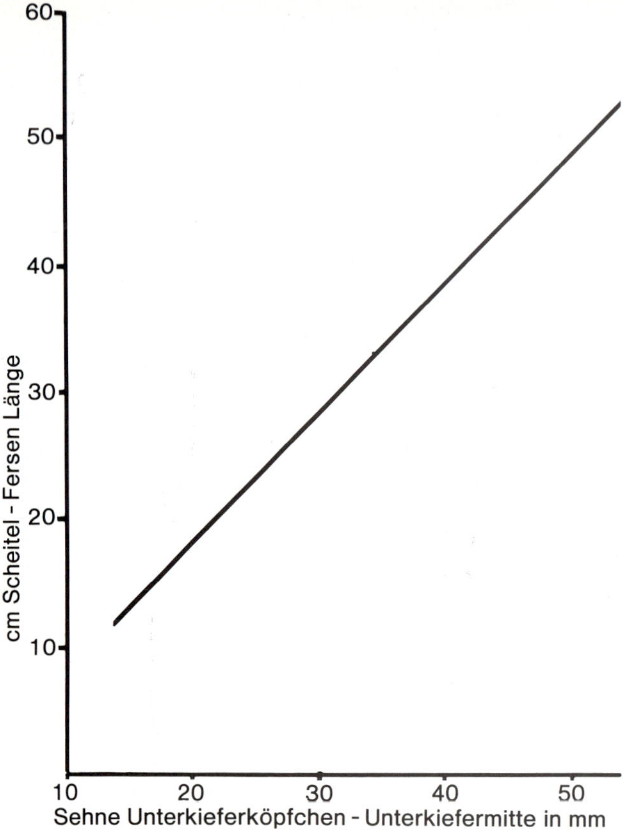

Abb. 10.1.3 — 2: Sehnenlänge gemessen in „mm", Scheitel-Fersen-Länge gemessen in „cm", Sandardabweichung s = ± 3,1 cm (nach MÜLLER)

10.2 Röntgenologische Darstellung des fetalen Ober- und Unterkiefers

Die isolierten Kieferknochen lassen sich teilweise exakter ausmessen, wenn sie röntgenologisch dargestellt worden sind *(Kirsch* [1955₂], *Platt* [1977], *Metzger* [1977]).

Eine zeitraubende Präparation zur Kennzeichnung der Meßpunkte entfällt, der Aufwand zur Anfertigung eines Röntgenbildes läßt sich aber nicht umgehen.

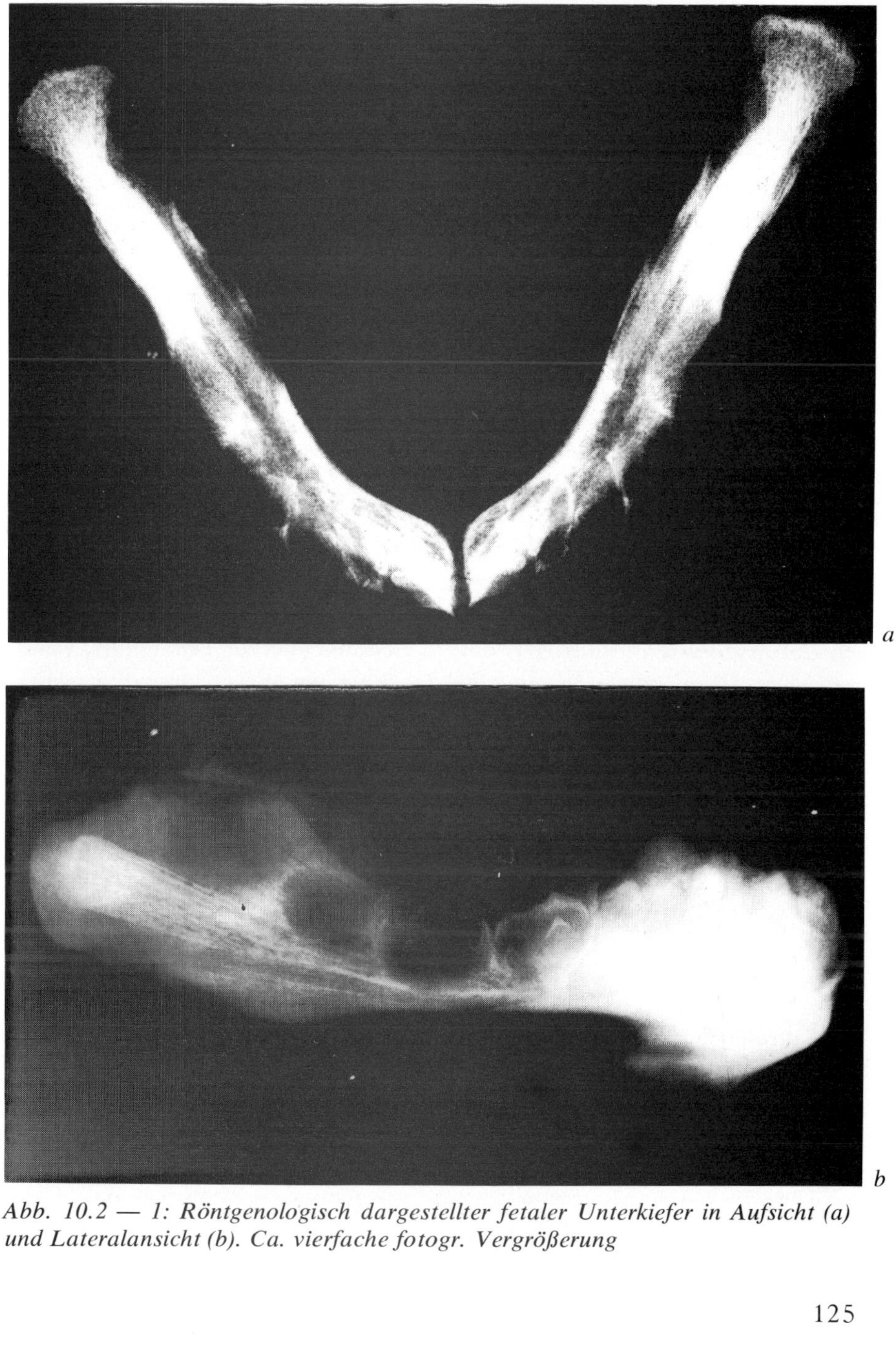

Abb. 10.2 — 1: Röntgenologisch dargestellter fetaler Unterkiefer in Aufsicht (a) und Lateralansicht (b). Ca. vierfache fotogr. Vergrößerung

Bei der Aufnahmetechnik ist zu beachten, daß keinerlei Verzerrungen zustandekommen. Diese gewünschte Maßstabstreue wird dadurch erreicht, daß das Kieferpräparat plan auf den Röntgenfilm gelegt wird. Der Fokus-Film-Abstand soll dann wenigstens 30 bis 40 cm betragen, um einen annähernd parallelen Strahlengang zu erzeugen.

Die Methode der röntgenologischen Darstellung hat grundsätzlich den Vorteil der objektiven Dokumentation.

Ein weiterer Vorzug bietet sich durch die Auswertung bereits röntgenologisch sichtbar vorhandener Zahnkeime. Der Grad der Ausbildung kann dann mit den Angaben der Tabelle 9.0—1 verglichen werden, um zu einer Alterdiagnose zu kommen.

10.3 Feingewebliche Darstellung des fetalen Ober- und Unterkiefers

Die exakteste Methode zur Bestimmung des fetalen Alters erzielt man durch die feingewebliche Auswertung von Präparaten. Nach Formalin-Fixierung und Paraffin-Einbettung schneidet man die horizontalen Unterkieferäste, je nach Ausbildung der Rundung, in einen oder in mehreren Längsschnitten in der Art, daß die Zahnkeime zur Darstellung kommen. Das Oberkieferpräparat wird in ähnlicher Weise bearbeitet. Hier sind mehrere Schnitte notwendig (Frontbereich, Seitenbereich rechts und links). Zur Färbung der Schnitte ist die Hämatoxylin-Eosin-Färbung ausreichend.

Die mikroskopisch gewonnenen Befunde kann man mit den Angaben der Tabelle 9.0—1 vergleichen und dann das Fetalalter exakt bestimmen.

10.4 Wertigkeit der Methoden

Methode	Hilfsmittel	Zeitaufwand	Ergebnis
1. Anthropometrie	Faden Stechzirkel Maßstab	gering	befriedigend
2. Röntgenbild	Röntgengerät Entwickler	mäßig	hinreichend genau
3. Feingewebliche Untersuchung	Präparat Mikroskop	hoch	sehr genau

11.0 Dentoserologie

Blutgruppenforschung am Zahngewebe sollte mit der Bezeichnung „Dentoserologie" belegt werden. Zwei Gewebearten am Zahn unterscheiden sich markant voneinander. Es handelt sich um die Zahnhartgewebe Schmelz, Dentin und Zement sowie um das lockere gefäß- und nervenreiche Pulpengewebe (Zahnmark). Feingewebliche Präparate (Abb. 11.0—1) zeigen deutlich den unterschiedlichen Gewebebau.

Die forensische Odontologie kennt heute mehrere Methoden zur Bestimmung der ABO-Blutgruppensubstanzen in den Zahnhartgeweben und in der Pulpa. Darüber hinaus lassen sich die Phänotypen der Isoenzymsysteme Phosphoglucomutase (PGM) Adenylatkinase (AK) Adenosin-Desaminase (ADA) und 6-Phosphoglucolatdehydrogenase (6-PGD) am Pulpengewebe bestimmen.

Kreher (1937) führte in Absorptionsversuchen erste Untersuchungen zum Nachweis von Gruppenantigenen an menschlichen Zähnen durch. Die Ergebnisse waren wegen einer hohen Unspezifität von geringem Aussagewert.

Auch *Suzuki* (1957) konnte keine eindeutigen Resultate vorlegen. Nach Entkalken der Hartgewebe durch Elektrodiffusion führte er Agglutinationshemmversuche durch.

Ivor et al. (1957) und *Benciolini* und *Marin* (1964) haben unter Anwendung der Mischagglutinationstechnik ebenfalls keine überzeugenden Ergebnisse vorlegen können. Während *Abatuba* (1959) aus einer Titersenkung bei Absorptionsversuchen auf Gruppenantigene an Zahngeweben hinweisen konnte, kamen *Krämer* et al. (1962) zu keiner spezifischen Titersenkung. Erst *Scheibe* et al. (1961) erhielten eindeutig positive und zutreffende Befunde mit Kochextrakten von pulverisiertem Leichenzahnmaterial bei Ausscheidern unter Anwendung von Agglutinationshemmversuchen.

Nachdem eine neue Technik, das Absorptions-Elutions-Verfahren bei der Gruppeantigenbestimmung an Haaren zu brauchbaren Ergebnissen geführt hatte, sind mit dieser Technik erneut Versuche an Zähnen durchgeführt worden (*Heifer* und *Sadigh* [1969], *Takata* et al. [1971$_1$] *Takata* et al. [1971$_1$], *Takata* [1973], *Takata* et al. [1974]). Insbesondere nach

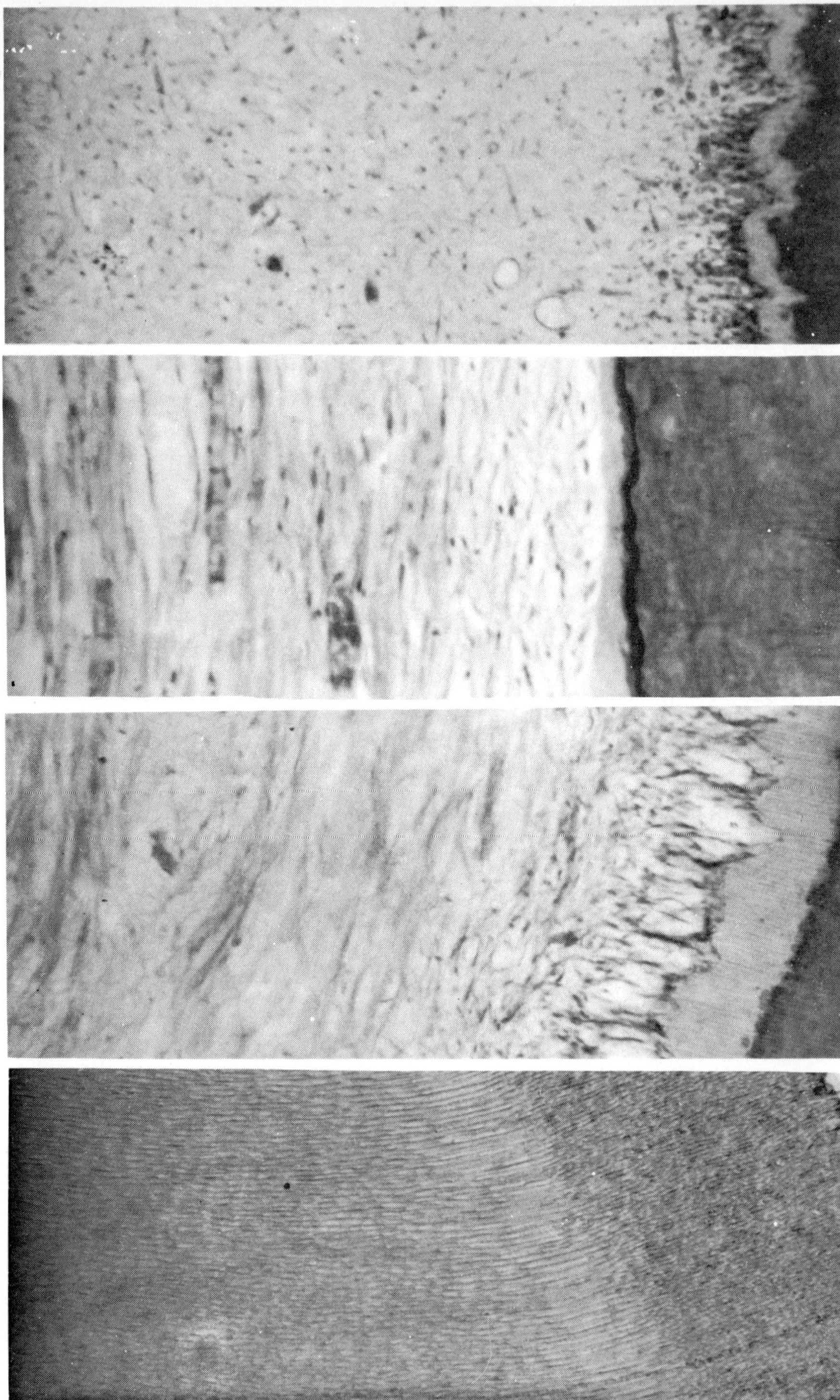

a

b

c

d

◀ *Abb. 11.0 — 1: a—c: Pulpengewebe unterschiedlicher Anordnung (Formol, Paraffin, HE, Vergrößerung ca. 400fach)*
d: Dentingewebe (Entkalkung, Formol, Paraffin, van Gieson, Vergrößerung ca. 200fach).

den Ergebnissen von *Heifer* und *Sadigh* (1969) lassen sich grundsätzlich mit der Absorptions-Elutions-Methode im menschlichen Dentin die Gruppenantigene A + B nachweisen. Entscheidend für sichere Ergebnisse sind angewendetes Verfahren und Art der Durchführung. Nachdem der Nachweis der Gruppensubstanzen im Zahn gelungen ist, galt die nächste Frage der Klärung der Lokalisation der Blutgruppensubstanzen in den verschiedenen Zahngeweben.

11.1 Verteilung der Blutgruppensubstanzen in Zahngeweben

Suyama und *Imai* (1975) haben nach einer modifizierten Technik von *Yada* (1962) (Absorptions-Elutions-Versuche) das Verteilungsmuster angegeben.

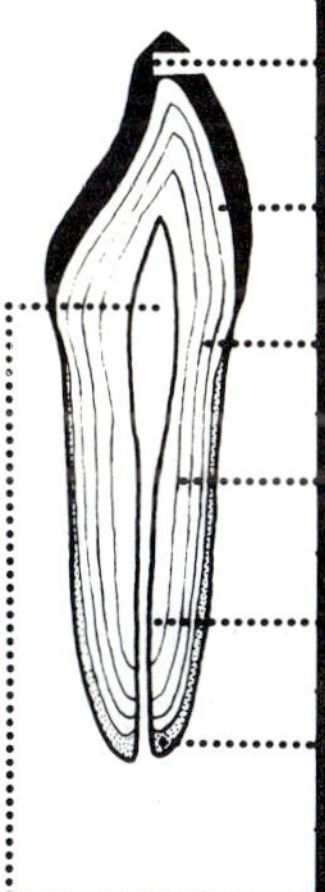

Gewebeanteil	Agglutination				
	–	±	+	++	+++
Schmelz	–				
äusseres Dentin	–	±	+		
mittleres Dentin	–	±	+	++	
inneres Dentin		±	+	++	
paracavales Dentin			+	++	+++
Zement	–		+	++	
Pulpa				++	+++

Abb. 11.1—1: Verteilung der ABO-Blutgruppensubstanz im Zahngewebe nach SUYAMA und IMAI.

Demnach liegt ein Gefälle von der Pulpa zum Schmelz vor:

Im Schmelz findet keine Agglutination statt. Von den äußeren zu den inneren Dentinanteilen nimmt sie zu, während optimale Agglutination am Pulpengewebe zu beobachten ist. Zement liegt in der Bewertung zwischen Dentin- und Pulpengewebe. Dieses Gefälle gilt für die Gruppen A und B gleichermaßen. Nicht geklärt ist die Frage, ob die Antigene in der Dentinsubstanz selbst, im Dentinliquor oder in den Tomes'schen Fasern (Fortsätze der Odontoblasten in den Dentinkanälchen) lokalisiert sind.

11.2 Nachweismethode der ABO-Blutgruppensubstanzen in Zahnhartgeweben

Absorption-Elutions-Verfahren (Methode nach *Heifer* und *Sadigh* [1969]):

1. Die extrahierten Zähne werden in kaltem Waser von Blut und Speichel gereinigt. Anschließend entfernt man mit einem scharfkantigen Instrument Gewebereste, Zahnstein und Beläge.
2. Mit einem Meißel werden die Zähne innerhalb der Längsachse gespalten und die Pulpa mit einer Extirpationsnadel entfernt.
   Sollen von verschiedenen Zahnhartgeweben bestimmte Gewebeanteile gezielt untersucht werden, so stellt man 1 mm starke Zahnschliffe her und trennt die einzelnen Zonen ab.
3. Ca. 0,05 g Zahngewebepulver werden mit einem sterilen Rosenbohrer aus dem Gewebe gebohrt und jeweils in vier sterile silikonisierte Glasröhrchen (Doppelansatz) gegeben.
4. Zur Absorption der Antikörper gibt man in je zwei Teströhrchen Anti-A- oder Anti-B-Serum (Titer: 1:128/256) und inkubiert bei 37° Celsius für drei bis vier Stunden.
5. Nach dieser Phase wird das Antiserum abgesaugt und die Probe mehrmals mit eiskalter physiologischer Kochsalzlösung gewaschen.
6. Nun werden vier Tropfen physiologischer Kochsalzlösung hinzugegeben. Zur Elution der Antikörper wird dann die Probe für 15 Minuten in ein Wasserbad von 50° bis 55° Celsius gestellt.
7. Anschließend werden dem Eluat je 1 Tropfen einer 0,2 %igen Aufschwemmung von homologen Testerythrozyten der Blutgruppen A

und B hinzugefügt. Der Ansatz wird eine halbe Stunde bei Zimmertemperatur stehengelassen, 5 Minuten bei 500 Umdrehungen pro Minute zentrifugiert, kräftig geschüttelt und unter dem Mikroskop auf das Fehlen oder Vorliegen von Agglutinationen untersucht.

11.3 Nachweismethode der ABO-Blutgruppensubstanzen in der Pulpa

Zum Nachweis wird ein Agglutinationsverfahren nach *Coombs* und *Dodd* (1961) modifiziert nach *Fiori* (1961) verwendet:

1. Äußere Säuberung des Zahnes und Längsspaltung mit einem Meißel. Entnahme der Pulpa mit Hilfe einer Extirpationsnadel.
2. Mit einem Wattepelett wird die Pulpa betupft, bis ausreichend Blut oder Gewebsflüssigkeit in der Watte haftet.
3. Nach dem Antrocknen der Flüssigkeit wird die Watte zerzupft und auf drei Objektträger verteilt. Zu den Proben gibt man jeweils Anti-A-, Anti-B- und Anti-H-Serum und inkubiert über 12 Stunden.

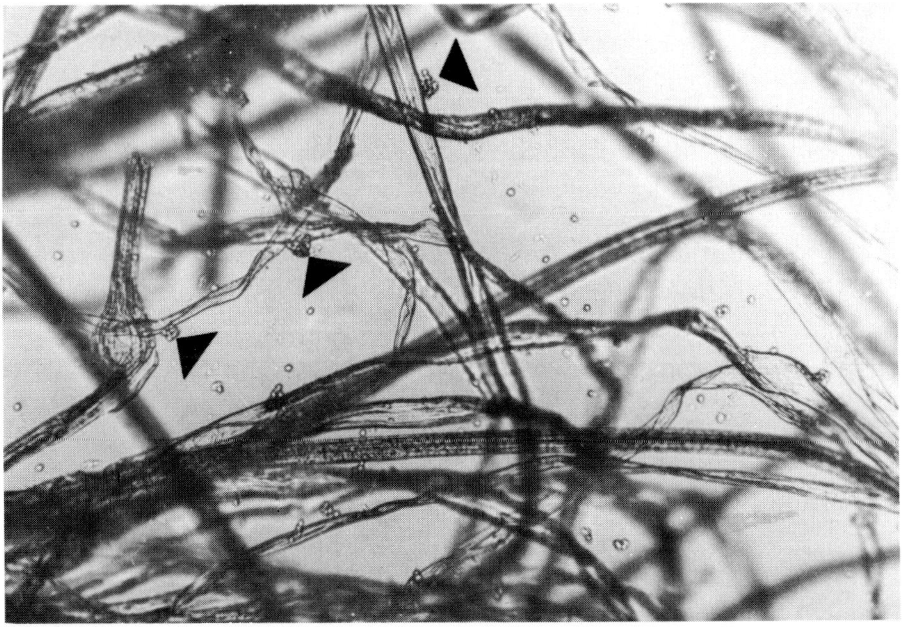

Abb. 11.3 — 1: Bei Pfeil Agglutinate an Fäden

4. Anschließend erfolgt Spülung der Objektträger mit physiologischer Kochsalzlösung. Abschließend werden die Objektträger mit einer 1:200 verdünnten Suspension der entsprechenden Erythrozyten beschickt.
5. Die Probe ist dann positiv, wenn direkt an den Wattefäden hängende Agglutinate beobachtet werden.

11.4 Enzymfaktoren der Pulpa-Erythrozyten

Während das ABO-System das wichtigste System zur Grobdifferenzierung darstellt, sind zur weiteren Unterscheidung seit Anfang der 60er Jahre Enzymfaktoren menschlicher Erythrozyten bestimmt worden.

Mit Hilfe der Stärkegel-Elektrophorese wurde das Vorhandensein genetisch determinierter Polymorphismen erforscht. Die wichtigsten vier erythrozytären Enzympolymorphismen sind die Phänotypen der Isoenzymsysteme Phosphoglucomutase (PGM), Adenylatkinase (AK), Adenosin-Desaminase (ADA) und 6-Phosphogluconatdehydrogenase (6-PGD).

Alle vier Enzyme lassen sich an der menschlichen Pulpa bestimmen (*Petersen* und *Heide* [1974]).

Die Kenntnis des Nachweises anhand der Zahnpulpa zum Zweck der Identifikation bietet große Vorteile. Der stabile Zahnhartgewebemantel schützt das Pulpengewebe gegen schnellen Zerfall. Die Bestimmung des ABO-Systems gelingt noch nach Monaten, wenn die Fäulnis bereits zur fast vollständigen Skelettierung der Leiche geführt hat.

Ein weiterer Vorteil liegt darin, daß die Methode mit kleinen Pulpenmengen auskommt.

5 mg, das entspricht etwa dem Pulpengewicht eines Prämolaren, sind ausreichend. Die Bestimmung der Isoenzyme bedeutet spurenkundlichen Aufwand. Der simultane Nachweis von vier Enzympolymorphismen in einem Stärkeblock ist jedoch möglich, so daß rationeller gearbeitet werden kann.

11.5 Bewertung

Eine dentoserologische Identifikation ist von der Methode her möglich. Insgesamt sind fünf genetische Merkmale (ABO, ADA, AK, PGM, PGD) in der menschlichen Pulpa nachweisbar. Wegen der geschützten Lokalisation der Zahnpulpa im Zahnbein kommt der Nachweismethode bei länger gelagerten Leichen Bedeutung zu. Das Ergebnis einer Bestimmung der Gruppen-Antigene und Isoenzyme am Einzelzahn darf bei der Begutachtung nicht überbewertet werden. Wann immer es die Umstände zulassen, sollte sich die Untersuchung auf mehrere Zähne erstrekken.

12.0 Identitätsmarken der Mundhöhle

Außer den sichtbaren zahnärztlichen Behandlungsmaßnahmen insbesondere der konservierenden und prothetischen Zahnheilkunde gibt es eine große Reihe typischer Identitätsmarken der Mundhöhle die teilweise angeboren, erworben oder selbst beigebracht sind.

12.1 Angeborene Veränderungen

Zu dieser Gruppe charakteristischer Individualmarken der Mundhöhle gehören die Zahnstellungsanomalien, Formveränderungen der Zähne und Spaltbildungen im Bereich der Mundhöhle.

Die Zahnstellungsanomalien betreffen insbesondere die Zahnunterzahl, die Zahnüberzahl, das Diastema mediale, Zahnretentionen, Dystopie und Aberation von Zähnen. Die Unterzahl von Zähnen bezeichnet man als Hypodontie. Sie wird definiert als eine Nichtanlage weniger ganz bestimmter Zähne. Zur Epidemiologie der Zahnunterzahl im bleibenden Gebiß liegen die neusten Untersuchungen von *Gülzow* und *Peters* (1977) vor. Nach diesen Untersuchungen weisen 5,1 % der Probanden Zahnunterzahl auf. Mit 37,8 % waren am häufigsten die unteren zweiten Prämolaren, mit 29,0 % die oberen seitlichen Schneidezähne und mit 22,4 % die oberen zweiten Prämolaren nicht angelegt. Umfangreiche Litaraturangaben der Originalarbeit gestatten einen internationalen Überblick über Erhebungen zur Häufigkeit der Zahnunterzahl.

Eine massive Unterzahl von Zähnen bezeichnet man als Oligodontie. Die Anodontie ist eine Nichtanlage aller Milch- und bleibenden Zähne. Sie ist eine höchst seltene Anomalie und kann in Verbindung mit anderen Dysplasien einhergehen.

Eine Vermehrung der Zahnzahl bezeichnet man als Hyperodontie. Hierbei liegt eine Überproduktion der Zahnleiste vor. Die Schizodontie, die darauf beruht, daß sich die ursprüngliche Zahnanlage spaltet und die Synodontie bei der sich zwei Synergenten miteinander verschmelzen und ihre ursprüngliche Selbständigkeit aufgeben stellen die beiden Hauptgruppen dar. Die Spaltung der Zahnanlage ist jedoch oft unvollständig. Man spricht dann von einer Zwillingsbildung, von Verwachsungen oder

Verschmelzungen. Morphologische Erscheinungsformen der Hyperodontie sind Zapfenzähne, Höckerzähne oder Supplementärzähne.

Statistischen Angaben zufolge kommt die Anomalie überzähliger Zähne seltener vor, als die der Nichtanlage von Zähnen. *Bredy* und *Herrmann* (1961) fanden eine Hyperodontie in 3 %, *Moore* und *Hughes* (1964) in 2,7 % und *Stafne* (1972) in 0,91 % der untersuchten Fälle. Im Oberkiefer sind überzählige Zähne am häufigsten bei den Schneide- und Mahlzähnen zu finden. Im Unterkiefer weisen die Prämolaren am häufigsten eine Zahnüberzahl auf.

Eine weitere charakteristische Zahnstellungsanomalie ist das Diastema mediale. Hierunter versteht man eine isolierte Lückenbildung zwischen den mittleren Schneidezähnen des Ober- und Unterkiefers. Diese Lückenbildung kommt im vollbezahnten Gebiß nur äußerst selten im Unterkiefer vor *(Reichenbach* und *Brückl* [1971], *Lieb* [1973]). Beim Sprechen kann es infolge der Lückenstellung der oberen Schneidezähne zu Zischlautbildungen kommen *(Rosenthal* et al. [1963]). Wichtig ist auch der Hinweis, daß aufgrund von Zwillings- und Familienforschung es als gesichert gilt, daß das Diastema dominant vererbbar ist. Neben diesem echten Diastema gibt es noch eine unechte Lückenbildung beispielsweise aufgrund einer Anomalie der Zahnkeimstellung, als Extraktionsfolge, als Mißverständnis zwischen Zahn- und Kiefergröße oder durch eine Lutschprotrusion.

Sowohl das echte als auch das unechte Diastema stellen für ein Gebiß ein typisches Kennzeichen dar. Wegen seiner Lokalisation im Frontzahnbereich fällt es Mitmenschen gegenüber auf.

Bleiben Zähne innerhalb des Kieferknochens in annähernd richtiger Lage und Achsenrichtung über die physiologische Durchbruchszeit hinaus, so spricht man von einer Zahnretention. Abweichungen von der regelrechten Lage und Achsenrichtung eines nicht durchgebrochenen oder bereits durchgebrochenen Zahnes bezeichnet man als Dystopie. Ist ein Zahn oder Zahnkeim weit abgeirrt von seinem Platz und seiner Richtung, so liegt eine Verlagerung im Sinne einer Aberation oder Heterotopie vor.

Prinzipiell können alle Zähne des menschlichen Gebisses retiniert oder verlagert sein, jedoch sind am häufigsten die unteren Weisheitszähne und die oberen Eckzähne davon betroffen *(Pletka* [1978]). Eine Halbretention ist dadurch gekennzeichnet, daß ein Zahn nur mit einem kleinen Teil seiner Krone im Mund erscheint und ständig diese Stellung beibehält. Zu den angeborenen Veränderungen gehören auch die Formveränderungen an Zähnen. Grundlage hierfür sind die Krankheitsbilder der Rachitis und der congenitalen Syphilis. Erfreulicherweise sind diese Krankheiten in unseren Regionen sehr selten geworden. Bei der Identifizierung unbekannter Leichen, die ein hohes Lebensalter erreicht haben, können diese Identitätsmarken unter Umständen zu einer positiven Identifizierung führen.

Bei der rachitisch bedingten Formveränderung der Zähne kommt es zu typischen Hypoplasien des Zahnschmelzes. Es handelt sich um Grübchen, Krater oder Rillen, die horizontal im Schmelzmantel in Erscheinung treten *(Tugendreich* [1914], *Euler* [1942], *Meyer* [1958], *Wegener* [1963] und *Fessler* u. *Haunfelder* [1973]).

Auch die Kieferform kann nach schwerer Rachitis stark deformiert sein. Der Unterkiefer erfährt in der Sagittalen eine Verkürzung. Die Front ist abgeflacht *(Schmid-Gussenbauer'sche* Linie). Der pathologisch hohe, spitzwinklige oder abgerundete Gaumen wird bei Rachitis als ,,Gotischer Gaumen" beschrieben. Eine besondere typische Schädigung infolge einer rachitischen Erkrankung ist der echte offene Biß. Kennzeichnend für diese Anomalie ist ein großer Abstand zwischen Oberkiefer- und Unterkieferbasis.

Eine halbmondförmige Einkerbung der oberen mittleren Schneidezähne soll nach *Hutchinson* (zit. bei *Kranz* [1920]) ein typisches Kennzeichen einer connatalen Lues sein. Zusätzlich sollen die Zähne seitlich tonnenförmig ausgebuchtet sein. Spätstadien der Syphilis können in seltenen Fällen einen perforierten harten Gaumen, eine Sattelnase und radiär um die Lippen angeordnete Rhagaden und Narben aufweisen.

Eine letzte Gruppe von angeborenen Veränderungen im Bereich der Mundhöhle stellt die Gruppe der Lippen-Kiefer-Gaumenspalten dar. Diese Spaltbildungen sind in ihrer Form als Mißbildung Identitätsmarken höchster Signifikanz. Die erheblichen Fortschritte der moderen Kieferchirurgie haben es ermöglicht, diese Mißbildung operativ hervorragend zu beseitigen. Die Anwendung operativer Methoden geschieht in unseren Regionen bei nahezu jedem Spaltkind. Meistens handelt es sich um mehrere operative Eingriffe, nachdem das Spaltkind einen gewissen Entwicklungsgrad durchgemacht hat. Daraus ergibt sich, daß Spaltbildungen des Gesichtes in der unbehandelten Form heute nur noch vereinzelt anzutreffen sind. Dennoch kommt diesen Mißbildungen eine erhebliche

Bedeutung als Identifizierungsmerkmal zu, da auch nach operativem Verschluß geringe Narbenreste erhalten bleiben, die bei genauer Inspektion der äußeren Anteile des Mundes und der Mundhöhle erkannt werden können. Hat der betreffende Patient im Anschluß an das operative Verfahren keine spezielle Sprachschulung mitgemacht, so bleibt eine charakteristische Sprache bestehen. Bei diesen Fällen gilt es, durch Befragen von Personen, die den Toten gekannt haben könnten, Anhaltspunkte für einen besonderen Sprachcharakter zu erhalten. Diese Veränderungen treten jedoch nur dann in Erscheinung, wenn der Gaumen und das Gaumensegel von der Mißbildung betroffen sind *(Pletka* [1978]).

12.2 Erworbene Veränderungen

Zu dieser großen Gruppe von Identitätsmarken gehören die Berufsschäden. Es handelt sich um Krankheiten, die durch schädigende Einflüsse der Arbeit oder des Arbeitsmilieus hervorgerufen worden sind. Zu den mechanisch beruflich bedingten Schäden an Zähnen und an der Mundschleimhaut gehören nach *Parma* (1961) lokale Abrasionen der Zähne, diffuse Abrasionen des Gebisses und mechanische Lockerung der Zähne.

Kleinste Defekte an Zähnen findet man bei Berufsgruppen, die mit der Nähnadel arbeiten: Schneider, Näherinnen, Modistinnen, Miedermacherinnen etc. Diese Usur bildet sich durch das häufige Einklemmen der Nadel zwischen den Frontzähnen aus. Das sich bildende Stigma hat einen Durchmesser, der ungefähr dem einer Stecknadel entspricht. Möglicherweise entstehen die keilförmigen Defekte an der Kaukante der oberen Schneidezähne auch durch den zwischen den Schneidezähnen festgeklemmten und nach oben abgerissenen Zwirn *(Kraus* [1915], *Parma* [1961]).

Die Defekte der Schuster an den Schneidezahnkanten sind im Durchmesser etwas größer, da sie gewohnheitsmäßig den Pechfaden mit den Zähnen anziehen. Außerdem benutzen sie die Mundhöhle als Vorratsraum für ihre Nägel und Drahtstifte. Diese werden mit der Zunge zwischen die Schneidezähne geschoben und dort so lange festgeklemmt bis sie gebraucht werden. Dadurch entstehen halbkreisförmige Substanzverluste an den oberen und unteren Schneidezähnen. Bei Glasbläsern wird das Mundstück zwischen Lippen und Zähne genommen und während des Blasens gedreht. Hierdurch entsteht bei geschlossener Zahnreihe eine rhombische oder karoartige Öffnung als typisch für die Glasbläser *(Kraus* [1915]).

Professionelle Blasmusiker können ebenfalls typische Schädigungen im Bereich der Lippen und Frontzähne aufweisen. Ihre Ausbildung hängt von dem verwendeten Mundstück und von der Blastechnik ab (Klarinette, Oboe, Fagott, Waldhorn, Trompete, Tuba, Posaune, etc.).

Neben den mechanisch bedingten Schäden am Zahnsystem findet man auch chemische odontologische Berufsschäden. Unter dem Begriff der Bäckerkaries werden in der zahnärztlichen Literatur die Auswirkungen von Zucker- und Mehlstaub auf die Zähne beschrieben. Es handelt sich zunächst um kreidige Verfärbungen im Schmelz, später um eine Zahnfäule, die besonders die Labialflächen der Frontzähne bevorzugt.

Schädigungen bei Arbeiten mit anorganischen Säuren in entsprechenden chemischen Fabriken bleiben nicht nur auf die Zähne beschränkt, sondern können auch Veränderungen an den Lippen und der Mundschleimhaut hervorrufen. Oberflächliche Verätzungen führen zu einer Schorfbildung, dessen Farbe von der schädigenden Noxe abhängt. So findet man bei Salzsäure graugelbe bis schwärzlichgraue, bei Schwefelsäure rotbraune bis schwarze, bei Salpetersäure orangegelbe, bei Chromsäure gelbe und bei Carbolsäure weißlich graue Schorffarben. Zu einer Geschwürsbildung kommt es erst dann, wenn die Verätzungen in die Tiefe greifen *(Misch* [1925]). Durch den Einfluß der Säure wird die anorganische Substanz des Schmelzes aufgelöst. Die Defekte, die diese Zähne aufweisen sind typisch. Anfangs kommt es zu einem ,,Stumpfer-werden-der-Zähne" mit dem Endzustand einer braunen Stummelbildung. Zur Ausbildung dieser Endstufe sind ca. 6—8 Jahre notwendig.

Andere Chemikalien wie zum Beispiel das Ammoniak verursachen Schädigungen im Bereich der Schleimhäute und des Zahnfleisches (Gingivitis marmorata). Anhaltende Einwirkungen von Arsen führen zu einer braunen Pigmentierung der Mundschleimhaut und der Zunge. Geschwürsbildung an Wange und Zahnfleisch sowie Zahnausfall können resultieren. Ein roter bis gelber oder brauner mitunter auch oranger Farbton von Zahnbelägen ist hinweisend für den Umgang mit Antimon.

Blei führt zu einem Bleisaum der Gingiva in Form einer bläulich schwarzen Linie am Zahnfleischrand. An zahnlosen Bezirken fehlt der Saum.

Um diese Schädigungen erkennen zu können, ist immer für eine gute Ausleuchtung der Mundhöhle zu sorgen. Eine zweite Form des Bleisaumes ist begleitet von Geschwürsbildungen. Der Saum ist wesentlich breiter und reicht vom Zahnfleischrand bis zur Wangenfalte. Bei einer chronischen Bleivergiftung kann man an den Zähnen grünlich-schwarze Verfärbungen erkennen. Kadmium bildet insbesondere im Frontzahnbereich einen gelben bis ockerfarbenen Zahnfleischrand aus. Die Schädigungen des Quecksilbers sind für den Bereich der Mundhöhle unter dem Namen Stomatitis mercurialis bekannt. Die Farbe des Zahnfleisches ist livid verfärbt, das gesamte Zahnfleisch insbesondere die Interdentalpapillen sind stark geschwollen. Die Zähne zeigen unterschiedliche Lockerungsgrade. „Gesprenkelte Zähne" (motteld teeth) sind charakteristische Veränderungen an den Zähnen bei berufsbedingter Fluorose. Diese irreversiblen Schädigungen stellen Entkalkungen der Zahnhartsubstanz dar. Zunächst kommt es zu einer kreidigen Verfärbung des Schmelzes, später zu einer braunen bis schwarzen Flecken- und Streifenbildung der Oberfläche *(Koelsch* [1972]).

Zu den erworbenen Veränderungen gehören auch die rauschmittelinduzierten Schäden der Mundhöhle. Bei Heroinsüchtigen wurde von *Lowenthal* (1967) eine Art typische Karies beschrieben. Sie soll nur auf den labialen und buccalen Zahnoberflächen erscheinen, wesentlich größere Flächen einnehmen und flacher als die herkömmliche Karies der Klasse V beginnen. Ein auffallend hoher Kariesbefall bei Alkoholkranken und Rauschdrogenkonsumenten konnte auch von *Gerlach* und *Wolters* (1977) beobachtet werden. Bei Drogenpatienten waren sechs und mehr zerstörte Zähne keine Ausnahme.

Insgesamt werden die Erscheinungen auf rauschmittelinduzierte Stoffwechselveränderungen überwiegend aber auf vernachlässigte Mundhygiene und mangelnde zahnärztliche Betreuung und Versorgung zurückgeführt.

Außergewöhnliche Abnutzungen und frakturierte Zähne sind typisch für Drogenkonsumenten. Nach *Wikstrom* (1971) rufen Opiumderivate spastisches Zähneknirschen hervor.

Auch das Zahnfleisch und die Wangenschleimhaut können gekennzeichnet werden. Nach *Gerlach* und *Wolters* (1977) bestand bei 78 % der Rauschmittelkonsumenten eine Zahnfleischentzündung. 42 % der Drogenkonsumenten zeigten Pigmentierungen des Zahnfleisches und/oder der

Wangenschleimhaut. Es handelt sich um braune bis graubraune fleck- bis bandartige Pigmentierungen. Aschgraue bis graubraune Pigmentierungen des Zahnfleisches sind bei Heroinkonsumenten ebenfalls beobachtet worden. Insgesamt scheinen die Veränderungen in der Mundhöhle bei Süchtigen eher auf der allgemeinen Wirkung des Heroins zu beruhen, als auf dem Rauschgift selbst *(Colon* (1977)).

Gewohnheiten und Unarten gehören ebenfalls in diesen Abschnitt. Eine besondere Form der ,,habituellen Usur" ist das ,,Sonnenblumenkernloch". Vorwiegend in Regionen, in denen man sich auf das Pflanzen von Sonnenblumen spezialisiert hat, findet man Defekte an den oberen und unteren Schneidezähnen in Form eines Dreiecks *(Popoviciu* [1961]). Diese Defekte sind von frontal gesehen sehr scharfkantig, haben aber palatinal einen flächenhaften Charakter *(Bolle* [1949]). Sie reichen bis tief in das Dentin hinein und sind an ihren Schliffflächen gelblich braun verfärbt *(Bolle* [1949], *Schmidt* [1949] und *Popoviciu* [1961]).

Eine weitere auffallende habituelle Usur ist das Pfeifenraucherloch. Bei chronischem Pfeifenrauchen und bei Menschen, die ständig mit einer Zigarren- oder Zigarettenspitze rauchen, erkennt man eine typische Abrasion an den Frontzähnen an der Stelle, an der das Mundstück der Pfeife gehalten wird *(Euler* [1939], *Bohne* et al. [1956] und *Ramfjord* und *Ash* [1968]).

In seltenen Fällen kann man auch einmal eine Tätowierung der Mundschleimhaut, meist bei Kindern feststellen. Bleistifte oder Kugelschreiber rufen im allgemeinen nur geringfügige Tätowierungen hervor. Farbstifte bewirken aufgrund ihrer Wasserlöslichkeit Tätowierungen. Farbstoffe der Filzschreiber sollen lediglich eine Imprägnierung der verletzten Mundschleimhaut hervorrufen *(Straßburg* und *Knolle* [1970]).

12.3 Selbst beigebrachte Veränderungen

Der Begriff der ,,Parafunktionen" ist von dem Psychiater *Wernicke* (1900) geprägt, von *Drum* (1958) für die Zahnheilkunde neu definiert worden. Parafunktionen sind alle Betätigungen der Mundmuskulatur, die neben und zusätzlich zu ihren normalen Funktionen (Kauen, Schlucken etc.) ausgeübt werden. Zu den Parafunktionen gehören also nicht nur

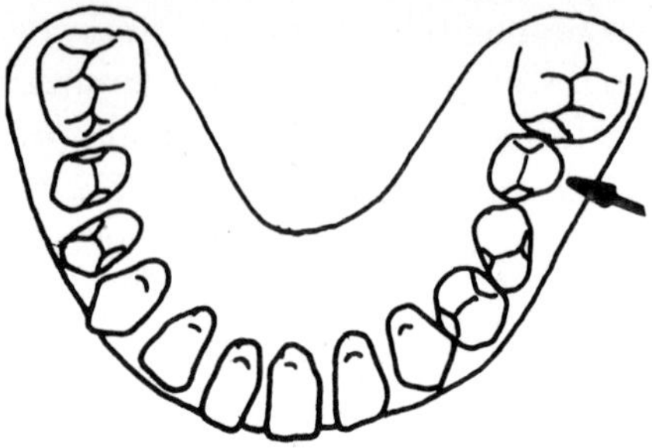

12.1 — 1: Supplementärer Prämolar bei Pfeil

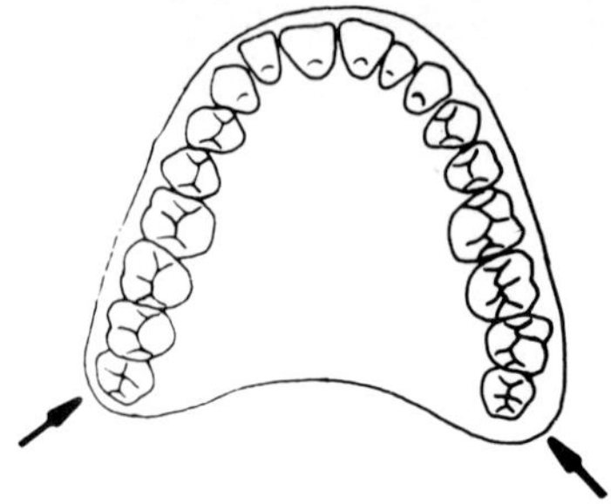

12.1 — 2: Überzähliger vierter Molar bei Pfeil

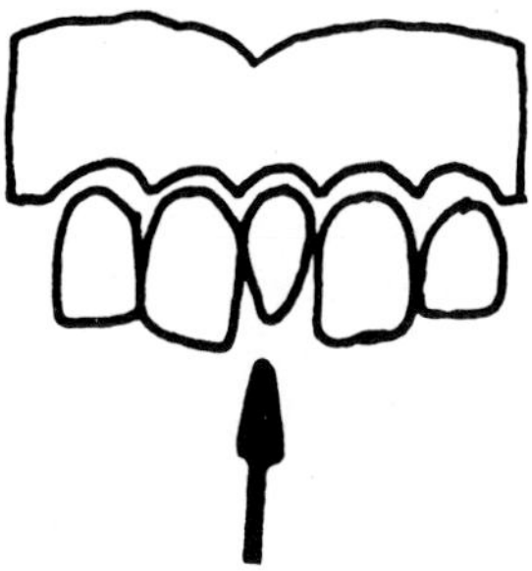

12.1 — 3: Zapfenzahn bei Pfeil (Mesiodens)

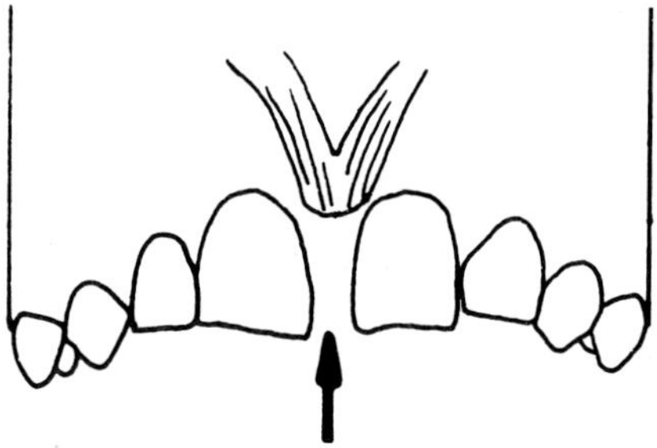

12.1 — 4: Diastema mediale

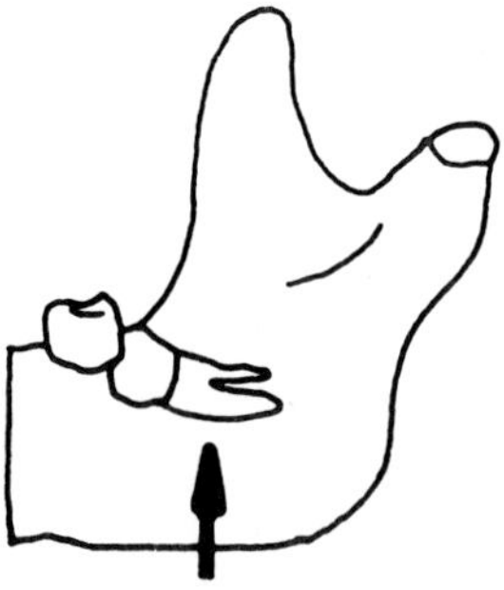

12.1 — 5: horizontal verlagerter Weisheitszahn

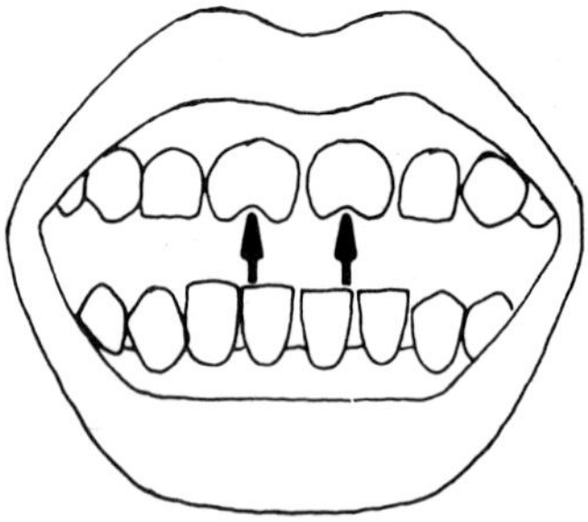

12.1 — 6: Hutchinson-Zähne bei connataler Lues

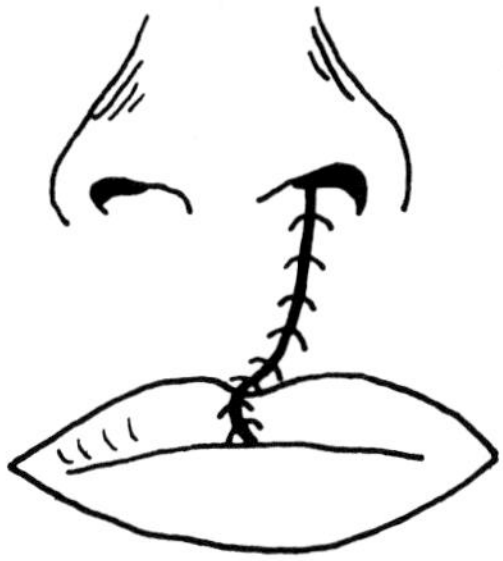

12.1 — 7: Operativ versorgte Lippenspalte

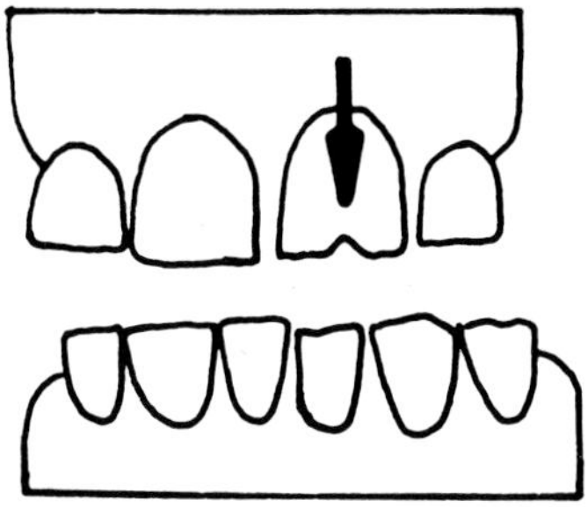

12.2 — 1: Berufsusur einer Näherin

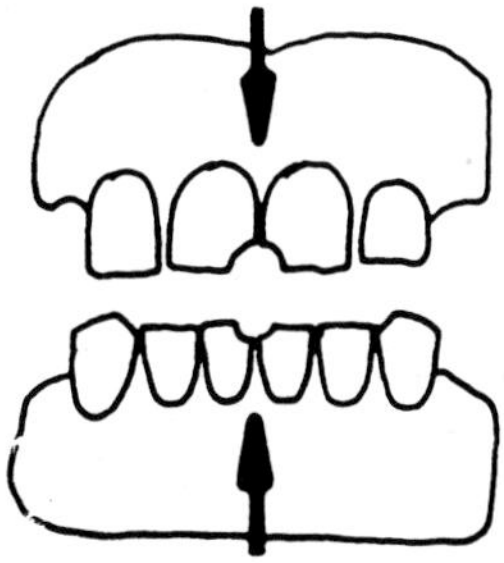

12.2 — 2: Berufsusuren eines Schusters

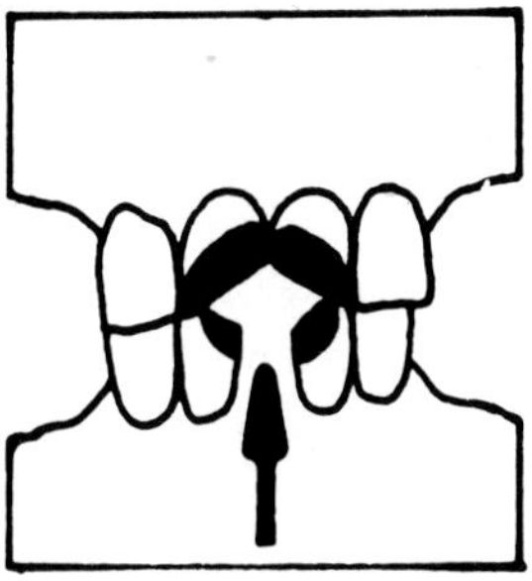

12.2 — 3: Schneidezahndefekte eines Glasbläsers

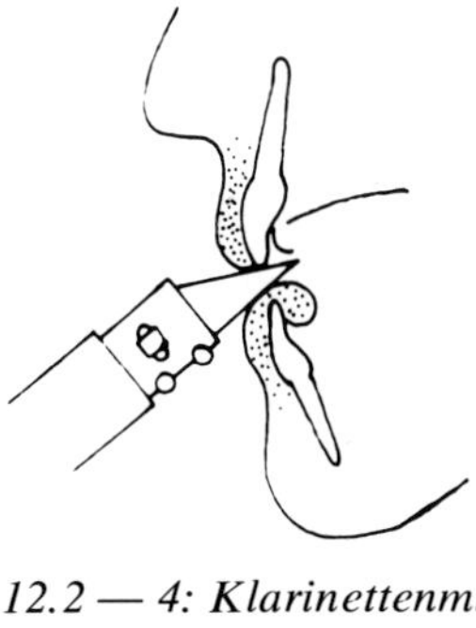

12.2 — 4: Klarinettenmundstück

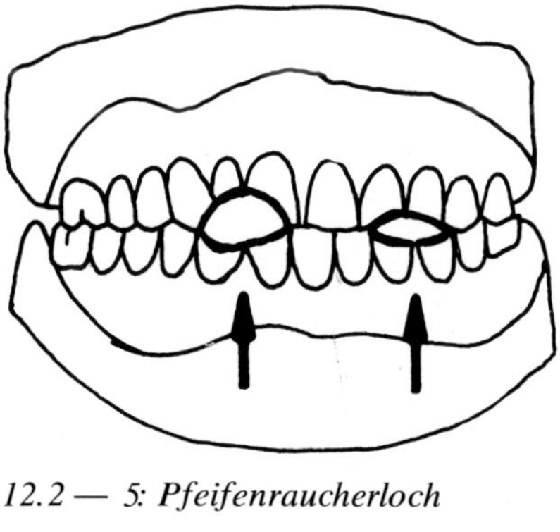

12.2 — 5: Pfeifenraucherloch

Knirschen und Pressen sondern auch orale Preß- und Saugphänomene, Lippen- und Zungendruck. Weitere abnorme Gewohnheiten wie auch berufliche Traumen („habits") gehören hierhin *(Eismann* [1960], *Drum* [1962], *Fröhlich* [1966]). Diese reflektorischen Bewegungen der Mundmuskulatur laufen stereotyp, sich immer wiederholend ab. Zu den eindrucksvollen sichtbaren Zeichen gehört eine allmähliche Zerstörung der Zähne und des Zahnbettes mit einem stark abradierten Gebiß. Es kommt somit nach *Drum* (1958) zur Autodestruktion des Gebisses.

Durch Beobachtungen des Kauflächenkomplexes kann man nach *Egli* (1972) Hinweise auf Parafunktionen finden. Diese bestehen in:

— Abrasionen der Zahnhartsubstanz
— Impressionen in Amalgamfüllungen, eventuell in Verbindung mit Füllungsfrakturen
— Glanzfacetten an zahnärztlichen Goldarbeiten
— Splitterdefekte an Porzellankauflächen.

Das Knirschen und Pressen gehört in die Gruppe der psychisch bedingten Parafunktionen. Nächtliches Knirschen und Pressen wird Bruxismus, das Knirschen und Pressen bei Tage Bruxomanie genannt *(Drum* [1958], *Fröhlich* [1966], *v. Krasznay* und *Kulmer* [1974]).

Auch das Lutschen ist als Habit einzuordnen. Lutschobjekt ist meistens der Daumen, jedoch werden auch andere Finger einzeln oder zu mehreren genommen. Die Folge des Lutschens ist in erster Linie im Schneidezahnbereich zu sehen, da es zu einer Protrusion der Frontzähne kommt, wobei die Schneidezähne lückig stehen.

13.0 Erfassen zahnärztlicher Maßnahmen am Gebiß

Zwei Gebisse, die einander vollständig gleich sind, unterscheiden sich schon bei Verlust von nur einem einzigen Zahn in einem der beiden Gebisse voneinander.

Kommen sichtbare Erkrankungen wie z. B. Karies (Zahnfäule) hinzu, so erhöht sich die Anzahl der Merkmale, mit deren Hilfe Unterscheidungen getroffen werden können.

Eine weitere Steigerung tritt ein, wenn Gebißerkrankungen zahnärztlich behandelt worden sind.

In den zivilisierten Ländern liegt eine hohe Kariesfrequenz der Bevölkerung vor. Auch die parodontalen Erkrankungen nehmen ständig zu. Andererseits ist aufgrund der hohen sozialen Leistungen die Behandlungsquote hoch. Durch die Verwendung relativ billiger und gleichzeitig bewährter Materialien kommt bei einer überwiegenden Zahl von Patienten eine gleichartige zahnärztliche Versorgung des Gebisses zustande (sog. Kassenpatienten).

Für das Problem der odontologischen Identifizierung ist es aus den oben genannten Gründen besonders wichtig, häufig wiederkehrende zahnärztliche Behandlungsmaßnahmen am Gebiß richtig zu erkennen und zu benennen.

13.1 Direkt sichtbare zahnärztliche Arbeiten

Die überwiegende Zahl zahnärztlicher Behandlungsmaßnahmen läßt sich am Gebiß mit dem bloßen Auge erkennen. Drei Gruppen grenzen sich gegeneinander ab:

13.1.1 Konservierende Leistungen:

Füllungen an Zähnen aus:

a) Metall

  α) Amalgam-Füllung

  β) Gold-Füllung

b) Zement

c) Kunststoff

d) Porzellan

a) Metall-Füllungen

α) **Amalgam** wird seit etwa 150 Jahren als Füllungsmaterial für Zähne verwendet. Es handelt sich um eine Legierung des Quecksilbers mit anderen Metallen. In der Zahnheilkunde wird Silber und Zinn als weitere Legierungskomponente zugegeben (Silberamalgam).

Die Bezeichnung ,,Plombe'' (lat. Plumbum = Blei) anstelle des Begriffes ,,Füllung'' ist daher falsch. Die Silber-Zinn-Feilung enthält zwischen 50 und 67% Silber und wird mit Quecksilber angemischt. Das anfangs plastische Gemisch muß vom Zahnarzt portionsweise in die Kavität (kastenförmiges ,,Bohrloch'') des Zahnes eingebracht, gestopft und modelliert werden. Nach Stunden härtet die Metall-Füllung aus und kann später poliert werden.

Amalgam-Füllungen stellen heute das am häufigsten verwendete Füllungsmaterial dar. Der Ausdehnung nach unterscheiden sich einflächige Füllungen (z. B. okklusal) von zwei- und mehrflächigen Füllungen. Überwiegend werden sie im Seitenzahnbereich angebracht.

Metall-Füllungen sind gute Wärmeleiter, umso fühlbarer, je größer die Ausbildung der Füllung ist. Die Kavität wird daher mit einer Unterfüllung versehen. Hierbei handelt es sich um eine Zement-Isolierschicht (z. B. Phosphatzement).

Im Rahmen der forensischen Odontologie bedarf es bei Amalgam-Füllungen folgender Beachtung:

1. Zahnbezeichnung (z. B. Zahn 26) mit Größe der Füllung (in mm) und Flächenangabe (z. B. mesial-okklusal).

2. Farbe und Oberfläche.

Frische Amalgam-Füllungen zeigen eine silbrig-glänzende bis mattglänzende Oberfläche. Ältere und alte Füllungen sind dunkelgrau bis schwarz. Die Oberfläche wird zunehmend, d. h. nach Jahren feinhöckerig. Eine Liegzeit des Amalgams läßt sich hierdurch abschätzen. Schliffspuren oder punktförmige Eindrücke sprechen für eine Gegenbezahnung (natürlich, künstlich).

3. Zustand der Füllung.

Neuere Füllungen liegen dem Dentin dicht an und bilden keine Übergangsstufe. Ältere Füllungen erscheinen gequollen, d. h. sie überragen mit dem Materialrand das angrenzende Zahnbein. Auch eine Randspaltbildung kann auftreten. Das Grenzdentin zeigt dann häufig einen braunen Saum (Sekundär-Karies!). Abgebrochene Kanten deuten auf ältere Füllungen hin.

4. Unterfüllung.

In besonderen Fällen läßt sich durch Entfernen eines Teils des Amalgams überprüfen, ob eine Unterfüllung gelegt wurde. Fehlt diese Zementschicht (nicht korrekt, aber anzutreffen), so kann aus dieser Arbeitsweise möglicherweise auf den „Hersteller" geschlossen werden. Bei vorhandener Isolierschicht können Materialbestimmungen vorgenommen werden.

5. Gestaltung der Füllung.

Die Kavitätengestaltung und das Einbringen und Ausgestalten des Füllungsmaterials sind jeweils individuelle Maßnahmen.

Die Retentionsformen ähneln untereinander jedoch. Von Fall zu Fall läßt sich aber eine gewisse „Handschrift" des behandelnden Zahnarztes erkennen. Diese Formen sollen dann eingehend beschrieben werden.

6. Sekundäre Veränderungen

Bei der Gesamtbeurteilung von Metall-Füllungen müssen postmortale Faktoren berücksichtigt werden. Leichen, die physikalisch-chemischen Noxen ausgesetzt waren (Hitze, Säure etc.) zeigen mitunter veränderte Füllungsmaterialien. Diese Veränderungen müssen als sekundäre Merkmale erkannt werden.

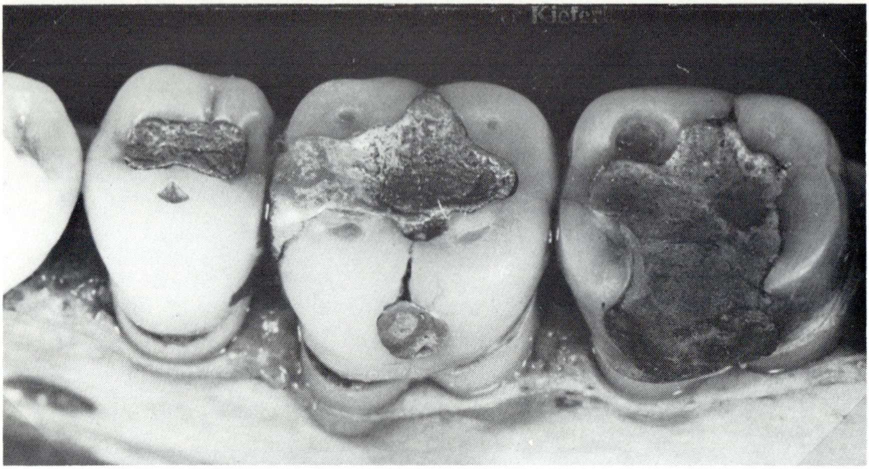

Abb. 13.1.1 — 1: Ältere Amalgam-Füllungen.

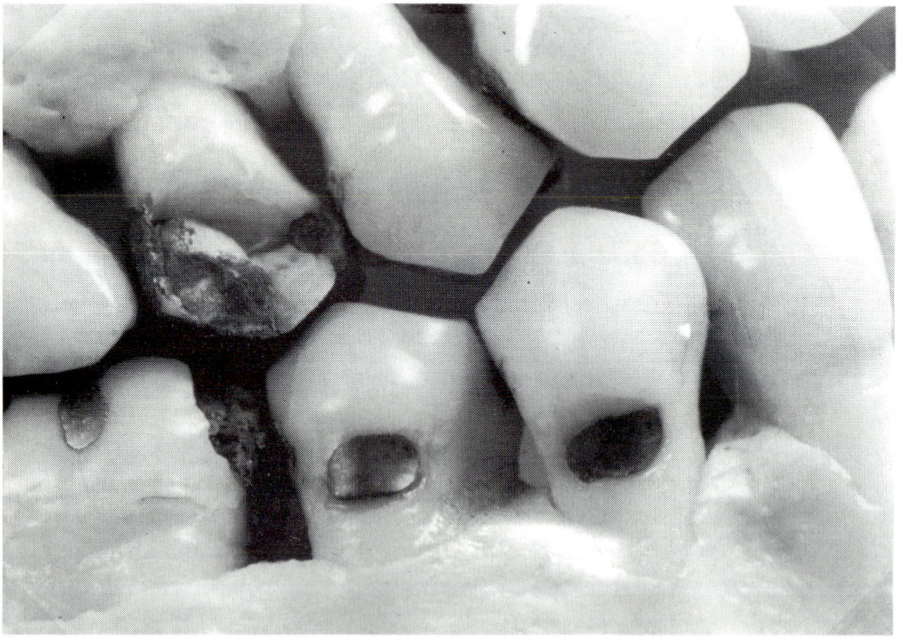

Abb. 13.1.1 — 2: Ältere Amalgam-Füllungen.

β) **Gold** als Füllungsmaterial

Vorwiegend harte Goldlegierungen werden zur Herstellung von Gußfüllungen verwendet. Ein der Kavität entsprechendes Wachsmodell wird im Gußverfahren durch Gold ersetzt (Inlay). Goldgußfüllungen sind leicht an der gelben Metallfarbe zu erkennen. Aus kosmetischen Gründen werden sie vorwiegend im Seitenzahnbereich verwendet. Wegen der guten Wärmeleitfähigkeit erfordern Inlays eine Zementisolierschicht. Die Befestigung in der Kavität erfolgt ebenfalls mit Hilfe eines Zementes. Forensisch-odontologisch sind bei Goldgußfüllungen zusätzlich noch folgende Gesichtspunkte zu beachten:

1. Aus Kostengründen (Edelmetall, Laborherstellung) sind Goldgußfüllungen nur bestimmten Patientenkreisen zugänglich. Hieraus lassen sich Rückschlüsse auf die soziale Zugehörigkeit abschätzen.
2. Eine dunkel verfärbte Oberfläche einer Goldgußfüllung bei benachbarter Amalgamfüllung spricht dafür, daß die Amalgamfüllung jünger ist als das Inlay. Potentialunterschiede sorgen für ein Herauslösen von Zinn aus dem Amalgam, welches dann auf dem Gold niedergeschlagen wird.

b) Zement-Füllungen

α) **Silikatzement**

Dieses Füllungsmaterial findet hauptsächlich im Frontzahnbereich Anwendung. Die Silikatzemente zeigen große physikalische und chemische Widerstandsfähigkeit, weisen zahnfarbenähnliches Aussehen und Transparenz auf. Mit Hilfe eines genormten Farbschlüssels ist individuelle Anpassung möglich. Daher können Silikatfüllungen leicht übersehen werden. Zahnärztliche Karteien verzeichnen häufig den einmal bestimmten Farbton (z. B. Bio 21 = hellgelber Standardton).

Ähnlich den Amalgamfüllungen sind sie relativ billig und werden dementsprechend häufig angewendet.

Ein Nachteil der Silikatfüllung ist in dem leichten Auswaschen durch Speichel zu sehen. Dann erscheinen diese Füllungen mit höckeriger Oberfläche und mangelhaftem Randschluß. Sekundärkaries kann sich bilden.

Forensisch-odontologisch ist zu beachten:

1. Silikatfüllungen werden häufig übersehen; Sie müssen am Kieferpräparat systematisch aufgesucht werden.
2. Mit einem Farbschlüssel ist die Farbe des Füllungsmaterials zu bestimmen.
3. Aus Oberflächenbeschaffenheit und Randschluß läßt sich das Alter der Füllung abschätzen.

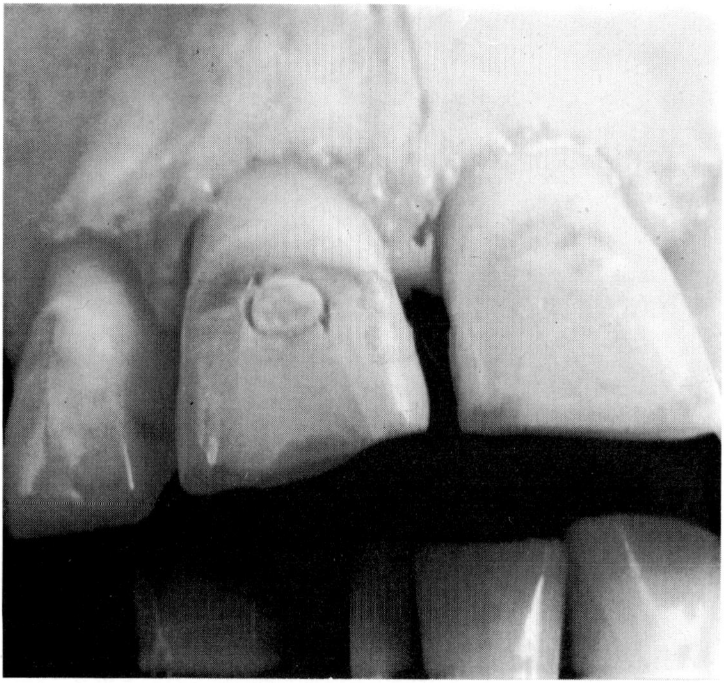

Abb. 13.1.1 — 3: Ältere Silikatfüllung

β) Zinkoxydphosphatzement

Große Härte und Druckfestigkeit bei schlechter Wärmeleitung zeichnen diese Zemente aus. Sie finden als Unterfüllung und als Wurzelfüllmaterial Verwendung.

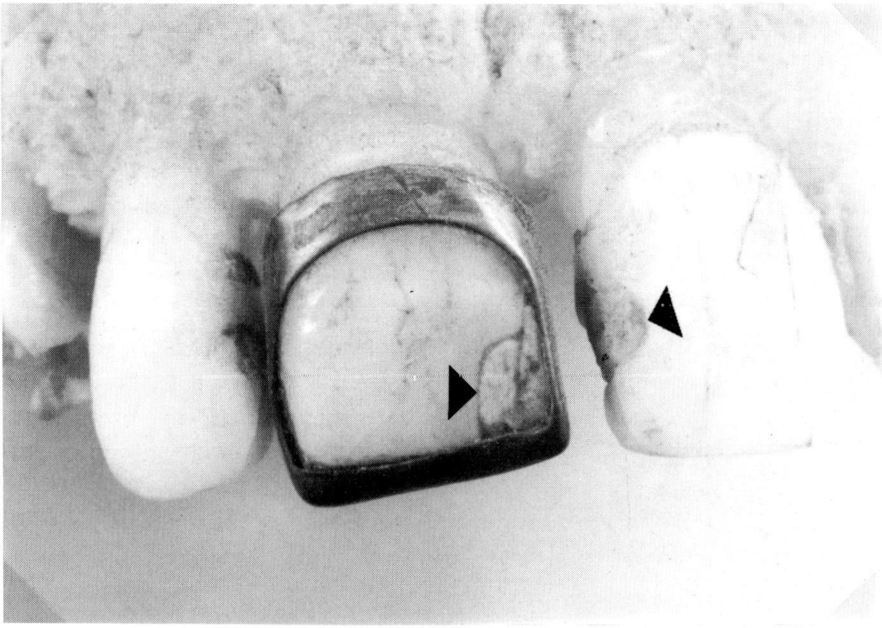

Abb. 13.1.1 — 4: Bei Pfeil ältere Silikat-Füllungen

c) Kunststoff- und

d) Porzellanfüllungen

Kunststoffüllungen werden immer häufiger verlegt. Porzellanfüllungen hingegen haben Seltenheitswert. Wegen des zahnfarbenähnlichen Materials verlangt die Befundung auch hier größte Sorgfalt.

13.1.2 Prothetische Leistungen

a) Kronenersatz:

Hülsenkronen
- — Bandkrone
- — Gußkrone
- — facettierte Krone
- — Fensterkrone

Mantelkronen

— Kunststoffmantelkrone

— Porzellanmantelkrone (= Jacketkrone)

Stiftkrone

Bei der Befundung von Ober- und Unterkiefer im Hinblick auf zahnärztlichen Kronenersatz haben wir vom Aspekt her zwei Typen zu unterscheiden: Die gut auszumachenden Metallkronen (Gold, Palliag) und die zahnfarbenähnlichen Kronenarten.

Hierbei kann es sich um Kunststoff- oder Porzellanmantelkronen handeln, die den Zahnstumpf vollständig umfassen. Auch Metallkronen mit aufgebranntem Emaille können gut getarnt in der Zahnreihe stehen. Sie erfreuen sich zunehmender Beliebtheit, sind aber relativ teuer. Besonders Einzelkronen im Frontzahnbereich sind leicht zu übersehen.

Zwischen den Hülsenkronen aus Metall und den Mantelkronen stehen die facettierten Kronen. Das Grundgerüst ist aus Metall angefertigt,

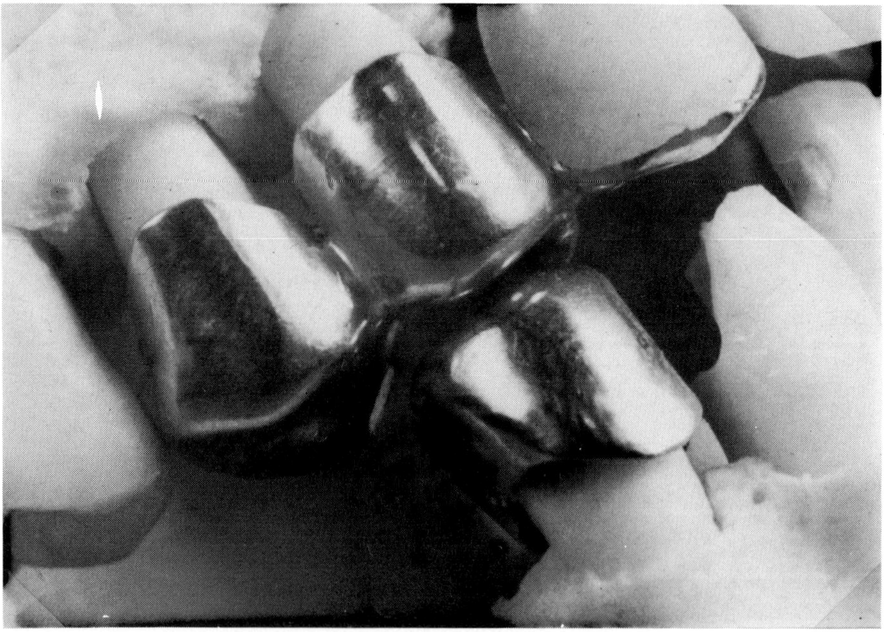

Abb. 13.1.2 — 1: Goldkronen

die Frontzahnfläche zahnfarbenähnlich verblendet (Kunststoff, Porzellan).

Die Verankerung von Kronen erfolgt auf dem beschliffenen Zahnstumpf mittels Zement. Ist die natürliche Zahnkrone stark reduziert (Karies), so kann in den Wurzelkanal ein Stift eingelassen werden (Stiftkrone), der für den notwendigen Halt der Krone sorgt.

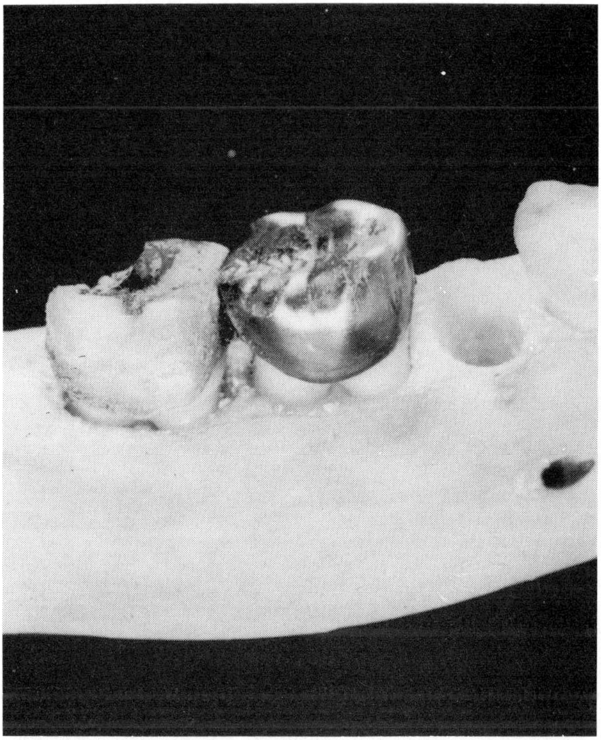

Abb. 13.1.2 — 2: Goldeinzelkrone

Bei der forensich-odontologischen Befunderhebung an Kronen sind folgende Gesichtspunkte zu beachten:

1. Benennung des kronentragenden Zahnes.
2. Kronenart und Material.

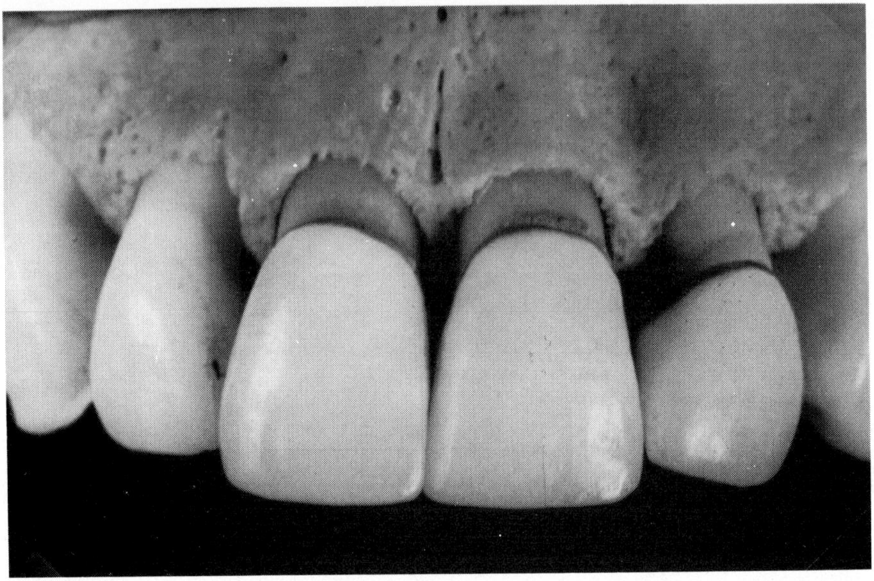

Abb. 13.1.2 — 3: Porzellanmantelkronen

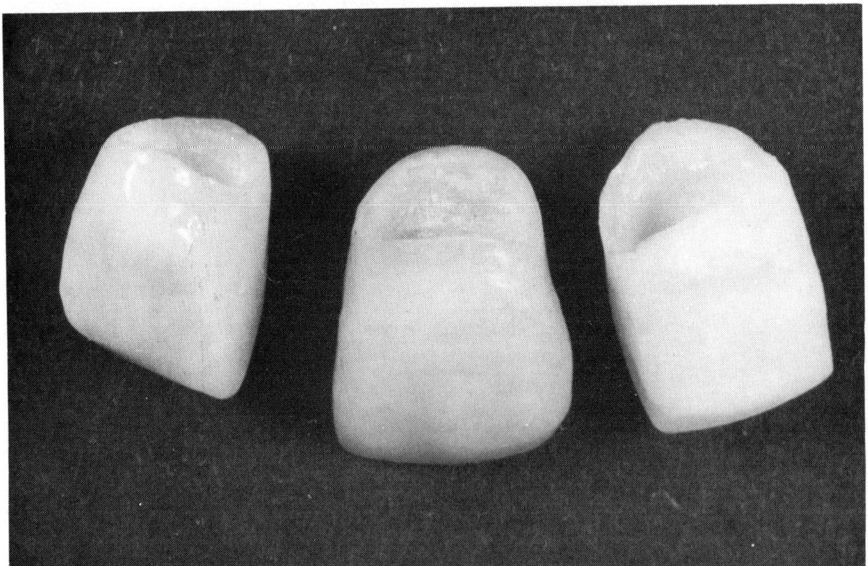

Abb. 13.1.2 — 4: Kunststoffmantelkronen

3. Alter der Krone:
   — Bei Metall: Verfärbung (dunkler, stumpfer)
   — Randspalt durch zurückgezogenes Zahnfleisch
   — Zahnsteinauflagerung (gingival)
   — Kaufläche durchgebissen
   — Schliffspuren in der Kaufläche
4. Bestimmung des Befestigungszementes.
5. Erkennen eines künstlich beschliffenen Zahnes. (bei Verlust der Krone)
6. Röntgenologischer Nachweis einer Stiftverankerung.

b) Brückenersatz

Brücken stellen einen Ersatz für verlorengegangene natürliche Zähne dar. Sie ruhen auf noch vorhandenen Zähnen oder Zahnwurzeln. Diese nennt man Brückenpfeiler. Die künstlichen Zähne, welche die Zahnlükken ausfüllen, sind die Brückenglieder. Endigt eine Brücke beiderseits in Pfeilern, so bezeichnet man sie als Endpfeilerbrücke.

Endigt sie hingegen in einem Brückenglied, so spricht man von einer Freiendbrücke.

Material für Brückenersatz stellen meistens Edelmetall-Legierungen dar. Zahnfarbenähnliche Verblendungen, besonders im gut sichtbaren Frontzahnbereich sind üblich. Immer häufiger werden Aufbrenntechniken verwendet, d. h. auf ein Metallgerüst wird eine dünne Schicht Emaille aufgebrannt. Die kosmetischen Ergebnisse derartiger Konstruktionen sind so gut, daß dieser Brückenersatz bei der Untersuchung übersehen werden kann.

Bei der Befundung bedarf es der Beachtung ähnlicher Kriterien wie bei Kronenersatz. Zusätzlich wird noch Sitz und Ausdehnung der Brücke notiert wie z. B.

1. Zweigliedrige Endpfeilerbrücke im Unterkiefer rechts.
2. Brückenpfeiler bei 43 als Stiftverankerung und bei 46 als Bandkrone.
3. Verblendung der Labialfläche von 43 mit Kunststoff (Farbe: Bio 21), sonst goldfarbenes Metall bei 44, 45, 46.
4. Weitere Beurteilung wie bei Kronen.

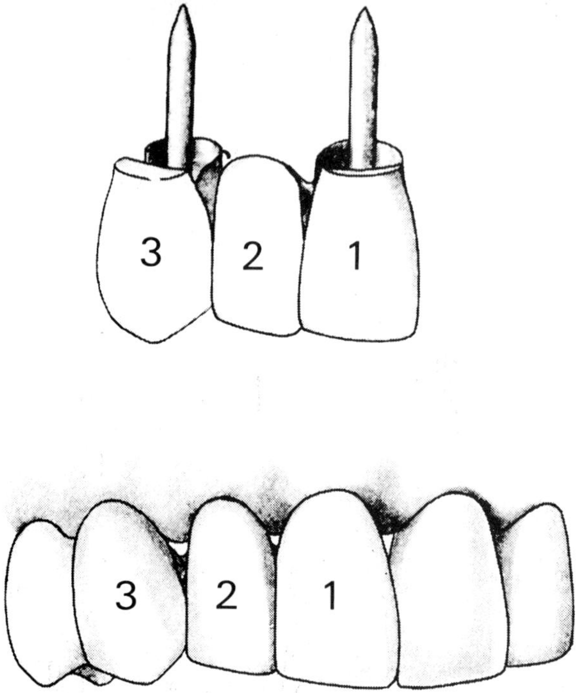

Abb. 13.1.2 — 5: Beispiel einer Oberkieferfrontzahnbrücke mit Stiftzahnverankerung (vor und nach Eingliederung).

c) Partielle Plattenprothese = Teilprothese

Teilprothesen sind herausnehmbarer Zahnersatz mit einer Abstützung am natürlichen Restgebiß und auf dem Kieferkamm.

Die Prothesenbasis bestand früher aus Kautschuk. Dieses Material ist heute vollständig durch Kunststoff oder Metall verdrängt worden.

Bei den Kunststoffen handelt es sich um rosarot eingefärbte Polymerisationsprodukte aus Methakrylsäureestern. Liegt eine Metallbasis vor, so kann sie aus Gold-Platin-Legierungen gegossen worden sein. Häufig verwendetes Material sind Kobalt-Chrom-Legierungen (fälschlich „Stahlprothese").

Die zu ersetzenden Zähne sind fest in den Kunststoffsattel (auch bei einer Metallbasis) eingelassen. Es handelt sich vorwiegend um Kunststoffzähne; Porzellanzähne werden aber auch verwendet.

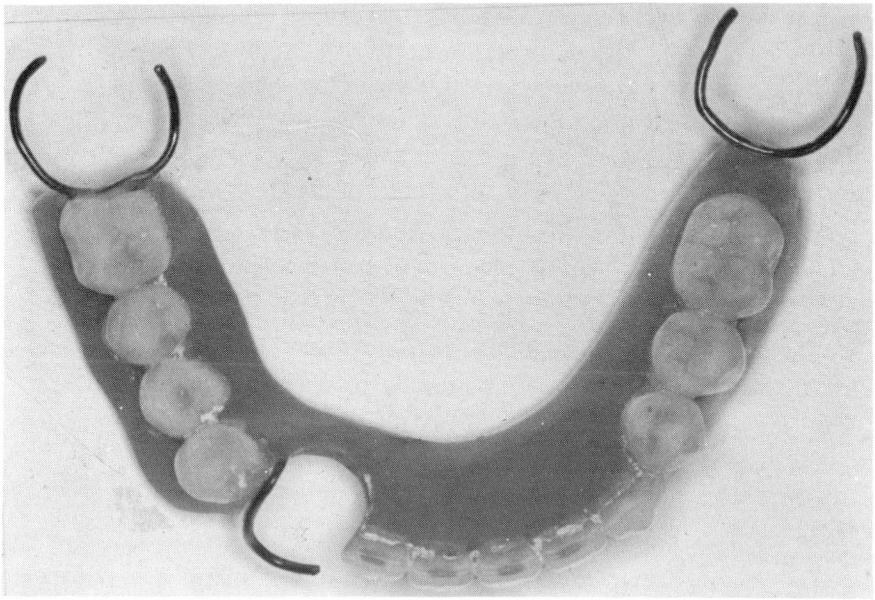

Abb. 13.1.2 — 6: Unterkiefer-Kunststoffteilprothese mit Drahtklammern

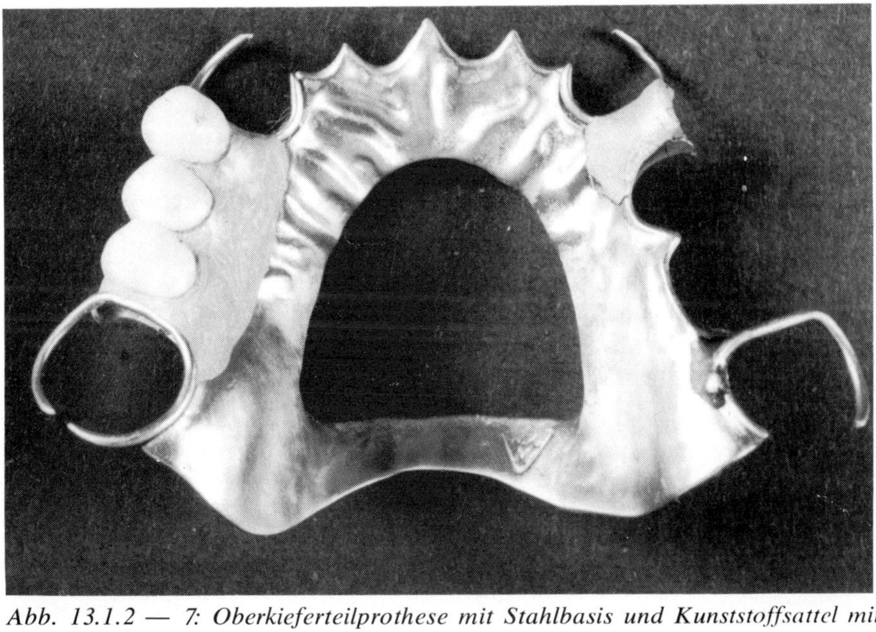

Abb. 13.1.2 — 7: Oberkieferteilprothese mit Stahlbasis und Kunststoffsattel mit Drahtklammern.

Die Befestigung der Teilprothese am Restgebiß wird mittels Klammern erreicht. Es lassen sich leicht gebogene Drahtklammern von gegossenen grazilen Klammern unterscheiden. In beiden Fällen ist das Material silberähnlich hell. Es wird für die Gußklammer eine molybdänhaltige Chrom-Kobalt-Legierung verwendet.

Teilprothesen erfordern forensicherseits folgende Beachtung:

1. Separat übergebene Teilprothesen sind auf Zugehörigkeit zur Leiche zu überprüfen (Paßform im Ober- oder Unterkiefer).
2. Die künstlich ersetzten Zähne sind zu benennen.
3. Halteelement und Klammerzahn sind zu vermerken.
4. Das Kunststoffzahnmaterial und die Farbe muß festgestellt werden.
5. Die Plattenbasis ist nach Material (Kunststoff, Metall), Farbe und Besonderheiten (z. B. Kennzeichnung, Sauger) zu untersuchen.

d) Vollprothese

Fehlen in einem Kiefer sämtliche Zähne, so kann ein Zahnersatz hergestellt werden. Die Prothesenart bezeichnet man als Vollprothese.

Basismaterial war früher Kautschuk. Heute wird ausschließlich Kunststoff oder Metall verwendet. Es handelt sich um die gleichen Materialien wie bei den Teilprothesen (Gold-Platin-Legierungen oder Kobalt-Chrom-Legierungen).

Die künstlichen Zähne bestehen häufig aus Kunststoff, seltencr aus Porzellan. Um einen optimalen ästhetischen Effekt zu erzielen, werden künstliche Zähne in verschiedenen Formen hergestellt. Richtwert ist die anatomische Gestaltung des Gesichtes. Das schmale Langgesicht und das quadratische Rundgesicht sind Extreme.

Wird die labiale Kronenfläche eines oberen mittleren Frontzahnes um 180 Grad gedreht, so stellt das den Umriß des Gesichtes dar.

Hiernach richten sich Zahnärzte bei der Auswahl künstlicher Zähne, d. h. bei verlorengegangener Identität des Gesichtes kann von der Zahnform des oberen Prothesenschneidezahnes auf die Gesichtsform geschlossen werden.

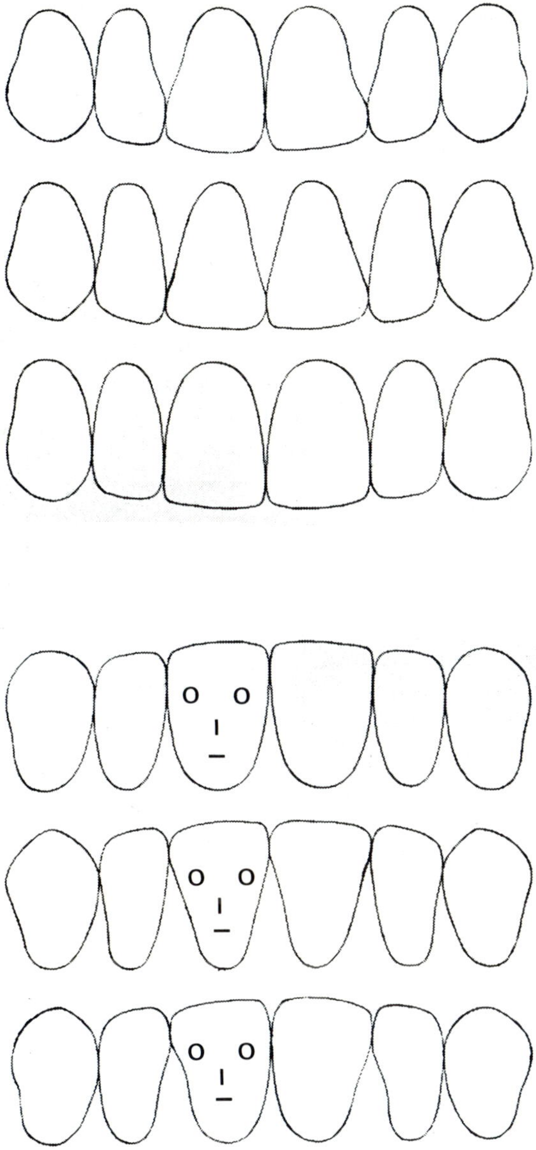

a)

b)

Abb. 13.1.2 — 8: Kronenform und Gesichtsform
a) Die Oberkieferfrontzähne in verschiedener Ausformung.
b) Bei Drehung der labialen Kronenfläche um 180° erhält man den Umriß des Gesichtes.

Die forensische Auswertung von Vollprothesen hat folgendes zu beachten:

1. Separat übergebene Vollprothesen sind auf Zugehörigkeit zur Leiche zu überprüfen.
2. Zahnmaterial und Farbe sind zu bestimmen.

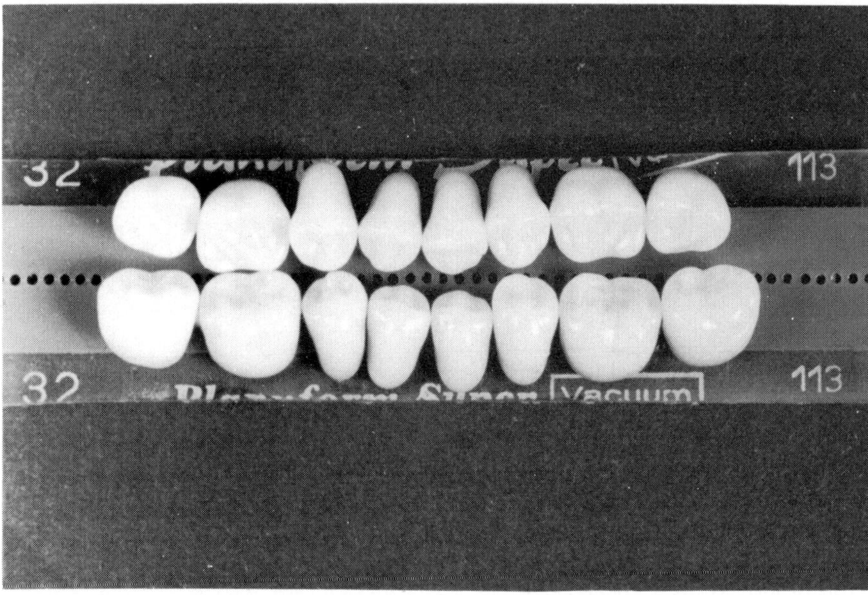

Abb. 8.1.2 — 9: Kunststoffzahngarnitur für den Seitenzahnbereich mit eingeprägter Ziffer für Zahnfarbe und Zahnform.

3. Grad der Abrasion der Zähne.
4. Material der Prothesenbasis.
5. Besonderheiten der Prothesenbasis wie:
   - Sprünge
   - Reparaturen von Sprüngen
   - Gummisauger der Oberkiefervollprothese bei gleichzeitiger Kontrolle der Oberkieferschleimhaut (Impression von Zweimarkstückgröße)
   - Eingearbeitete Metallbügel oder Drahtnetze zur Verstärkung der Basis

— Beläge (Zahnstein, Raucherbeläge)
— Unterfütterung der Prothesenbasis
— Eingearbeitete Kennzeichnung

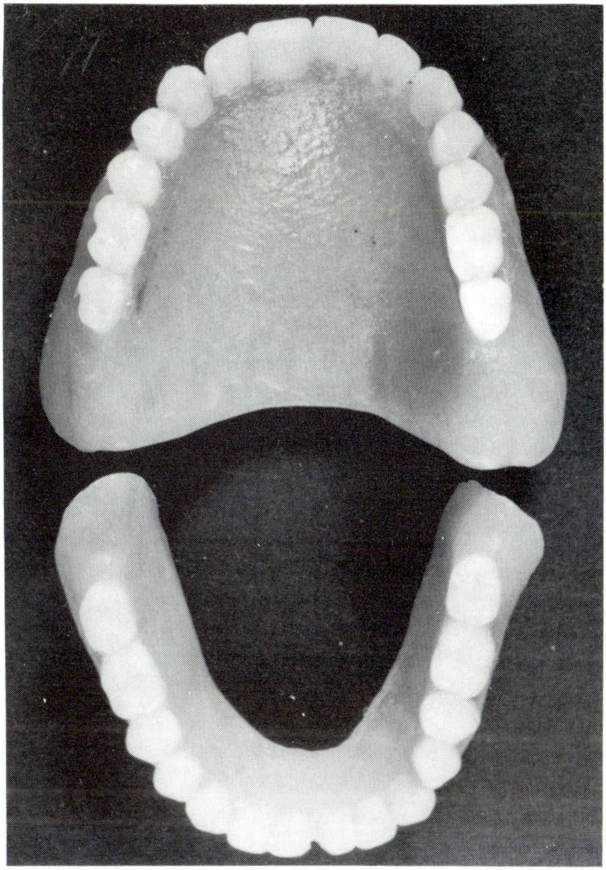

Abb. 13.1.2 — 10: Kunststoff-Oberkiefer- und Unterkiefer-Vollprothese.

13.1.3. Chirurgische Leistungen:

Häufigste zahnärztlich-chirurgische Leistung ist die Zahnentfernung. Die entstandene Lücke in der Zahnreihe stellt bereits gegenüber der Vollbezahnung ein wichtiges Identitätsmerkmal dar.

Ausdehnung und Lokalisation einer oder mehrerer Lücken im Gebiß können erheblich variieren, sodaß individuelle Merkmale entstehen.

Die zahnärztlich-chirurgische Zahnentfernung verändert somit nummerisch und topographisch den natürlichen Zahnbestand. Die nummerische Reduktion gibt Hinweise auf das Alter der Person, d. h. es besteht zwischen Vollbezahnung des Jugendlichen und Zahnlosigkeit im Greisenalter eine gewisse Altersabhängigkeit.

Forensischerseits ist bei der Befunderhebung auf folgendes zu achten:

1. Benennung des oder der fehlenden Zähne.

2. Beurteilung der Lücke in der Zahnreihe.

a) Nach einer frischen Zahnextraktion (circa 4 bis 6 Tage) findet sich auf dem Alveolarkamm eine annähernd runde Wunde. Anfangs ist das Zahnfach (einwurzeliger Zahn) oder die Zahnfächer (mehrwurzelige Zähne) im oberen Anteil auszumachen. Später rollt sich die Gingiva (Zahnfleisch) vom Rand her ein und verkleinert zunehmend die Öffnung.

b) Länger zurückliegende Extraktionen (1/2 bis 1 Jahr) sind daran zu erkennen, daß die Wunde abgeheilt ist. Der Alveolarkamm ist muldenförmig eingesunken.

Für die Rekonstruktion der zeitlichen Verhältnisse ist es außerordentlich wichtig, daß röntgenologisch die Alveolarfächer auszumachen sind (noch nicht abgeschlossene Verknöcherung). Die Zahnlücke ist in voller Ausdehnung erhalten.

c) Weit zurückliegende Zahnextraktionen (mehrere Jahre) lassen sich aufgrund einer Gesamtveränderung der umgebenden Gebißanteile ausmachen. Die Zahnfachanteile des Alveolarkamms sind geschwunden (Verknöcherung und Resorption: Röntgenaufnahme!), es ist eine muldenförmige Vertiefung zurückgeblieben.

Die Zahnlücke kann hochgradig eingeengt sein. Die Einengung ist oft so groß, daß der Verlust eines Zahnes nicht bemerkt wird. Vornehmlich im Seitenzahnbereich wird durch die frühe Extraktion des ersten Molaren (Karies am Sechsjahrmolaren in der Jugend) und den von distal kommenden Wachstumsdruck des zweiten Molaren und des dritten Molaren (Weisheitszahn) die Extraktionslücke eingeengt.

Der zweite Molar wird dann als erster Molar und der Weisheitszahn als zweiter Molar verkannt. Bei genauer Betrachtung ist aber ein Kippen in die Lücke auszumachen. Die in der Regel orthograde Zahnlängsachse des zweiten Molaren erscheint dann coronal nach mesial geneigt.

Ein weiteres Hinweiszeichen für eine zeitlich weit zurückliegende Zahnextraktion ist bei bezahntem Gegenkiefer das „Verlängern" des Antagonisten. Der Gegenzahn steht dann deutlich über der Kauebene; er überragt seine Nachbarzähne. Somit ragt er in die gegenüberliegende Zahnlücke.

Von der iatrogen herbeigeführten Zahnzahlverminderung muß die exogene, d. h. meist traumatische Reduzierung abgegrenzt werden. Zahnlücken im Frontzahnbereich können dadurch entstanden sein, daß durch Fall, Schlag oder dergleichen Teile eines Zahnes oder der Gesamtzahn verloren ging.

Häufig frakturieren lediglich die Kronenanteile. Die Wurzel ist dann in Zahnfleischhöhe horizontal gebrochen und steckt im Alveolarfach. Eine frische Bruchfläche erscheint glänzend mit scharfem Rand und hellem Dentin. Ältere Frakturstellen zeigen bräunliches Dentin, abgerundete Randpartien und stumpfe Oberfläche. Der Wuzelrest kann gelockert sein. Kleinere Wurzelreste im Seitenzahnbereich (Röntgenaufnahme) deuten darauf hin, daß sie vom Zahnarzt nach Fraktur zurückbelassen wurden.

Es ist auch noch darauf hinzuweisen, daß durch den Bergevorgang der Leiche, den Leichentransport oder durch den Versuch, die Mundhöhle gewaltsam öffnen zu wollen (Starre der Kaumuskulatur!) Zahnlücken entstanden sein können.

Gegenüber der zahnärztlichen-chirurgischen Zahnentfernung stellen die übrigen gut sichtbaren chirurgischen Leistungen einen nur geringen Anteil dar.

Frische Operationswunden im Bereich des Zahnfleisches sind zu erkennen. Noch vorhandene Nähte müssen nach Farbe und Art des Materials beschrieben werden. Mit länger werdender Leichenliegezeit sind naturgemäß besondere Merkmale am Zahnfleisch schwierig zu erkennen.

13.2 Indirekt sichtbare zahnärztliche Leistungen

Die Strukturen im Inneren eines Zahnes, des Alveolarkamms und des Kiefers sind der Sicht des bloßen Auges entzogen, wenn das Präparat erhalten bleiben soll.

Die Röntgenaufnahme erschließt und dokumentiert diesen verschlossenen Bereich. Für die odontologische Identifizierung stellt sie das wichtigste Hilfsmittel dar.

Folgende Befunde kehren häufig wieder und sind zu beachten:

1. Anordnung und Form von Metallfüllungen.
2. Wurzelkanalfüllungen.
3. Wurzelspitzenresektion.
4. Alveolarfächer nach Zahnextraktion.
5. Wurzelreste.
6. Implantate (Metallstifte, -schrauben oder -plättchen als Pfeiler für einen künstlichen Zahn).

14.0 Dentalwerkstoffe und Technologie

Fremdmaterialien in der Mundhöhle können als Identitätsmarken Bedeutung haben. Die Geschichte der Dentalwerkstoffe zeigt, daß die bis zur Mitte des 19. Jahrhunderts verwendeten Goldlegierungen, Porzellane und Emaille durch spezielle zahnärztliche Werkstoffe in der Folgezeit abgelöst wurden.

Ähnliche Veränderungen sind auch auf dem Gebiet der zahnärztlichen Technologie zu verzeichnen. Moderne Verfahrensweisen haben Möglichkeiten zur Verarbeitung vieler neuer Werkstoffe geschaffen.

Wenngleich die zahnärztlichen Grundwerkstoffe weltweit gleichermaßen Anwendung finden, werden sie labortechnisch unterschiedlich — beispielsweise in prothetische Werkstücke — umgesetzt.

Der Gebißstatus eines Süddeutschen wird hinsichtlich des verwendeten Dentalwerkstoffes und der Art der konservativen und prothetischen Verarbeitung kaum Unterschiede zu einem vergleichbaren Mundhöhlenbefund eines Norddeutschen aufweisen. Besonderheiten, die als Identifizierungshinweise verwertet werden können, findet man jedoch beispielsweise zwischen Süd- und Nordeuropäern.

14.1 Dentalwerkstoffe

Eine zeitliche und räumliche Zuordnung der Dentalwerkstoffe kann in keinem Fall eine sichere Aussage herbeiführen. Die Grenzen der Anwendung und Entwicklung sind fließend. Die hochindustrialisierten Länder Westeuropas, die USA und Japan verwenden heute ausschließlich hochkarätige Goldlegierungen, Legierungen mit hohem Platingehalt und Chrom-Kobalt-Molybdän Legierungen. Die Verarbeitung setzt modern eingerichtete Laboratorien voraus. In den weniger weit entwickelten Ländern werden vielfach auch aus Kostengründen noch die Sparlegierungen verarbeitet (z. B. Spargolde: 50 % Au, 10 % Pd, Rest Ag und Cu). Gewisse Fortschritte in der Weiterentwicklung sind vermutlich noch auf dem Gebiet der Kunststoffe zu erwarten (Prothesenwerkstoff, aber auch zunehmend als Füllungsmaterial verwendet).

14.2 Technik zahnärztlicher Arbeiten

Eine etwas genauere Zuordnung ist unter Umständen durch die Art der Technologie eines zahnärztlichen Werkstoffes möglich. In Anlehnung an *Heidemann* (1978) gibt die nachfolgende Tabelle 14.2—1 einen Anhalt

Verarbeitung	von	bis
Kautschukprothese	1851	1945
Kunststoffprothese	1936	heute
Metallprothese (gegossen)	1919	heute
Vollkrone (Gold)		
Ring-Deckel-Krone		
Ring gezogen oder gegossen	ab 1900	heute selten
Kaufläche gegossen		
Vollgußkrone	ab 1900	heute
Teilkrone		
Halbkrone, gegossen	nach 1900	heute
Fensterkrone, gegossen	ab 1900	etwa 1950
Verblendkrone mit Keramikfacette	ab 1949	heute selten
aufgebrannte Verblendung	etwa 1945	heute
Verblendkrone mit Kunststoffacette	nach 1936	heute selten
aufgepreßte Verblendung	nach 1936	heute
Stiftkrone		
Vollporzellan mit eingebranntem	1885	heute sehr
Stift (Logankrone)		selten
Wurzelkappe mit Stift,		
Rückenschild, Pt-Langstiftzahn	1866	heute selten
(Richmond-Krone)		
Stiftverblendkrone	je nach	heute
mit und ohne Kernaufbau	Verblendung	
Mantelkrone		
aus Prozellan	1925	heute
aus Kunststoff	nach 1936	heute
Füllungen		
Goldgußfüllung	ab 1900	heute
Amalgamfüllung	ab 1800	heute
Zementfüllung	1856	heute
Kunststoffüllung	ab 1950	heute

Tabelle 14.2–1: Zeitliche Zuordnung zahnärztlicher Technik

für eine zeitliche Zuordnung zahnärztlicher Technik. Auffallend sind jedoch die großen Intervalle der Anwendungsperioden.

Eine geografische Zuordnung zahnärztlicher Techniken (verschiedene „Schulen") hat in diesem Rahmen die größte Aussicht, solche charakteristischen Merkmale zu erfassen, die eine odontologische Identifizierung nach Nationalitäten unter Umständen ermöglicht. Im allgemeinen sind die zahnärztlichen Techniken der Prothetik und der konservierenden Zahnheilkunde unserer europäischen Nachbarn weniger bekannt. Identifizierungsversuche bei ausländischen Arbeitnehmern in der Bundesrepublik oder bei Katastrophenopfern multinationaler Zusammensetzung (Flugzeugabsturz!) weisen deutlich daraufhin, daß regionale Unterschiede in der Art zahnärztlicher Versorgung bestehen.

Türken zeigen vielfach im Frontzahnbereich (kosmetischer Effekt!) des Ober- und Unterkiefers Goldkronen (Abb. 14.2—1).

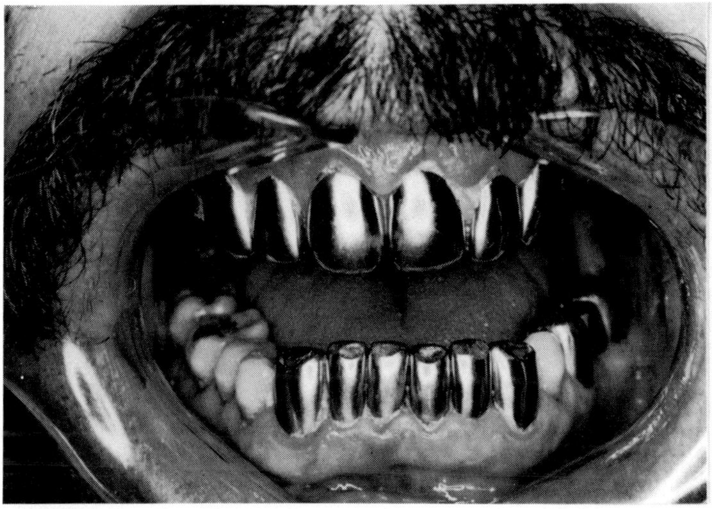

Abb. 14.2 — 1: Türke, 34 Jahre alt, Goldkronen im Ober- und Unterkieferfrontzahnbereich, angefertigt 1969.

Auch weniger edle Legierungen wie das grauweiße Palliag (Silber-Palladium-Legierung: 65 % Ag, 20—25 % Pd, 9 % Au, 0—5 % Cu, 2 % Pt, 0,5 % Zn; Schmelzbereich: 1050—950° C) werden für Kronenarbeiten verwendet. Diese Art der zahnärztlichen prothetischen Versorgung gibt es z. B. in Deutschland heute nicht mehr. Auffallend ist auch das Fehlen von

Amalgamfüllungen bei Türken. Griechen sind oftmals mit konfektionierten Hülsenkronen aus Gold versorgt. Der Kronenrand wird dem Zahnhals im Munde angebogen (typische Längsrillen). Amerikanische Amalgamfüllungen fallen durch ihre ausgedehnten Flächen auf. Provisorische Füllungen sind gut ausgearbeitet, da beispielsweise ein in Deutschland stationierter Armeeangehöriger mehrere Wochen warten muß, bis der Zahnersatz im Zentrallabor in den USA angefertigt worden ist.

15.0 Physikalisch-chemische Einwirkungen auf das Kausystem

Äußere Einflüsse verschiedenster Art können eine Leiche bis zur vollständigen Unkenntlichkeit verändern. Schwerste traumatische Schädigungen führen zu Trümmerfrakturen und Versprengungen von Fragmenten der Kieferknochen, von Alveolarknochenanteilen, Zähnen und Zahnersatz. Eine sorgfältige Untersuchung der gesamten (!) Leiche und des Umfeldes ist erforderlich. Anschließend müssen die gesäuberten Bruchstücke rekonstruktiv zusammengefügt werden.

Brandeinwirkungen sind in der Lage, eine Leiche erheblich zu entstellen. Daktyloskopische Identifizierungsmethoden können nicht angewendet werden, wenn die Haut der Hände und Füße verbrannt ist. In vielen Fällen gelingt die Sicherung der Identität nur mit Hilfe der Dentoskopie.

Kriminelles Handeln ist oftmals damit verbunden, gelegte Spuren zu beseitigen, um ein Aufdecken der Tat zu erschweren oder unmöglich zu machen. In bekannt gewordenen Fällen wurden zur Leichenbeseitigung Chemikalien benutzt, um die verschiedenen Gewebearten mehr oder weniger vollständig aufzulösen. Diese Säuren und Basen greifen auch das Kausystem und die zur Restauration verwendeten Dentalwerkstoffe an.

Auch eine längere Wasserliegezeit verändert den Zustand einer Leiche erheblich (Fäulnis, Fettwachsbildung). Das Kausystem bleibt hiervon nicht ausgenommen. Überhaupt rufen längere Liegezeiten in verschiedenem Mileu (z. B. Erdgrab, Waldboden) Veränderungen am Kausystem hervor. Im Hinblick auf eine odontologische Liegezeitbestimmung haben diese Auswirkungen wenig Aussagekraft (anders Skelettknochen!). Bei Identifizierungsfragen muß man jedoch wissen, welche Befunde postmortal entstanden sind. Beispielsweise ist eine postmortale Rosarotverfärbung der Zähne (pink teeth) nicht mit einer Intoxikationsfolge zu verwechseln.

15.1 Thermische Einwirkungen

Mit zunehmender Veränderung einer Leiche infolge des Einflusses thermischer Energie ist die Methode, einen unbekannten Toten anhand des Gebisses zu identifizieren, oftmals die letzte und einzige erfolgversprechende Lösungsmöglichkeit. Thermische Leichenveränderungen können auf verschiedenen Ursachen beruhen. Sie hängen von der Art der Energie und Beschaffenheit und Zuordnung der Leiche zur Energiequelle ab. ,,Feuerart'', Temperatur- und Zeitfaktor spielen eine erhebliche Rolle.

Vor Beginn der speziellen odontologischen Identifizierungsarbeit sollte man sich immer über die Brandursachen und Brandbedingungen informieren. Häufig ist für die Entstehung eines Brandes das Entzünden von Holz, Kohle, Öl, Benzin, Gas und dergleichen mehr ursächlich. Diese Brandursachen, aber auch trockene Hitze, Dämpfe und Flüssigkeiten sind in der Lage, bis zur Unkenntlichkeit verkohlte Leichen entstehen zu lassen. Auch die verschiedenen näheren Brandbedingungen prägen die postmortalen Leichenveränderungen. Sie können sehr unterschiedlich sein. Häufiger findet man Brandleichen nach einem Zimmerbrand (Schwelbrand durch Zigaretten bei Übermüdung, bei Alkoholisierung, Weihnachtsbaumbrand, Feuerwerkskörper etc.), Gebäudebrand (Hotel-, Theaterbrand), nach Brand in Verkehrsmitteln (Straßenfahrzeuge, Luftfahrzeuge), nach Explosionen oder bei Sturz in Flammen (Fabriken).

Eine vollständige Leichenverbrennung unter den oben genannten Bedingungen ist kaum möglich. Im Krematoriumsofen (Gas, Öl, Koks) bei etwa 1000° Celsius bleibt nach einer Stunde Brenndauer etwa ein Kilogramm kalcinierter Knochenrest übrig. Für Säuglinge und Kinder benötigt man eine Temperatur von etwa 500° C und zwei Stunden Brenndauer. Trotz dieser extremen Brandbedingungen ist es möglich, in der Asche Reste natürlicher Zähne und Dentalwerkstoffe zu finden.

Außergewöhnliche Umstände dürfen nicht davon abhalten, nach odontologischem Material zu suchen. Bei der Inspektion einer Brandleiche täuscht der äußere Aspekt oft eine höheren inneren Verbrennungs- und Zerstörungsgrad vor. Man ist immer wieder überrascht, wie gut die natürlichen Zähne erhalten sein können, so lange sie von den schützenden Weichteilen des Gesichtes bedeckt sind. Das bedeutet, daß die lippenwärtigen Flächen der Frontzähne im Schmelz- und Dentinbereich zerstört sein können. Einen gewissen Schutz bietet hier auch die postmortal vorgeschobene und eingeklemmte Zunge (Abb. 15.1—1 bis 15.1—5).

Aus kriminalistischer Sicht drängt sich bei Brandleichen immer wieder die Frage auf, ob es möglich ist, aus dem Verbrennungsgrad des Gebisses Rückschlüsse auf die Brandbedingungen zu ziehen. Für die Ermittlungsarbeit kann es von Bedeutung sein, ob jemand lebendig verbrannt oder ob seine Leiche verbrannt wurde. Es interessiert, wie lange die thermische Einwirkung andauerte und wie hoch die Temperatur gewesen

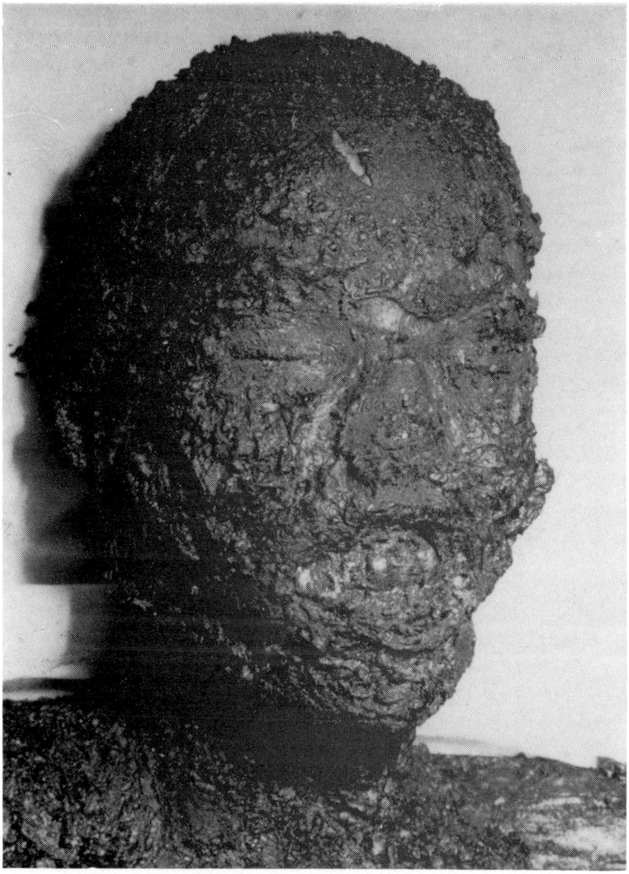

Abb. 15.1 — 1: Kopf einer Brandleiche. Versuch einer Leichenbeseitigung nach Erwürgen. 28 Jahre alt gewordene Frau. Brandherd 240 km vom Tatort entfernt; Material: Mischwaldunterholz und Autobenzin.

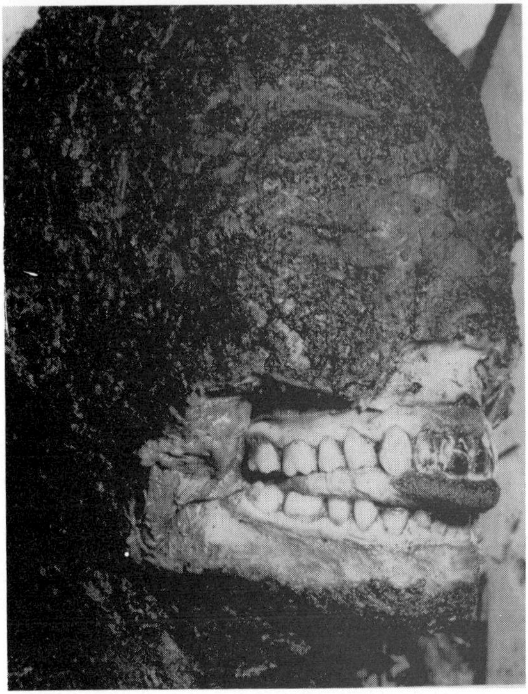

Abb. 15.1 — 2: Kopf der Brandleiche aus Abb. 15. 1 — 1 nach Präparation der Lippen- und Wangenreste. Eingeklemmte Zunge

war. Hieraus kann eine räumliche und zeitliche Zuordnung des Brandobjektes zum Brandherd rekonstruktiv erarbeitet werden.

Zur Differenzierung der Verbrennung eines Lebenden oder einer Leiche eignet sich das Kausystem nicht. Der Zerstörungsgrad der Zähne und der Dentalwerkstoffe lassen in groben Grenzen Rückschlüsse auf Temperatur und Einwirkdauer zu. Der schützende Weichteilmantel des Gesichtes erschwert die Beurteilung. Schon das Temperatur-Zeit-Verhältnis in den verschiedenen Variationen (z. B. 7 Stunden bei 100° C oder 7 min. bei 1000° C) ergibt eine Fülle an Befunden.

In der Literatur sind sowohl odontologische Brandleichenbefunde nach Unglücksfällen, als auch Einzelzahnveränderungen nach Laborversuchen beschrieben worden. Zu den ältesten Beobachtungen gehört die Feststellung *Dégranges* (1856), daß besonders Schneidezähne bei erhaltener Form brüchig werden. Der Schmelz leistet dabei größeren Widerstand.

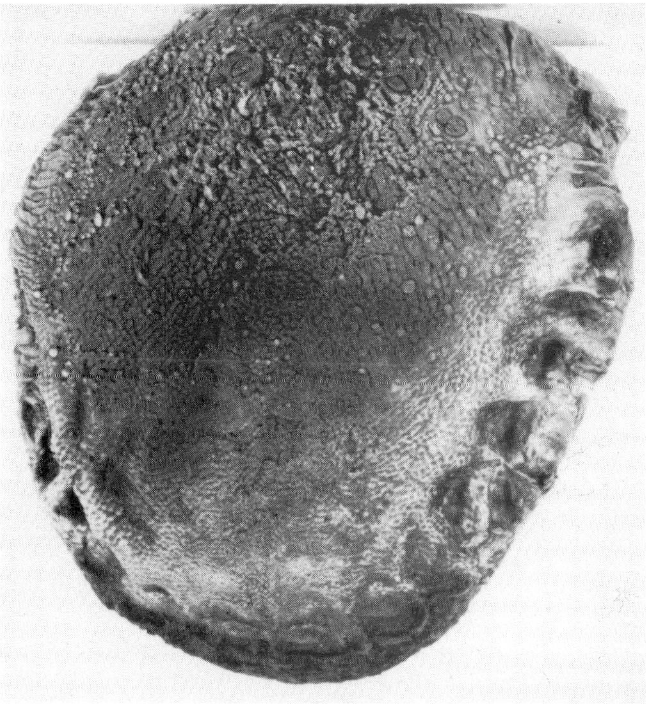

Abb. 15. 1 — 3: Zunge der Brandleiche aus Abb. 15. 1 — 2 mit randwärtigen Zahnimpressionen

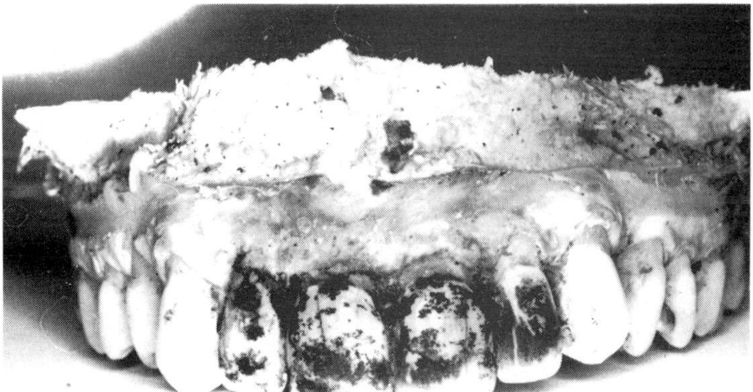

Abb. 15.1 — 4: Präparativ entnommener Oberkiefer der Brandleiche aus Abb. 15.1 — 2 mit Beeinträchtigung der Frontzahnlabialflächen. Beachte die senkrechten Schmelzsprünge bei 11 und 21

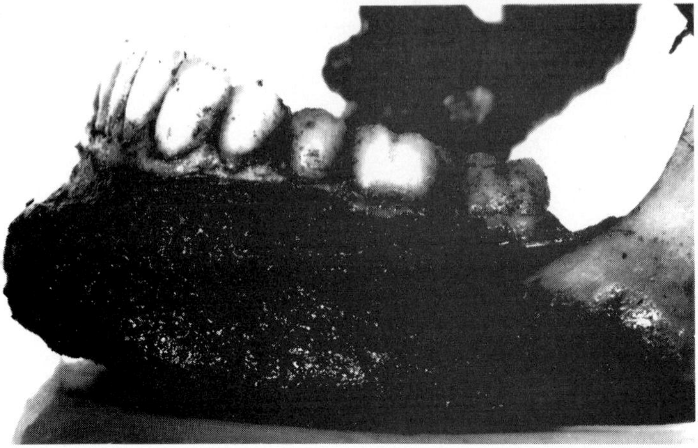

Abb. 15.1 — 5: Präparativ entnommener Unterkiefer der Brandleiche aus Abb. 15.1 — 2

Ähnliche Beobachtungen machte *Küchenmeister* (1875) bei Feuerbestattungen.

Als am 8. Dezember 1881 in Wien das Ringtheater ausbrannte, setzten umfangreiche gerichtsmedizinische Bemühungen zur Identifizierung der Opfer ein. Von 449 Toten konnten 294 identifiziert werden, teilweise nur odontologisch (*Klein* [1929]).

Eine wissenschaftliche Auswertung dieses Katastrophenfalles unter dem Gesichtspunkt der odontologischen Identifizierung von Brandleichen ist von *Hofmann* (1881, 1882) und *Zillner* (1882) vorgenommen worden. Wesentliche Befunde, wie Bröckeligkeit kalzinierter Zähne, weißgebranntes Aussehen, Lockerung in den Alveolen, Metallglanz und Vortäuschen kariöser Defekte sind bereits hier beschrieben worden.

In der Folgezeit ist die Bedeutung der Zähne für die Identifizierung nach Brandeinwirkung herausgestellt worden (*Schjerning* [1884/85], *Amoëdo* [1897], *Paltauf* [1903]), neue Ergebnisse wurden jedoch nicht mitgeteilt. Besonders *Amoëdo* (1897) hebt den Wert der odontologischen Identifizierung von Brandleichen hervor. Als am 4. Mai 1897 in Paris der ,,Bazar de la Charité'', eine Wohltätigkeitsveranstaltung, in Flammen aufging, fanden 126 Menschen den Tod. Etwa 30 stark verunstaltete Leichen konnten nicht sogleich identifiziert werden. Den hinzugezogenen Zahnärzten gelangen dann außergewöhnliche Erfolge.

Lepkowski und *Wachholz* (1903) haben die Untersuchungen über Verbrennungserscheinungen an Zähnen auch experimentell auf Zahnersatz ausgedehnt. Eine gewisse Systematik der Experimente fehlte jedoch. Diesem Mangel half *Gebhardt* (1923) durch umfangreiche Untersuchungen an natürlichen gesunden und kranken bleibenden Zähnen und Milchzähnen sowie an den bis dahin verfügbaren Dentalwerkstoffen ab.

Wärmequelle war ein Bunsenbrenner mit Temperaturen bis zu 1400—1600° C.

Böhmer (1932, hier auch Beispiele gelungener odontologischer Identifizierungen) hat bei Verbrennungsversuchen ebenfalls mit dem Bunsenbrenner einige von *Gebhardt* abweichende Befunde angegeben. Danach verbrannte Kautschuk nicht unbedingt vollständig und Milchzähne sollen flammenfester als bleibende Zähne sein.

Um die Verbrennungserscheinungen an Zähnen und Dentalwerkstoffen unter Bedingungen studieren zu können, die der Wirklichkeit näher kommen, haben *Günther* (1951) und *Günther* und *Schmidt* (1953) bei Verbrennungsprozessen an Leichen den zeitlichen Ablauf der Zerstörungen des odontologischen Materials beobachtet. In einem Krematoriumsofen sind bei etwa 1000°—1100° C die Leichen in 5 bzw. 6 Phasen verbrannt worden.

Untersuchungen an isolierten Zähnen und in situ bringen nach *Fritzsch* (1973) und *Machlitt* (1973) und *Rötzscher* (1972) keine wesentlichen qualitativen Unterschiede beim Zerstörungsvorgang.

Für die Praxis ist es im Hinblick auf die Vielfalt der Befunde angebracht, daß man sich an solchen Befunden orientiert, die etwa bei einem Hausbrand zu erwarten sind.

Der Zerstörungsgrad einzelner isolierter Zähne und Veränderungen an den Dentalwerkstoffen sind systematisch von *Berrsche, R.* (1978) im Muffelofen bei Temperaturstufungen von 100°—1000° C und Zeitintervallen von 5, 15, 30, 60, 90 und 120 min. und 3, 5 und 7 Std. beobachtet worden.

15.1.1 Natürliche menschliche Zähne

Einen Überblick über die an Schmelz (S), Dentin (D) und Zement (Z) beobachteten Veränderungen vermitteln die nachfolgenden Tabellen (Tab. 15.1.1—1) und die Abbildung 15.1.1—1.

		100 °C	200 °C	300 °C	400 °C	500 °C
	S	deutliche Schmelzrisse	grauweiß, schwärzliche Beläge, Spalten	hellgrau bis weiß, Risse und Abplatzen	grauweiß glänzend, vollständig abgesplittert	
7^h	D	bräunlich	schwarz	schwarz verkohlt	schwarz	wie nach 120′
	Z	ϕ	tiefschwarz, Längsrisse	schwarz glänzend, feine Risse, Abblättern	gelb bis hellbeige	
	S	Schmelzrisse	grauweiß, schwärzliche Beläge, Risse	hellgrau bis weiß, Risse und Abplatzen	stark hellgrau, feine Risse, z. T. abgesplittert	
5^h	D	bräunlich	dunkelbraun bis schwarz	schwarz, verkohlt	schwarz	wie nach 120′
	Z	ϕ	schwarz, Längsrisse	schwarz glänzend, Abblättern	hellbraun	
	S	Schmelzrisse	dunkelgrau, glänzend, Risse	hellgrau bis weiß, Risse und Spalte	hellgraubraun, Risse Absplittern	
3^h	D	bräunlich	dunkelbraun	schwarz verkohlt	schwarz	wie nach 120′
	Z	ϕ	dunkelbraun, Risse (undeutlich)	schwarz und glänzend, Abblättern	mittelbraun	
	S	Schmelzrisse	deutlicher Grauton, Risse	hellgrau bis weiß, glänzend, Risse und Sprünge	hellgrau-braun Risse, Absplittern	fast weiß, matt glänzend, feine Risse
120′	D	bräunlich	braun	schwarz und verkohlt	schwarz	graubraun
	Z	ϕ	orange bis braun, Risse	schwarz glänzend, netzartige Risse	braun	graubraun
	S	Schmelzrisse	deutlicher Grauton, Risse	hellgrau glänzend, Risse, z. T. abgesprungen	heller und matter werdend, absplitternd	weißgrau, abgesplittert, viele kleine Risse
90′	D	bräunlich	braun	schwarz, verkohlt	schwarz	graubraun
	Z	ϕ	deutliche orange netzartige Risse	schwarz glänzend, netzartige Risse	mittelbraun	helles graubraun, keine Risse

Tabelle 15.1.1–1: Veränderungen an Schmelz (S), Dentin (D) und Zement (Z)

	100 °C	200 °C	300 °C	400 °C	500 °C
	S ϕ	S gräulich glänzend, Risse	S hellgrau, feine Risse	S graugelb glänzend, Spalten, Absplittern	S hellgrau glänzend, abgesplittert, feine Risse
60′	D bräunlich	D braun	D schwarz verkohlt	D schwarz	D graubraun
	Z ϕ	Z deutliche orange netzartige Risse	Z schwarz matt, netzartige Risse	Z schwarz	Z braungrau, Risse
	S ϕ	S gräulich glänzend, Risse	S hellgrau, feine Risse	S graugelb glänzend Spalten	S hellgrau glänzend, abgesplittert, feine Risse
30′	D braungelb	D bräunlich	D schwarz, verkohlt	D schwarz	D graubraun
	Z ϕ	Z schwach orange	Z schwarz matt, netzartige Risse	Z matt schwarz	Z mittelbraun, Risse
	S ϕ	S Schmelzrisse	S grau, stark glänzend, viele feine Risse	S gelbgrau glänzend	S Anthrazitglanz, Schmelz blättert ab
10′	D gelbbraun	D bräunlich	D schwarz	D schwarz	D schwarz
	Z ϕ	Z hellbraun bis orange	Z schwarz, feine netzartige Risse	Z schwarz	Z matt schwarz, Risse
	S ϕ	S ϕ	S matt glänzend, leicht grau	S gelbgrau glänzend, m. br. Belägen, Risse	S braungrau, z. T. abgesplittert
5′	D gelbbraun	D bräunlich	D braun	D schwarz	D schwarz
	Z ϕ	Z hellgelb	Z gelb bis orange	Z dunkelbraun	Z matt schwarz, Risse

bei unterschiedlichen Zeit-Temperaturintervallen.

Tabelle 15.1.1–1: Veränderungen an Schmelz (S), Dentin (D) und Zement (

	600 °C	700 °C	800 °C	900 °C	1000 °C
	S mittelgrau, abgesplittert	S wie nach 90′	S wie nach 5h	S rosa, keine Glanz, abgesprungen, rissig	S hellrosa matt, voll-vollständig zerbröckelt
7h	D zentral dunkelgrau, peripher hellgrau	D zentral hellgrau, peripher weiß	D fast vollständig weiß, zentral hellgrau	D wie nach 5h	D vollkommen weiß
	Z grau-weiß, mit gelblichen Flecken, Risse	Z weiß, Risse	Z weiß und gering rosa und gelb, viele kleine Risse	Z wie nach 5h	Z rosa bis rot, rissig
	S mittelgrau, abgesplittert	S wie nach 90′	S dunkelgrau matt, abgeplatzt	S rosa, kaum Glanz, abgesprungen, rissig	S hellrot matt, abgesprungen, rissig
5h	D zentral dunkelgrau, peripher hellgrau	D wie nach 120′	D wie nach 90′	D weiß bis rosa	D wie nach 30′
	Z hellgrau mit gelblichen Flecken, Risse	Z gelblich weiß, feine und totale Risse	Z wie nach 3h	Z leicht rosa, z. T. gelblich, Risse	Z rosa, rissig
	S hellgrau, abgesplittert	S wie nach 90′	S wie nach 30′	S schwarzgrau mit Rosaton, abgesprungen, rissig	S wie nach 120′
3h	D zentral: dunkelgrau peripher: hellgrau	D wie nach 120′	D wie nach 90′	D wie nach 120′	D wie nach 30′
	Z hellgraubraun, tiefe Längs- u. Querrisse	Z wie nach 90′	Z weiß, starke Risse	Z gelbstichig, Risse	Z wie nach 120′
	S hellgrau, abgesplittert	S wie nach 90′	S wie nach 30′	S grauschwarz, abgesprungen, rissig	S deutlich rosa, kein Glanz, abgesprungen, rissig
120′	D zentral schwarz, Rand hell	D zentral blaugrau peripher hellgrau	D wie nach 90′	D weiß	D wie nach 30′
	Z hellgraubraun, tiefe Längs- u. Querrisse	Z wie nach 90′	Z wie nach 90′	Z wie nach 90′	Z deutlich rosa, mit gelblichen Stellen, rissig
	S	S grau matt glänzend abgeplatzt	S wie nach 30′	S wie nach 30′	S schwach rosa, matt, abgesprungen, rissig
90′	D wie nach 30′	D zentral weiß peripher hellgrau	D zentral hellgrau peripher weiß	D hellgrauer Ring, peripher weiß	D wie nach 30′
	Z	Z bläulich grau, feine Risse	Z weiß-bläulich, starke Risse	Z weiß, mit Rosaschimmer, Risse	Z schwach rosa mit gelblichen Stellen, rissig

	600 °C	700 °C	800 °C	900 °C	1000 °C
	S	S wie nach 5^h	S wie nach 30′	S	S weißgrau, mit Rosastich, matt, abgesprungen, rissig
60′	D wie nach 30′	D wie nach 30′	D zentral grau peripher weiß	D wie nach 30′	D wie nach 30′
	Z	Z hellgrau bis gelblich, abgeplatzt, darunter weiß	Z wie nach 30′	Z	Z weiß mit Rosastich, Risse
	S hellgrau, abgesplittert	S wie nach 5′	S grau, matter Glanz, abgeplatzt	S hellgrau, matt glänzend, abgespr., Risse	S weißgrau, matt, abgesprungen, rissig
30′	D zentral schwarz, Rand hell	D zentral schwarz peripher grau	D zentral dunkelgrau peripher hellgrau	D mittelgrau, peripher weiß	D weiß
	Z hellgraubraun, keine Risse	Z graubraun, gerissen	Z Zahnhals blaugrau, Spitze weiß, Risse	Z gelb, Risse	Z weiß, Spitze rosa, Risse
	S graugländzend, abgesplittert	S wie nach 5′	S wie nach 5′	S wie nach 5′	S hellgrau matt, abgesprungen, rissig
10′	D schwarz	D wie nach 5′	D zentral schwarz peripher grau	D grau, peripher weiß	D hellgrau
	Z braunschwarz, Risse	Z schwarzbraun, abblätternd	Z grau, viele kleine Risse	Z blaugrau, Risse	Z bläulich, schwärzliche Risse
	S Anthrazitglanz, abgesplittert	S grau glänzend abgebröckelt	S grau glänzend, abgeplatzt	S hellgrau glänzend, abgesprungen	S mittelgrau, matt glänzend, abgesprungen, rissig
5′	D schwarz	D schwarz verkohlt	D schwarz	D schwarz, peripher grau	D grau
	Z matt schwarz, Risse	Z matt schwarz, Risse	Z grauschwarz	Z schwarz, Risse	Z blauschwarz, Risse

bei unterschiedlichen Zeit-Temperaturintervallen.

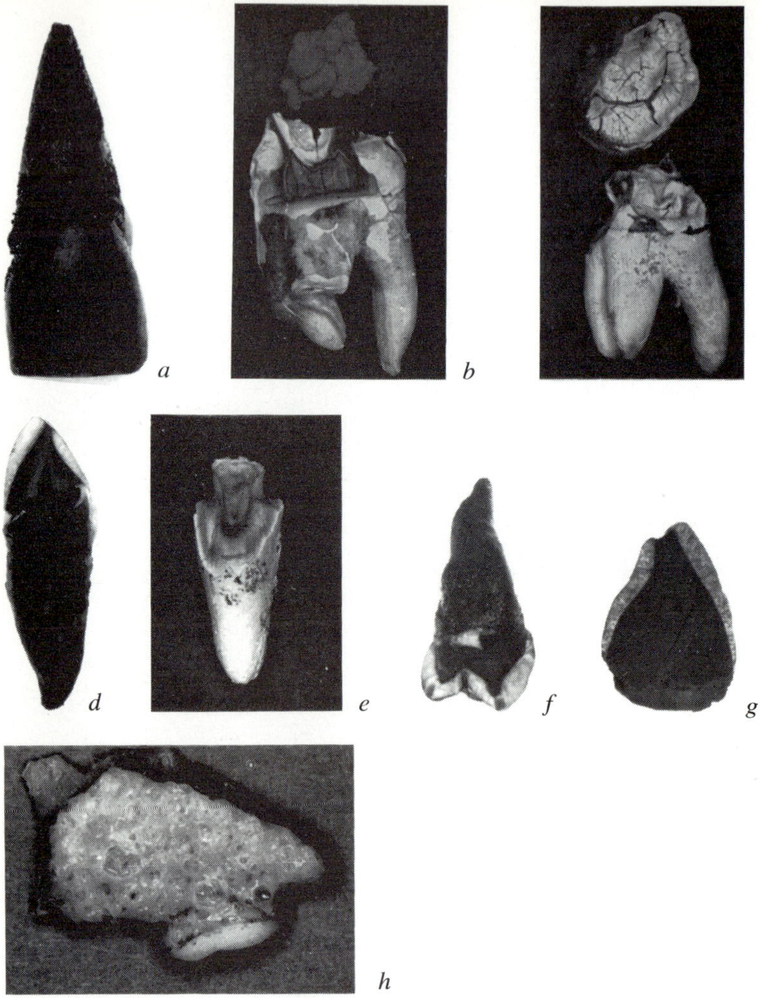

Abb. 15.1.1 — 1: Zerstörungen an Zähnen und Kunststoff nach thermischer Einwirkung:
a) 400 ° C, 30 Min., Anthrazitglanz
b) 900 ° C, 60 Min., Amalgamreste
c) 1000 C, 12 Std., Krone haubenartig gelöst
d) 200 ° C, 5 Std., Krone teilweise abgesprengt
e) 700 ° C, 7 Std., Dentinkern, abgesprengte Krone
f) 500 ° C, 5 Std., ähnlich d)
g) 400 ° C 30 Min. Schmelz und Dentin schalenartig abgesprengt
h) 250 ° C 60 Min. blasiger Kunststoffanteil mit Kunststoffzahn einer Prothese

15.1.2 Natürliche Zähne mit Amalgamfüllungen

Unter gleichen Versuchsbedingungen sind Verhalten und Zustand von Amalgamfüllungen (Silber-Zinn-Quecksilberlegierungen) beobachtet worden. Die Temperatursteigerung betrug jeweils 100° C in den Grenzen von 100°—1000° C.

Amalgamfüllungen

100° C Nach 5 Min. treten kleine silbrig glänzende Perlen an der Oberfläche aus. Nach Abkühlen glänzen sie matt. Die Anzahl der Perlen verringert sich, bis nach 3 Std. keine mehr vorhanden sind. Die Farbe der Füllung, das Volumen und die Verankerung bleiben auch nach 7 Std. unverändert.

200° C Bis zu einer Stunde Brenndauer sind Perlen der Oberfläche vorhanden. Danach wird die Oberfläche porös. Das harte Material wird nach 10 Min. weich und abschabbar, nach 90 Min. weich, mehlig und bröselig. Die Farbe der Füllung geht in einen hellgrauen Ton über. Die Verankerung und das Volumen bleiben auch nach 7 Std. unverändert.

300° C Bereits nach 15 Min. wird die Füllung weich und zerdrückbar. Die Farbe ändert sich von grau über mattschwarz (nach 30 Min.), braungrau (nach 60 Min.), braunschwarz (nach 120 Min.) bis grau (nach 5 Std.). Nach 15 Min. sind die Perlen verschwunden, die Oberfläche wird rauh. Volumen und Verankerung am Zahn bleiben nach 7 Std. unverändert.

400° C Nach 5 Min. ist die Füllung gequollen, das Meterial wird grauschwarz bis schwarz, die Oberfläche rauh und porös. Bei geringster Berührung nach 2 Std. Brenndauer zerfällt das Material. Nach 7 Std. ist die Füllung stark gequollen.

500° C Das Material wird schnell hochgradig brüchig. Die Farbe wechselt nach grauschwarz, die Oberfläche erscheint porös und rissig. Das Volumen nimmt nur unwesentlich zu. Der Halt am Zahn geht bei abgesprungenem Schmelz nach etwa 60 Min. verloren.

600° C In den ersten 15 Min. erscheint die Füllung im Ofen weich, wird aber dann hart. Die Farbe liegt zwischen grau und grauschwarz, die Oberfläche ist rauh, porös und rissig. Nach einer deutlichen Quellung (bis 30 Min.) nimmt das Volumen wieder ab. Der Halt am Zahn geht bereits nach 15 Min. verloren.

700° C Die anfangs weiche und bröckelige Füllung wird nach 120 Min. hart, die Oberfläche porös. Das Volumen bleibt nach 5 Min. und nach 7 Std. unverändert. Bereits nach 10 Min. ist die Füllung leicht vom Zahn entfernbar, sie haftet z. T. am abgeplatzten Schmelz. Die Zahnkrone ist nach 7 Std. völlig zerfallen.

800° C Die graue bis grauschwarze Farbe, die poröse Oberfläche, das unwesentlich vergrößerte Volumen und der fehlende Halt am Zahn sind nach 5 Min. Brenndauer vorhanden. Auch nach 7 Std. liegen dic gleichen Eigenschaften vor.

900° C Nach 5 Min. kann die flüssige rotglühende glatte Schmelze aus dem Zahn fließen. Reste kleben an Schmelzscherben. Bleibt das Metall in der Kavität, so wird es nach 30 Min. wieder hart und grau. Die Füllung ist stark aufgetrieben und sieht polypös aus. Dieser Zustand ist auch nach 7 Std. Brenndauer anzutreffen.

1000° C Die Zahnkrone splittert nach 5 Min., das Metall geht vom flüssigen Zustand nach 30 Min. in einen festen über. Das Volumen wird größer die Oberfläche sieht polypös oder blumenkohlartig aus. Der Halt der Füllung am Zahn ist von Beginn an schwach.

15.1.3 Kunststoffprothesen

Zahnärztliche Prothesen bestehen heute nach der Ablösung des Kautschuks hauptsächlich aus Kunststoff. Es handelt sich um rosarot eingefärbte Polymerisationsprodukte mit dem Methylester der Methakrylsäure als Monomer.

Kunststoffprothesen

150° C	Bei 150° C trockener Hitze und geringer Sauerstoffzufuhr kommt es auch nach 2 Std. allenfalls zu geringen Deformationen der Kunststoffprothese.
200° C	Wird die Temperatur auf 200° C erhöht, so kann man nach 10 Min. bereits eine Prothesenranderweichung sehen. Nach 20 Min. erweicht die Prothese vollkommen, das Material wird weich und fadenziehend. Drei Stunden später schrumpfen dünne Kunststoffränder (vergasen), dickere Anteile zeigen eine grobe Blasenbildung. Auch die dickeren Anteile schrumpfen nach weiteren Stunden bis zum vollständigen Verschwinden. Wird die Hitzeeinwirkung gestoppt, so erstarrt das Material in dem jeweiligen Zustand.
250° C	Zwei Stunden nach Einwirken dieser Temperatur wird der Kunststoff weich und plastisch. 20 Min. später wird er fadenziehend. Schrumpfung und vollständiges Zerfließen sieht man nach 60 Min. Etwa 90 Min. später ist das Material gleichmäßig zerflossen und großblasig brodelnd. Mittelgroße Kunststoffprothesen sind nach etwa 2—3 Std. vollständig verschwunden.
300° C	Nach 15 Min. kommt es zum grobblasigen Brodeln des Materials. Unter Schrumpfung fallen die Mineralzähne aus. Die bräunlich-rosa Masse ist nach 45 Min. vollständig verschwunden.

400° C	Bereits nach 1 Std. sind die Prothesenränder kleinblasig verändert, nach 3 Std. beginnen die Ränder unter Brodeln zu vergasen. Nach 5 Std. kommt es zu einer groben Blasenbildung mit einem hellrosaroten Farbton. Die Mineralzähne sind herausgelöst und zeigen keinerlei Veränderungen. Zum rückstandlosen Verbrennen benötigt die Prothese ca. 10 Std.
500° C	Vier Stunden nach Einbringen in den Ofen entwickeln sich grobe Blasen und Rauch. Nach 6 Std. ist die Prothese restlos vergast.
600° C	Das Kunststoffmaterial fängt sofort Feuer. Bei Luftzufuhr kommt es zur Stichflammenbildung. Nach 2 Std. ist der Kunststoff verschwunden.
700° C	Nach dem Feuerfangen kommt es zu schwarzer Rauchbildung und restloser Verbrennung innerhalb von 2 Stunden.

15.1.4 Goldlegierungen

Durch Versuche an Leichen unter Krematoriumsbedingungen sind uns die Veränderungen an Dentalgoldlegierungen bekannt geworden *(Günther* und *Schmidt* [1953]). Bei Temperaturen von etwa 1000° C erfahren Goldgußfüllungen (Inlay) nach 10 Min. eine Lockerung. Nach 15 Min. können sie aus oberen Frontzähnen herausfallen. Kronen im Frontzahnbereich laufen rötlich an. Beträgt die Brenndauer 20—25 Min. so sind die Goldeinlagen nach und nach herausgefallen. Goldkronen können in diesem Stadium an bereits flüssig gewesenen Metallkanten Trümmerstaubeinschlüsse aufweisen und dadurch grauweiß aussehen. Im Molarenbereich zeigt sich die Goldkrone noch im rötlichen Farbton. Lotverbindungen an Brücken aus Gold können sich auflösen.

Eine Besonderheit stellen die Quellkugeln dar (*Günther* und *Schmidt* [1953]). Goldüberkronte Zähne zeigen nach einer Verbrennungszeit von 45—75 Min. Dauer kugelige mehrkammerige spröde Gebilde von grauer Farbe. Sie sind 2—3mal größer, als die ursprüngliche Krone.

Im allgemeinen lassen sich keine gesetzmäßigen Veränderungen bei Goldlegierungen nachweisen. Legierungsart, Werkstück (Inlay, Krone, Brücke) und Lokalisation in der Mundhöhle sorgen für unterschiedliche Veränderungen.

Nach längerer Einwirkzeit bei hohen Temperaturen (1000°—1200° C) sieht man in den Ascheresten kleine unscheinbare graue Kugeln. Reines Gold hat einen Schmelzpunkt von 1062° C und einen Siedepunkt von 2600° C. Je nach den Legierungskomponenten (Ag, Cu, Pt, Pd, Ir) weisen die Dentalgolde unterschiedliche Schmelzintervalle auf (Tab. 15.1.4—1).

Indikation	Legierung	Typ	Schmelzintervall
Inlay, einflächig	Degulor A	weich	1080–1030
Kronenringe, angußfähig	Degulor i	weich	1130–1020
Kronenringe	Degulor B	mittel	1040– 960
Kronenringe	Degulor S	mittel	990– 900
Inlay, mehrflächig, Kronen, kleine Brücken	Degulor C	hart	975– 900
Aufbrennfähige Kronen- u. Brückengerüste (Goldkeramik)	Degudent N	hart	1210–1080
Inlay, mehrflächig, Kronen, Brücken Modellguß	Degulor M	extrahart	970– 900
Goldkeramik	Degudent U	extrahart	1260–1150

Tab. 15.1.4 — 1: Indikationen und Schmelzintervalle einiger Dentallegierungen der Fa. DEGUSSA, Frankfurt/M.

15.1.5 Mineralzähne

Porzellankronen (Mantelkronen, Jacketkronen) springen leicht. Unter Krematoriumsbedingungen sind sie nach 10 Min. gespalten, danach zerbrochen. Nach der Veraschung liegen sie in kleinen schwer auffindbaren Scherben vor.

Prothesenzähne aus Prozellan weisen nach 70 Min. Brenndauer eine etwas angerauhte glanzlose Oberfläche auf. Nach Veraschung können sie schwach gelblichgrau aussehen, sind aber unversehrt (*Günther* [1951]).

15.1.6 Stahl

Stahlkronen bleiben nach 15 Min. Brenndauer unter Krematoriumsbedingungen unverändert. Allmählich wird die Oberfläche stumpf, sie bleibt aber glatt. Prothesen und Kronen aus Stahl oder Palliag behalten ihre Form auch nach 70 Min. Brenndauer bei (*Günther* [1951]).

15.1.7 Hinweise für die odontologische Spurensicherung bei Brandleichen

Der Zustand der Leiche nach der Brandeinwirkung ist für die odontologischen Untersuchungen von entscheidender Bedeutung. Ist der Zerstörungsprozeß des Kausystems nicht allzuweit fortgeschritten, so läßt sich die odontologische Untersuchung am besten nach der präparativen Entnahme von Ober- und Unterkiefer durchführen. Vorsorglich sollte man vor der Entnahme eine fotografische Befunddokumentation vornehmen.

Bestehen die geringsten Zweifel an der Festigkeit der Zähne, so ist eine manuelle oder instrumentelle Öffnung der Mundhöhle zu unterlassen. Verfügt man über ein transportables Röntgengerät, dann sollte der Gesichtsschädel geröngt werden.

Haben die Brandbedingungen zu einer Calzinierung der Zähne geführt, genügt oftmals die leichteste Berührung, um den Zahn in Asche zerfallen zu lassen. Ohne weitere Hilfsmittel wäre eine odontologische Spurensicherung nicht möglich.

Zur Fixation der verbrannten brüchigen Zähne kommen nach *Gebhardt* (1923) Flüssigkeiten in Frage. Die Flüssigkeit wird an den hydrophilen Zahn herangebracht (Glasstab) und soll eine feste schützende Hülle sowie eine Gefügefestigung bewirken. Die labortechnischen Dentalwachse sind hierzu geeignet. Allerdings können sie nicht verwendet werden, solange die Zähne noch heiß sind. Das Mittel der Wahl stellt Wasserglas (Alkalisilikat) dar. Es dringt gut in den Brandzahn ein, verändert weder Oberfläche noch Farbe und macht das Gefüge steinhart.

Gebhardt (1923) hat ferner ein Verfahren ausgearbeitet, nach dem es möglich ist, kariöse Defekte von verbranntem Zahnhartgewebe und schwarzen Niederschlägen zu unterscheiden. Durch das oxydierende Einwirken von $KClO_3$ + H_2SO_4 kann eine Karies gebleicht werden.

Wenn es unter dem Einfluß sehr hoher Temperaturen zu einem Einschmelzen metallischer Dentalwerkstoffe kommt, wird es unmöglich, Rückschlüsse auf Art und Form (z. B. Krone, Füllung) der ursprünglichen zahnärztlichen Arbeit zu ziehen.

In den meisten Ländern werden die Dentallegierungen von einigen wenigen Firmen hergestellt. Die wesentlichen Grundelemente sind: Ag, Al, Au, Cd, Co, Cr, Cu, Fe, Ir, Mo, Ni, Os, Pd, Pt, Rh, Sb, Sn und Zn. Firmenspezifische Schwankungen in der Zusammensetzung der Legierungen lassen sich mit Hilfe der Neutronenaktivierungsanalyse ermitteln (*Rötzscher* et al. [1973]).

Der im Brandherd gefundene Metallanteil kann aufgeschlüsselt und einem bestimmten Hersteller zugeordnet werden. Eine odontologische Identifizierung wird hierdurch in einigen Fällen möglich sein. Nach *Rötzscher* et al. (1974) wäre es zu begrüßen, wenn die Hersteller von Dentallegierungen zur Kennzeichnung ein ,,Pilot-element" zufügen würden.

15.2 Chemische Einwirkungen

Vitale Schädigungen aus dem Berufsumfeld an Zähnen und Zahnhalteapparat sind unter 12.0 als Identitätsmarken der Mundhöhle beschrieben worden.

In diesem Abschnitt werden die Veränderungen an Zähnen und Dentalwerkstoffen erläutert, die durch einen Angriff von konzentrierten Säuren und Basen entstehen. Ziel dieses Vorgehens ist bei kriminellen Handlungen eine vollständige chemische Lösung des Opfers oder einzelner Leichenteile im Sinne einer Spurenbeseitigung. Nachdem das organische Material gelöst ist, können die Restprodukte weitergeleitet werden (z. B. in das örtliche Abwassersystem, in Flüsse oder Seen).

Täter und Tatwerkzeug zur Spurenbeseitigung stehen oftmals miteinander in Beziehung infolge einschlägiger Fachkenntnisse (Chemiker, Chemiearbeiter, Drogisten etc.). In den meisten Fällen werden die im Handel erhältlichen Chemikalien benutzt.

Block (1935) berichtet über einen Fall aus Frankreich aus dem Jahre 1879. Zwei Menschen wurden erschossen und anschließend mit konzentrierter Schwefelsäure übergossen. Zu diesem Zweck legte man die Leichen mit Kleidung aber ohne Schuhe und Schmuck in eine Badewanne und gab 25 Liter Säure hinzu. Zunächst zerfielen die Kleidungsstücke, dann verfärbte sich die Haut schwarz und nach etwa 3 Tagen hatten sich die beiden Leichen in einen geleeartigen Brei aufgelöst. Durch Zugabe von Wasser verdünnte man den Brei und leerte ihn in den Abort.

Ein weiterer Fall wird aus England von *Simpson* (1950) berichtet. Eine wohlhabende Witwe wird von einem Chemiker erschossen. Anschließend legt er sein Opfer in ein Metallgefäß und übergießt es mit Salzsäure. Die Säure erneuert der Täter täglich. Nach etwa 4 Tagen fand er beim Abgießen der Salzsäure eine ,,salbige" Masse und Knochenteile am Boden des Behälters. Den Brei schüttete er in einen Abfluß im Hof seines Hauses. Im Zuge der polizeilichen Ermittlungen fand man Reste säurig-fettigen Breis, Gallensteine und die Kunststoffvollprothese des Ober- und Unterkiefers. Der behandelnde Zahnarzt der Witwe konnte das Opfer identifizieren.

Der menschliche Organismus setzt sich zu etwa 40 % aus festen Substanzen (organische Bestandteile 35 %, mineralische Bestandteile 5 %) und zu 60 % aus Wasser zusammen. Der Einfluß der Chemikalien auf das organische Material führt zur vollständigen Auflösung. Ein menschlicher Organismus, in den noch keine Fremdkörper, wie Nägel, Schrauben, künstliche Gelenke, Herzschrittmacher oder Dentalwerkstoffe eingegliedert worden sind, kann somit durch verschiedene Chemikalien vollständig aufgelöst werden.

Zur systematischen Darstellung der Destruktionsprozesse und der hierfür erforderlichen Zeit hat *Ruscheweyk* (1978) Versuche mit folgenden Chemikalien durchgeführt:

Salpetersäure HNO_3 100 %, HNO_3 65 %
Schwefelsäure H_2SO_4 98 %, H_2SO_4 72 %, H_2SO_4 40 %
Salzsäure HCl 37 %, HCl 20 %
Flußsäure HF 48 %
Essigsäure H_3COOH 96 %
Natronlauge NaOH 40 %
Kalilauge KOH 52 %
Ammoniak NH_3 25 %

Organisches Material wird vollständig aufgelöst von:

HNO_3 100 %, HNO_3 65 %
H_2SO_4 98 %, H_2SO_4 72 %, H_2SO_4 40 %
HCl 37 %

Der in kriminalistischem Sinn nachteiligen starken Rauchentwicklung der 100 %igen Salpetersäure steht deren 20faches schnelleres Auflösevermögen beispielsweise von Muskelgewebe gegenüber.

Die Hartgewebe, wie etwa die Knochen, werden von folgenden Chemikalien aufgelöst:

HNO_3 100 %, HNO_3 65 %
H_2SO_4 98 %
HCl 37 %, HCL 20 %

Der Zeitaufwand für eine vollständige chemische Auflösung eines Menschen ist von vielen Faktoren abhängig: Bekleidung, Körperlänge und Körpergewicht und damit der Körperoberfläche, Grad einer Leichenzerstückelung, Alter (Säugling, Greis). Ein Würfel von ca. 20 g Muskelgewebe wird durch HNO_3 100 % in 15 Minuten vollständig aufgelöst. Das gleiche Reagenz ist in der Lage, eine Femurknochenscheibe von 7 mm Dicke ($\sim$ 5,7 g) in 14 Stunden aufzulösen.

Im Rahmen der forensischen Odontologie interessiert das chemische Auflösevermögen natürlicher Zähne (= Hartgewebe) und Dentalwerkstoffe. Die Zusammensetzung der einzelnen Materialien geht aus Tab. 15.2—1 hervor. Unter Anwendung der oben genannten Chemikalien kommt es nach unterschiedlicher Zeitdauer zur vollständigen Auflösung von Zähnen und herkömmlichen Dentalwerkstoffen (Tab. 15.2—2, Abb. 15.2—1 nach *Ruscheweyk* [1978]).

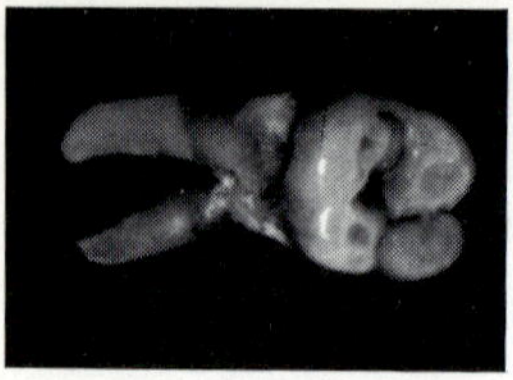

a

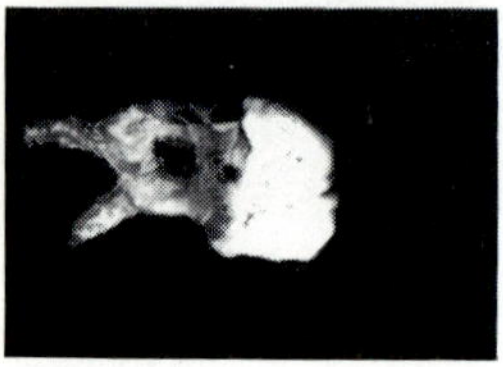

b

Abb. 15.2 — 1:
Schwefelsäure (98 %)
natürliche Zähne
a) vor Beginn
b) nach 4 Tagen

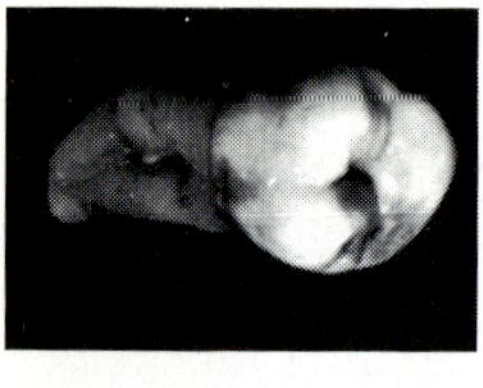

a

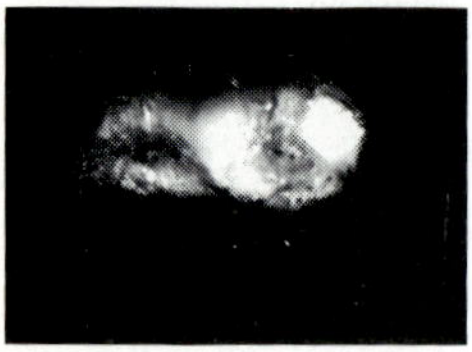

b

Salzsäure (37 %)
natürliche Zähne
a) vor Beginn
b) nach 4 Stunden

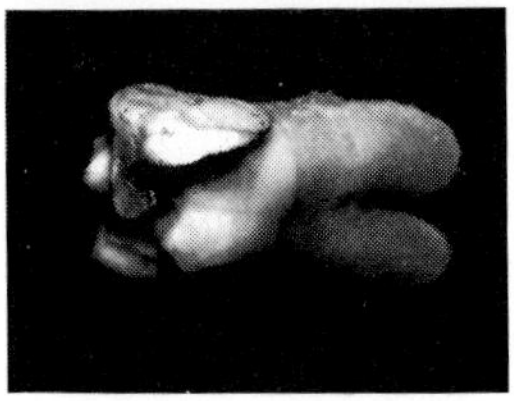

a

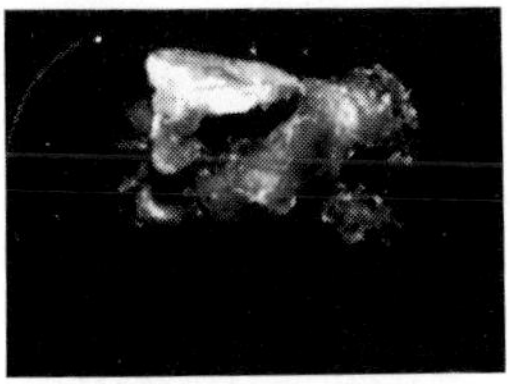

b

Salzsäure (20 %)
Zähne mit Amalgamfüllung
a) nach 2 Stunden
b) nach 32 Stunden

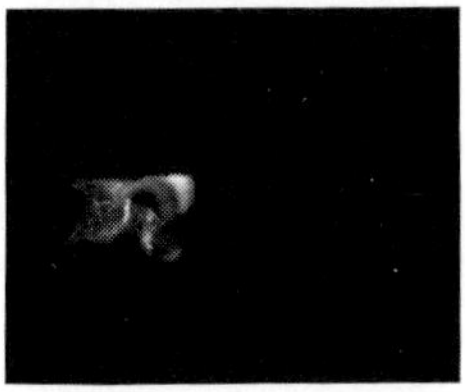

a

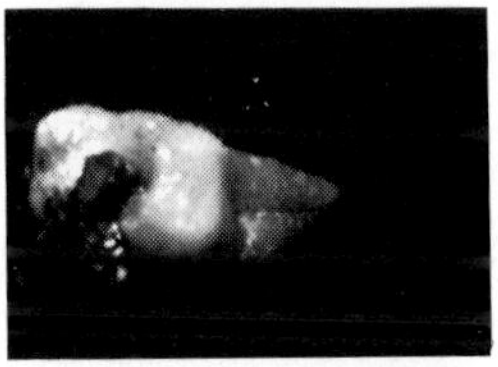

b

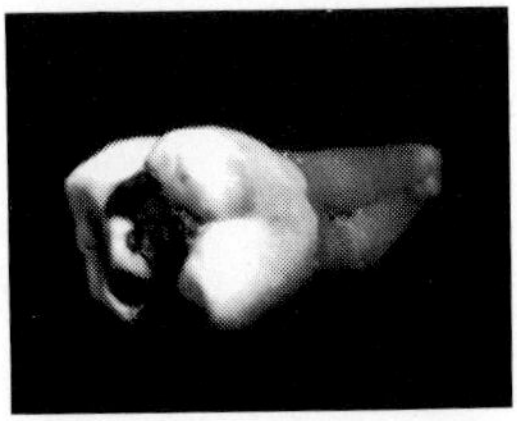

c

Salpetersäure (100 %)
Zähne mit Amalgamfüllung
a) vor Beginn
b) nach 2 Stunden
c) nach 8 Stunden

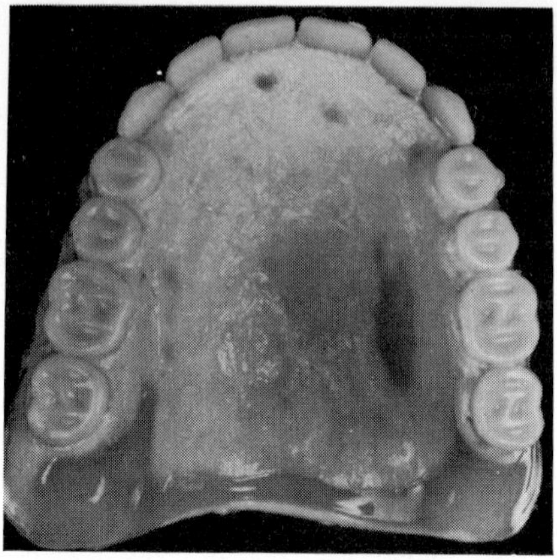

a

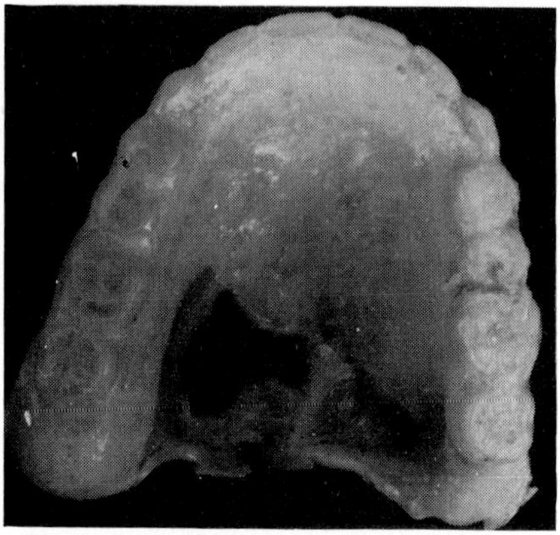

b

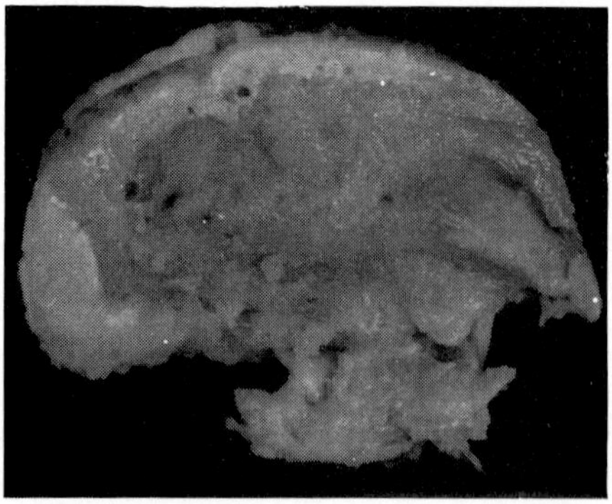

c

Schwefelsäure (98 %)
Kunststoffprothese
a) nach 1 Stunde
b) nach 8 Stunden
c) nach 14 Tagen

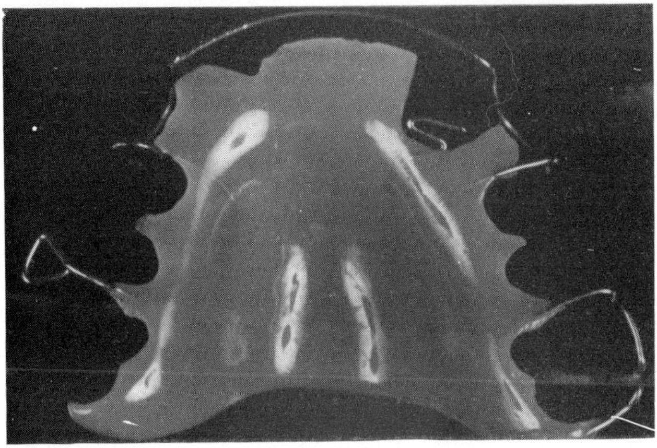

a

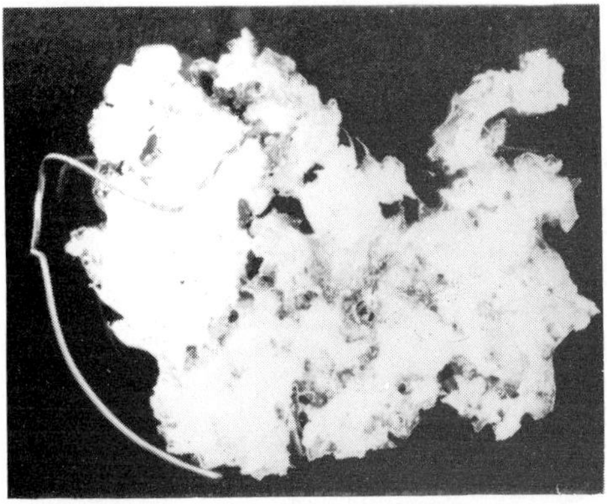

b

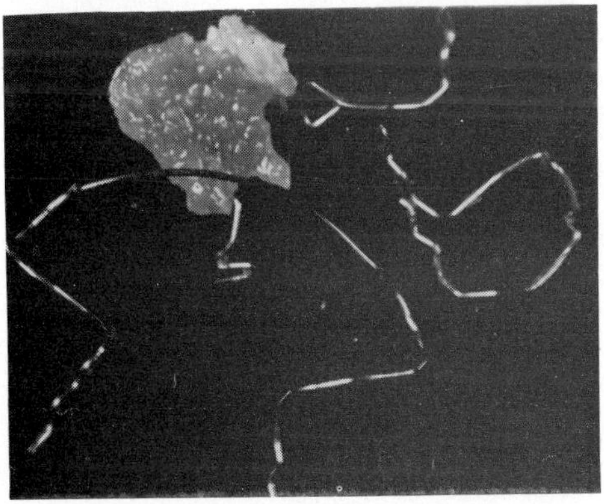

c

Salpetersäure (100 %)
Kunststoffprothese
a) vor Beginn
b) nach 1 Stunde
c) nach 1 Stunde
und 15 Minuten

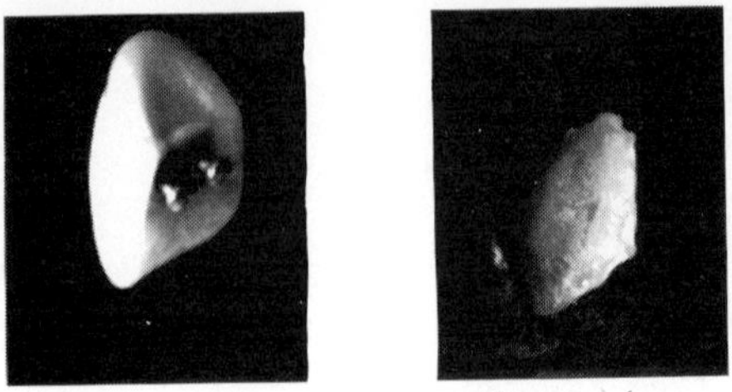

a *b*

Flußsäure:
a) Porzellanzahn vor Beginn
b) Porzellanzahn nach 1 Stunde

Salzsäure (37%)
a) Metallprothese (Stahl) vor Beginn
b) nach 30 Tagen

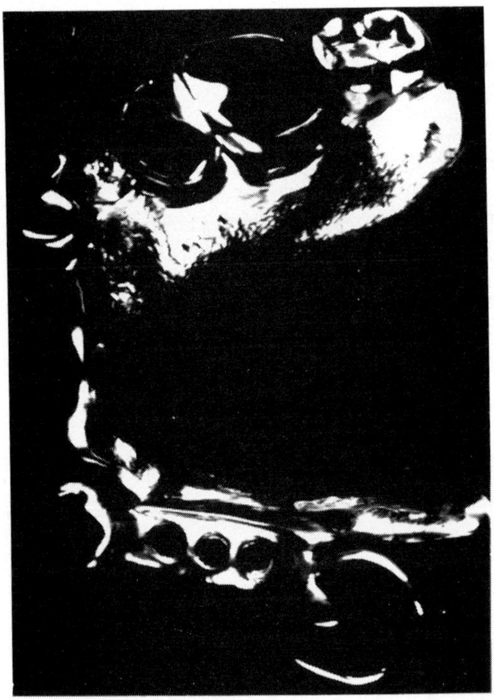

a

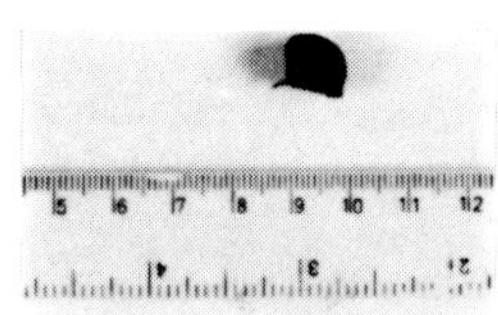

b

Systematische gleichartige Untersuchungen sind in der Literatur bisher nicht beschrieben worden. *Schranz* (1971) hat Salzsäure, Schwefelsäure und Salpetersäure auf Zähne, Knochen, Akrylat (Kunststoff), Kautschuk und Porzellan einwirken lassen. Die Ergebnisse decken sich im wesentlichen mit denen von *Ruscheweyk.*

Konstruiert man ein Fallbeispiel, bei dem das Opfer eine Unterkieferteilprothese aus Metall (Stahl, z. B. Wisil), eine Oberkiefervollprothese aus Kunststoff (Polymethacrylsäureester, z. B. Paladon), einige natürliche Zähne mit Amalgam- und Goldfüllungen im Unterkiefer und Porzellanzähne im Frontzahngebiet der oberen Prothese aufweist, so wäre eine vollständige chemische Auflösung mit folgender Reagenzienkombination möglich:

1. Für eine relativ schnelle Auflösung menschlicher Gewebe:
   HNO_3 100 %; HNO_3 65 %
   H_2SO_4 98 %
   HCl 37 %
2. Für das Auflösen der Porzellanzähne ausschließlich:
   Flußsäure
3. Zur Lösung der Stahlprothese ausschließlich und über ca. 30 Tage:
   Salzsäure 37 %
4. Die Kunststoffprothese und die Kunststoffzähne auf der Basis der Polymethacrysäureester lösen sich schnell in:
   Salpetersäure 100 %
5. Innerhalb weniger Minuten werden Amalgamfüllungen gelöst durch:
   Salpetersäure 100 %
   Salpetersäure 65 % und
   etwas langsamer durch:
   Schwefelsäure 98 %
6. Die Goldlegierungen sind ausschließlich durch:
   Königswasser
   Halogene in Gasform
   Cyanidische Lösungsmittel in Gasform
   zu lösen.

Eine vollständige Lösung menschlichen Gewebes und der Fremdmaterialien der Mundhöhle, wie sie in dem Fallbeispiel angegeben wurden, ist somit durch die Reagenzienkombination:

HNO_3 100 % oder 65 %
HCL 37 %
Flußsäure
Königswasser

zu erreichen.

Material	Zusammensetzung
natürliche menschliche Zähne	**anorganische Bestandteile:** **Schmelz:** 96% (90% Hydroxylapatit [Ca (PO) (OH)], 6% kohlensaurer Kalk, phosphorsaures Magnesium, Fluorkalzium, Spuren von Wasser und anderen Mineralien. **Dentin:** 72% (68% Hydroxylapatit, 4% kohlensaurer Kalk, phosphorsaures Magnesium, Fluorkalzium. **Zement:** 68% (Hydroxylapatit, Magnesium, Fluor) **organische Bestandteile:** **Schmelz:** 4% (interprismatische Kittsubstanz: Lipide, Proteine) **Dentin:** 28% (homogene Kittsubstanz, Mucopolysaccharide, Proteine, Lipide, Wasser) **Zement:** 32% Kollagen, Mucopolysaccharide, Proteine, Lipide)
künstliche Zähne a) Keramikzahn b) Kunststoffzahn	a) **Keramikzähne:** 90–100% Feldspat (bes. Kalifeldspat $K_2OAl_2O_3$ $6SiO_2$) 0– 10% Quarz (SiO_2) 0– 2% Kaolin ($Al_2Si_2O_5$ $(OH)_4$) b) **Kunststoffzahn:** Methylester der Methacrylsäure; Preßlinge des Perlpolymerisates bei 160–200° C (= themoplastische Herstellung)
Amalgam (Silberamalgam)	Silber min. 65%, Zinn mind. 25%, Kupfer max. 6%, Zink max. 2% und Quecksilber
Dentalgoldlegierungen	Gold, Platin, Silber und Kupfer je nach Verwendungszweck, zum Beispiel: 70–80% Gold + Platin, Rest Silber und Kupfer
Prothesen aus Kautschuk	Polymerisat des Isoprens
Prothesen aus Kunststoff	Polymerisate aus Methacrylsäuremethylester ($CH_2 = C (CH_3) COOH_3$)
Prothesen aus sog. Edelstahl (= Modellgußplatten)	66,2% CO; 27,0 Cr; 4–5% Mo; 1,0 Mn; 0,5 Fe; 0,4 Si; 0,35 C;

Tabelle 15.2–1: Zusammensetzung natürlicher Zähne und Dentalwerkstoffe (nach EICHNER [1974], FALCK [1948], WEIKART [1966]).

Material	Dauer der vollständigen Auflösung bei verschiedenen Reagenzien			
nat. Zähne	NHO_3 100% → 1 Tg	HCl 37% → $1^1/_2$ Tg	HNO_3 65% → $4^1/_2$ Tg	H_2SO_4 72% → 14 Tg
Keramikzähne	HF 48% → $4^3/_4$ Std.			
Kunststoff-zähne	HNO_3 100% → 3 Std.	H_2SO_4 98% → 14 Tg	H_2SO_4 72% → 30 Tg	H_2SO_4 40% → 30 Tg
Amalgamfüllung (Silberamalgam)	HNO_3 65% → 10 Min.	H_2SO_4 98% → 2 Std.		
Dentalgold-legierungen	1. Königswasser (Chlorstickstoffsäure HNO_3 + 3 HCl) 2. Cyanidische Lösungsmittel mit Oxydationsmitteln 3. Halogene in Gasform			
Prothesen aus Kautschuk	HNO_3 100% → $^1/_2$ Std.	HNO_3 65% → 9 Std.		
Prothesen aus Kunststoff	HNO_3 100% → $^5/_4$ Std.	H_2SO_4 98% → 14 Tg	Essigsäure 96% → 15 Tg	
Prothesen aus sog. Edelstahl	HCl 37% → 30 Tg			

Tabelle 15.2–2: (nach RUSCHEWEYK [1978])

15.3 Einwirkungen bei längerer Erd- und Wasserliegezeit

Aus dem Gebiet der forensischen Osteologie sind uns Veränderungen an Knochen nach längerer Liegezeit bekannt. Die Weichteile einer Leiche bei Lagerung an der Erdoberfläche in unseren Regionen sind nach etwa einem Jahr bis auf schmierige Reste verschwunden. Im Erdgrab dauert der Prozeß der Skelettierung ca. sieben Jahre. Die freigelegten Knochen erfahren anschließend je nach den Bodenverhältnissen eine unterschiedliche Beeinflussung. Hierbei kommt es weniger auf die Feuchtigkeit, als vielmehr auf die chemische Zusammensetzung des Bodens an. Kalkreiche basische bis neutrale Böden konservieren, kalkarme saure Böden wirken destruktiv. Mit dem Vorgang des Konservierens kann es auch zu einer sekundären Mineralisation kommen.

An Zähnen nach langer Liegezeit (Erde) läßt sich bei sauren Böden eine Dekalzifizierung feststellen. Die Oberfläche des Zahnes verliert ihren natürlichen Glanz, die Zahnhartgewebe werden kreidig und mürbe.

Schmelzsprünge sind zu beobachten. Nach sehr langer Liegezeit sind bei feingeweblicher Betrachtung im Dentin Kanäle zu finden (*Wedl* [1864]), die Pilze enthalten (*Werelds* [1961, 1962]). Zur Frage der Fluoreszenzerscheinung in ultraviolettem Licht hat *Wiethold* (1926) bemerkt, daß nach thermischer Einwirkung keine, nach längerer Erd- oder Wasserliegezeit eine Fluoreszenz besonders im Wurzelbereich der Zähne zu beobachten sei.

Die makroskopischen Veränderungen an Zähnen nach längerer Wasserliegezeit bestehen in einem durch Fäulnis hervorgerufenen Gewebezerfall des Desmodonts. Der Verlust des bindegewebigen Zahnhalteapparates führt zu einer von cervikal nach apikal fortschreitenden Verbreiterung des Peridontalspaltes (Abb. 15.3—1).

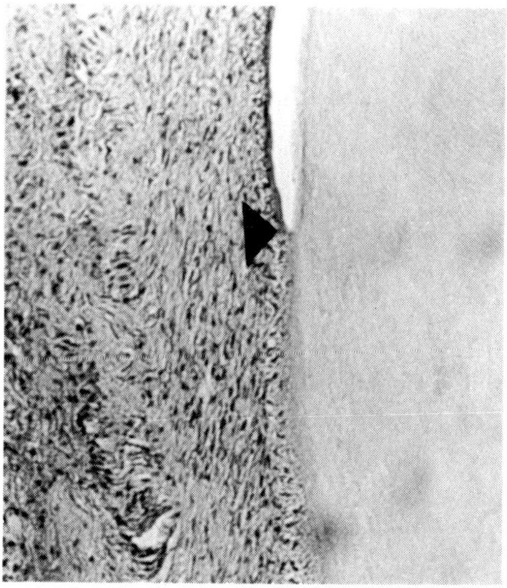

Abb. 15.3 — 1: Durch Fäulnis Lösung der Wurzelhaut (bei Pfeil), rechte Bildhälfte Dentin, linke Bildhälfte bindegewebiger Anteil des Zahnhalteapparates.

Einwurzelige Zähne fallen leicht aus und täuschen Zahnlosigkeit vor (Alveolen untersuchen, Röntgenbild!).

Ob nach längerer Wasserliegezeit die Transparenz der Wurzelspitze zunimmt, ist nicht sicher geklärt.

16.0 Technik der forensisch-odontologischen Befunderhebung

Dem Ziel der odontologischen Identifikation unbekannter Leichen kommt man dann am nächsten, wenn sich eine Fülle von Befunden am Kausystem erheben lassen. Aus diesen Ergebnissen wird ein Informationspool gebildet, d. h. es werden zunächst in beschreibender Weise mit dem bloßen Auge erkennbare Merkmale aufgezeichnet. Diese Gebißbeschreibung ist nach Art der forensischen Pathologie vorzunehmen.

Die praxisübliche zahnärztliche Befundnotation in Karteikarten ist vom Standpunkt des Gerichtsmediziners aus betrachtet häufig unbefriedigend, weil allein mit diesen Eintragungen eine sichere odontologische Identifizierung nicht möglich ist. Der Grund liegt darin, daß die Krankenkassen bei der Erstuntersuchung lediglich das Festhalten von fehlenden, kariösen und zerstörten Zähnen, von Parodontopathien und Zahnstein, Entzündungen und Neubildungen verlangen und honorieren. Konservierende oder prothetische Arbeiten, wie Füllungen oder Kronen, brauchen nicht notiert zu werden. Diese wichtigen Merkmale werden oft erst dann eingetragen, wenn sie als persönliche Leistung des behandelnden Zahnarztes erbracht worden sind. In Zukunft wird zu den Unterlagen des Kassenzahnarztes der bei weitem aussagekräftigere PA-Status (Parodontopathie-Befunderhebungsbogen) gehören. 95 % unserer Bevölkerung leiden an behandlungsbedürftigen Parodontopathien; die Krankenkassen sind zur Übernahme der PA-Behandlungskosten als Vertragsleistung bereit.

Zu den begrenzten Eintragungen in die zahnärztlichen Karteikarten kommt des weiteren noch eine typisch zahnärztliche Symbolschreibweise hinzu. So wird beispielsweise eine zweiflächige Amalgamfüllung an Zahn 16 als „F 2" eingetragen. Ein fehlender Zahn wird mit „x" oder „f" in der Kartei symbolisiert.

Demgegenüber ist die deskriptive Befundnotation in Anlehnung an die Formulierung der Gerichtsmediziner bei der Erstbefundung von äußerster Wichtigkeit. Unscheinbare Kleinigkeiten werden somit festgehalten.

Für das oben genannte Beispiel lautet die Beschreibung dann folgendermaßen: „Zahn 16 (rechter oberer erster Mahlzahn): 4 × 6 mm große occlusale und 3 × 3 mm nach distal übergreifende Metallfüllung, wie Amalgam. Grauschwarze rauhe Oberfläche mit occlusal zentral glänzender flacher Vertiefung. Geringgradige Quellung des Füllungsmaterials, Randspaltbildung mit Braunverfärbung des Dentins."

Folgende Befunde sind aus dieser Beschreibung abzuleiten:

1. Occlusal-distal Amalgamfüllung bei Zahn 16
2. Gegenbezahnung (Antagonist) vorhanden (natürlich, künstlich?)
3. Alte Füllung, d. h. vom Zahnarzt vor mehreren Jahren gelegt (Sekundärkaries, Quellung)

Der Zustand eines fehlenden Zahnes sollte gleichfalls genau beschrieben werden. „Zahn 16 in der Zahnreihe nicht vorhanden. Zahnlücke auf 6 mm eingeengt. Reizloses Zahnfleisch, Alveolarknochen muldenförmig vertieft. Zahnfach nicht sichtbar". Hieraus ist zu entnehmen, daß der Zahn in der Zahnreihe nicht mit dem bloßen Auge zu sehen ist. Dennoch kann er verlagert sein und nur röntgenologisch sichtbar gemacht werden. Die Extraktion muß schon längere Zeit zurückliegen (Alveolarknochen, Lücke).

Sind die Befunde auf diese Weise an der Leiche erhoben und fixiert worden, so schließt sich eine Transformation in zahnärztliche Symbolik an. Die bei der Identifizierung einer unbekannten Leiche mitwirkenden Kriminalbeamten halten während der Sektion das Formblatt KP 16a bereit. In diesem Vordruck werden Angaben zum Gebißbefund und Zahnschema vorgenommen. Obwohl das Formular von der Anlage her bei einer größeren Anzahl von Befunden überfordert ist und dann keine eindeutigen Eintragungen zuläßt, kann es hilfreich sein (Abb. 16.0—1 und —2).

Das mit den am Kausystem der Leiche gewonnenen Befunden versehene Formblatt wird nunmehr von den Ermittlungsbeamten denjenigen Zahnärzten vorgelegt, die die unbekannte Person zu deren Lebzeiten als Patienten behandelt haben könnten.

Die auf diese Weise angesprochenen Zahnärzte stehen vor der Aufgabe, zunächst aus dem Gedächtnis und später anhand der Durchsicht ihrer Karteiunterlagen eine unbekannte Person zu erkennen und zu benennen.

Die Befunderhebung am Ort der Sektion stößt häufig auf Schwierigkeiten. Die Starre der Kaumuskulatur bringt bei dem instrumentellen Versuch, den Unterkiefer vom Oberkiefer wegzubewegen, die Versuchung mit sich, Gewalt anzuwenden. Hierbei können Zähne frakturieren und

Gebißbefund

(für Milchzähne sind römische Ziffern einzusetzen)

1. **Geschlecht:**	männlich – weiblich*)	
2. **Gaumenwölbung:**	normal – flach – spitz*)	
3. **Kieferstellung:**	Neutralbiß ______	☐**)
	Oberkiefervorbiß ______	☐
	Unterkiefervorbiß ______	☐
	Kopfbiß ______	☐
	Deckbiß ______	☐
	Offener Biß ______	☐
4. **Zahnfarbe:**	hellgelb ______	☐
	gelb ______	☐
	grau ______	☐
	gelbbraun ______	☐
	braun-schwarz ______	☐
5. **Form der Schneidezähne:**	oval ______	☐
	dreieckig ______	☐
	quadratisch ______	☐
6. **Zahnanomalien:**	______	☐
	______	☐
	______	☐

7. **Zahnstellungsanomalien:**

Diastema in mm	______
Kippung nach außen	☐
Kippung nach innen	☐
Engstellung	☐
Lückige Stellung	☐
Andere Zahnstellungsanomalien:	______

8. **Frakturen:** ______

9. **Zahnfleischveränderungen:** ______

10. **Sonstige Besonderheiten:** ______
(Berufsschäden, Berufsmerkmale, ______
Raucherzähne, Pfeifenraucher usw.) ______

Gebißabdruck – nicht – genommen; ______
Verbleib ______

Röntgenstatus – nicht – erhoben; ______
Verbleib ______

*) Nichtzutreffendes streichen.
**) Zutreffendes ankreuzen; gegebenenfalls ist die jeweilige Zahnziffer mit Standortangabe einzutragen.

Abb. 16.0 — 1: Anlage zum Vordruck KP 16: Gebißbefund

ZAHNSCHEMA

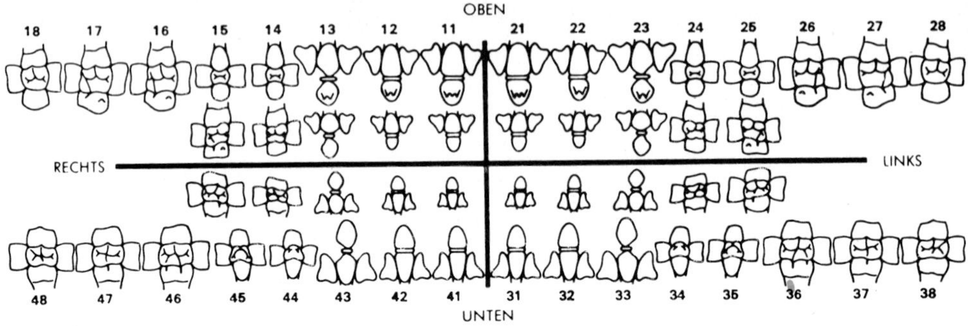

Abkürzungen:

f — fehlender Zahn
a — stark abgenutzter Zahn
c — cariöser Zahn
z — zerstörter Zahn
w — Wurzelrest
〰 — atrophischer Knochen
>< — Diastema in mm
● — Füllung (nach Form und Lage einzeichnen
FSi — Silikatfüllung
FA — Amalgamfüllung
FG — Gußfüllung

E — Zahnersatz (herausnehmbar)
— Platte
B — Brücke (festsitzend): von, bis 〰
K — Krone (unklares Material)
KG — Goldkrone
KK — Kunststoffkrone
KP — Palliagkrone
KST — Stahlkrone
HK — Halbkrone
FK — Fensterkrone
JK — Jacketkrone
St — Stiftzahn

Ort und Datum der Erhebung des Gebißbefundes und Zahnschemas ______________

____

Name und Anschrift des untersuchenden Zahnarztes ______________

____

____

(Unterschrift)

____

Sachbearbeitende Dienststelle:
Tagebuchnummer:
Aktenzeichen der Staatsanwaltschaft:
Aktenzeichen des Amtsgerichtes:

Abb. 16.0 — 2: Anlage zum Vordruck KP 16: Zahnschema

der späteren Befundung verlorengehen. Mangelndes Instrumentarium, schlechte Beleuchtungsverhältnisse und ein unzureichend odontologisch vorgebildeter Sachverständiger sind weitere Gründe für eine beschwerliche Befundung.

Die Art der odontologischen Befunderhebung bei unbekannten Toten kann auf unterschiedliche Weise vorgenommen werden:

1. Inspektion der Mundhöhle der Leiche und sofortige Befundnotation.
2. Entnahme von Ober- und Unterkiefer bei geeigneter Sektionstechnik und anschließende Auswertung.
3. Entnahme von Ober- und Unterkiefer ohne Verletzung der äußeren Gesichtsweichteile und anschließende Auswertung.

16.1 Sektionstechnik zur Entnahme von Ober- und Unterkiefer

Ist eine Sektion des Kausystems statthaft, so erfordert dies eine geeignete Sektionstechnik *(Luntz* [1972], *Endris* [1975]). Jeder Sektion des Gebisses sollte eine orientierende Inspektion vorangehen. Der Mundvorhof läßt sich dann einsehen, wenn Lippen und Wangen abgehalten werden. Grobe Verunreinigungen der Zähne und der Interdentalräume, insbesondere bei fortgeschrittener Fäulnis der Weichteile und exogener Verunreinigung der Mundhöhle, entfernt man zweckmäßigerweise mit einer Zahnbürste oder einer Wasserspritze.

Durch die Verwendung eines zahnärztlichen Spiegels und einer Sonde wird in jedem Fall die Inspektion der Mundhöhle erleichtert.

Da sich in den meisten Fällen die Betrachtung lediglich auf den vestibulären Frontzahnbereich erstrecken kann, ist eine Abwärtsbewegung des Unterkiefers mitunter erforderlich, so daß ein Einblick auch in den rückwärtigen Bereich der Mundhöhle genommen werden kann.

Bei Anwendung ungeeigneten Instrumentariums ist das Vorgehen riskant, da häufig Zähne, meist Backenzähne, frakturieren und somit für die spätere Begutachtung verlorengehen. Es ist daher empfehlenswert, die Inspektion der Mundhöhle im Zuge der nachfolgenden Sektion vorzunehmen. Dennoch notwendige Öffnung kann schonend und ohne größere Kraftaufwendung mit einem Mundsperrer vorgenommen werden.

Instrumentarium zur Inspektion
2 Wangenhaken
1 Mundsperrer, schrittweise Öffnung
1 Mundsperrer, stufenlose Öffnung
1 Mundspiegel
1 Sonde
1 Zahnbürste
1 Wasserspritze
1 Meßzirkel
1 Taschenlampe

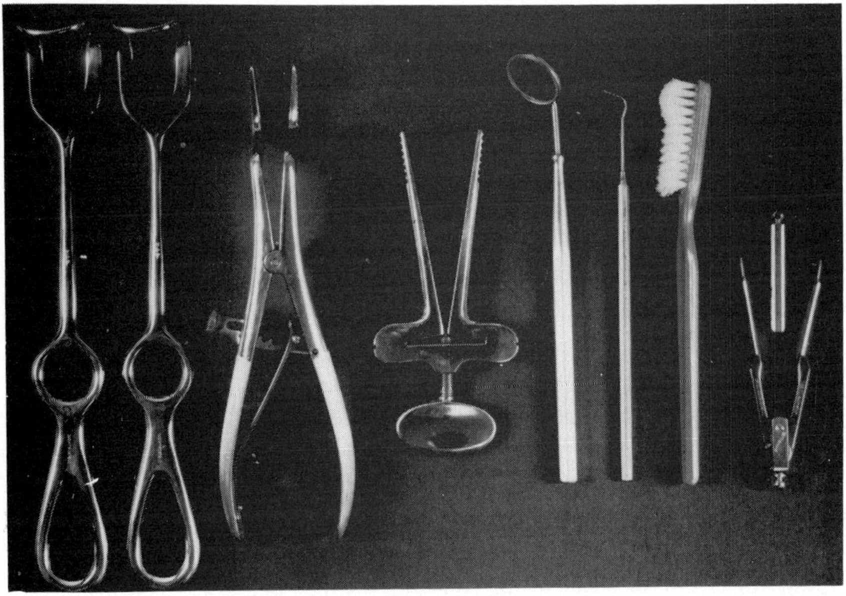

Abb. 16.1 — 1: Instrumentarium zur Inspektion und Reinigung der Mundhöhle

Für die Präparation des Kausystems ist gleichfalls ein geeignetes Instrumentarium notwendige Voraussetzung.

Instrumentarium zur Präparation
1 Schere, spitz
1 Schere, rund
1 Pinzette, anatomisch
1 Pinzette, chirurgisch
1 Skalpell
2 Klemmen, gebogen
1 Klemme, gerade
1 Handsäge

Die spezielle Sektionstechnik umfaßt mehrere einzelne Schritte. Das Vorgehen wird nachstehend erläutert und durch Bildmaterial verdeutlicht.

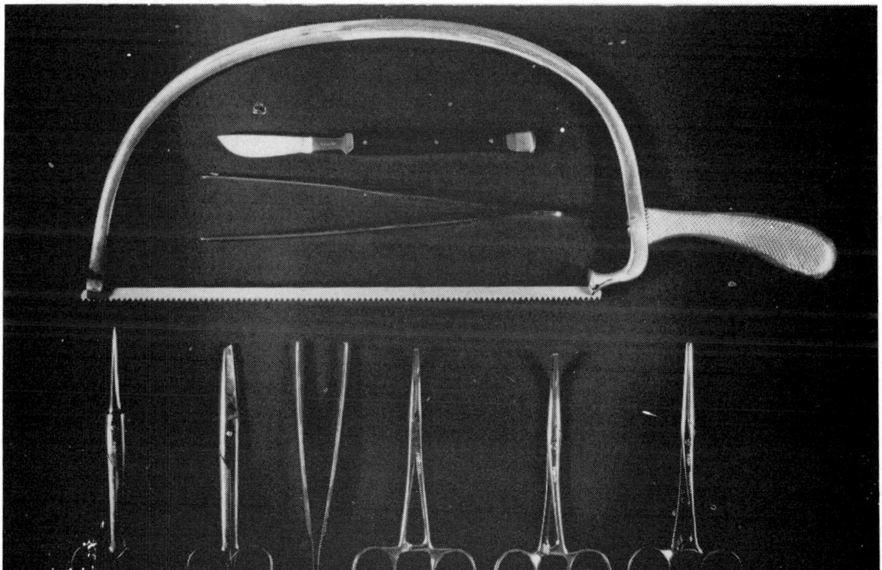

Abb. 16.1 — 2: Instrumentarium zur Entnahme von Ober- und Unterkiefer

1. Lagerung

(Abb. 16.1—3):

Die Leiche wird in Rückenlage auf den Sektionstisch gelagert. Anschließend wird der Kopf mit einem geeigneten Holzbalken so unterlegt, daß die Augen-Ohr-Gerade senkrecht zur Sektionstischplatte steht.

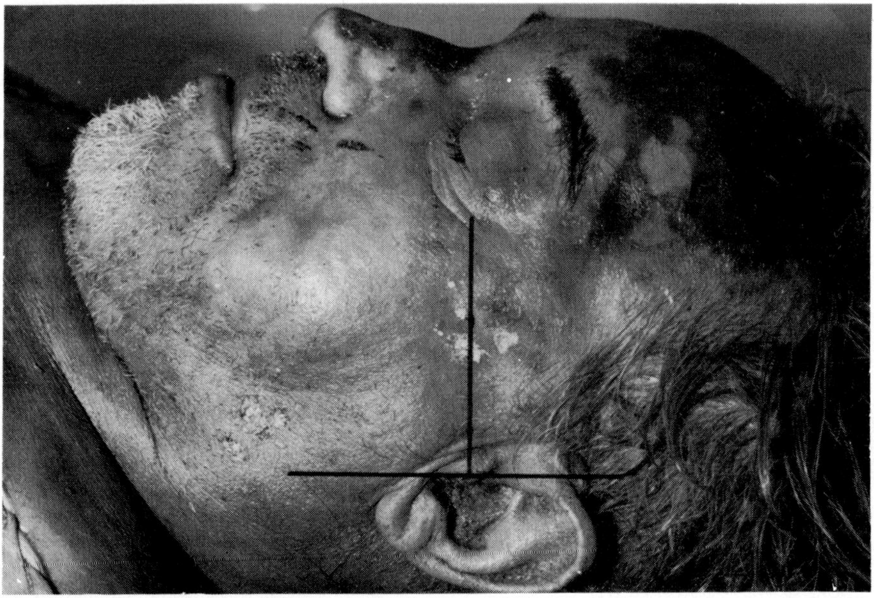

Abb. 16.1 — 3: Lagerung des Kopfes

2. Vorzeichnen der Schnittführung

(Abb. 16.1—4, 5)

Mit einem Filzschreibstift werden zwei Hilfsgeraden auf die Wangenhaut — soweit möglich und erhalten — aufgezeichnet. Die Geraden verbinden festgelegte Weichteilpunkte.

1. Gerade: Cheilion (ch) — Tragion (t)
   Cheilion stellt den Mundwinkel dar. Unter Tragion versteht man einen Kreuzungspunkt am oberen Rand des Tragus, der durch zwei Tangenten entsteht. Die eine führt am Vorderrand, die andere am Oberrand des Knorpels vorbei.

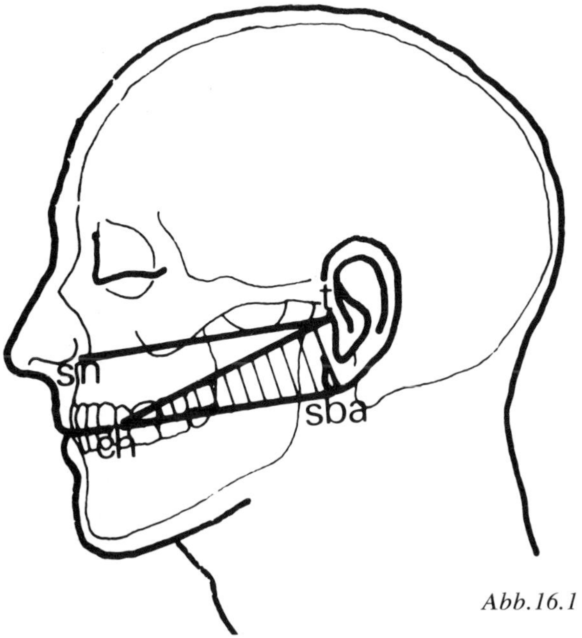

Abb.16.1 — 4: Schema der Hilfslinien

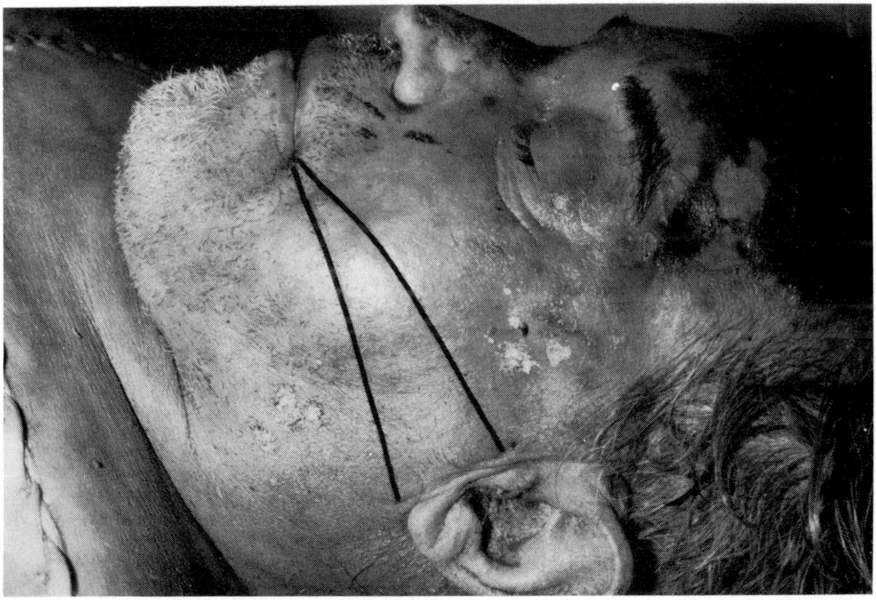

Abb. 16.1 — 5: Vorzeichen der Schnittführung

2. Gerade: Cheilion (ch) — Subaureale (sba)

Der Subaurealpunkt liegt am Unterrand des Ohrläppchens. Wird diese Gerade auf das Gebiß projiziert, so ist sie etwa deckungsgleich mit der Kauebene.

Die gedankliche Verbindung zwischen Tragion und Subaureale läßt dann ein Dreieck entstehen.

3. Schnitt

(Abb. 16.1—6)

Mittels Skalpell werden vom Mundwinkel ausgehend die beiden Schnitte ausgeführt. Auf der gegenüberliegenden Wangenseite erfolgt eine gleichartige Schnittführung.

Die Schnittiefe soll im oralen Anteil die gesamte Wangenmuskulatur durchtrennen und das Vestibulum oris erreichen. Im aurealen Anteil muß der Musculus masseter durchtrennt und teilweise abpräpariert werden.

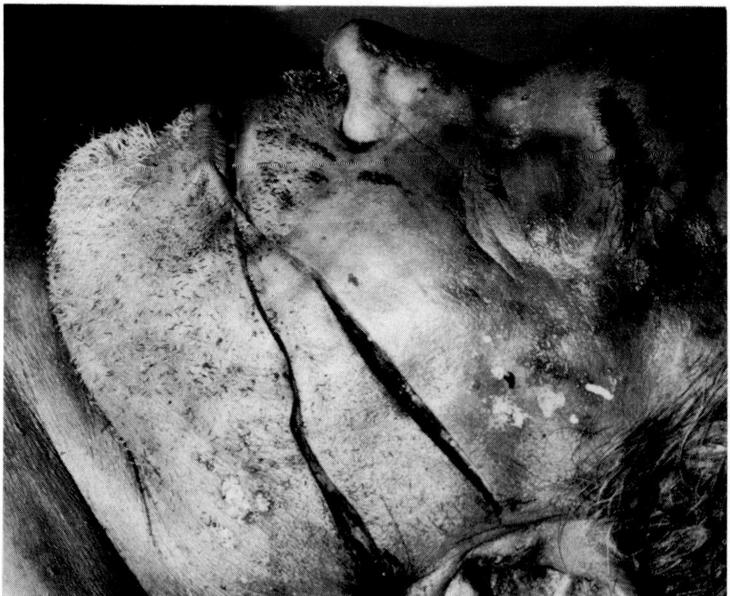

Abb. 16.1 — 6: Schnitt

Hierdurch entsteht ein Weichteilgebilde, das als Wangenkeil zu bezeichnen ist.

4. Wangenkeil

Durch den herausgeklappten Wangenkeil kann nunmehr die Seitenzahnreihe übersehen werden. Bereits jetzt soll durch manuelles Heranführen des Unterkiefers an den Oberkiefer die Okklusion überprüft werden.

5. Unterlippenumlegung

(Abb. 16.1—7)

Durch Herunterklappen der Unterlippe wird das Vestibulum oris im Frontzahnbereich gut einsehbar und die Inspektion vornehmlich der unteren Frontzähne erleichtert.

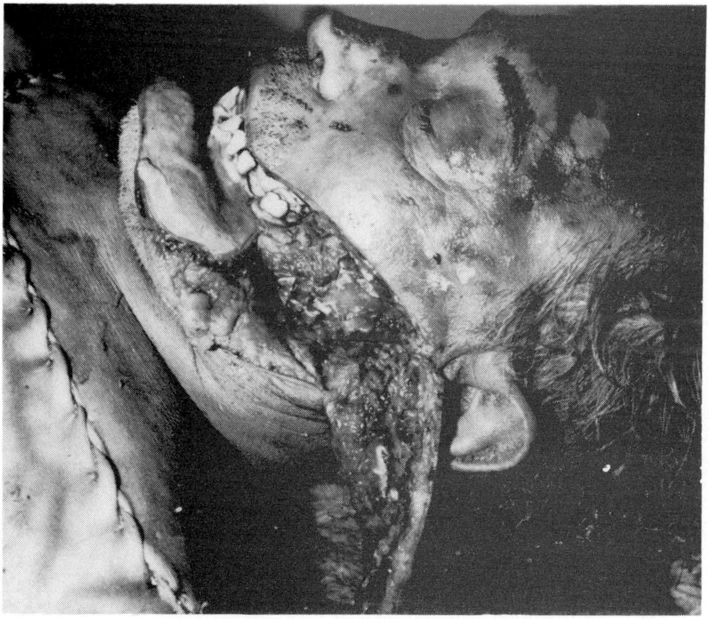

Abb. 16.1 — 7: Wangenkeil und Unterlippenumlegung

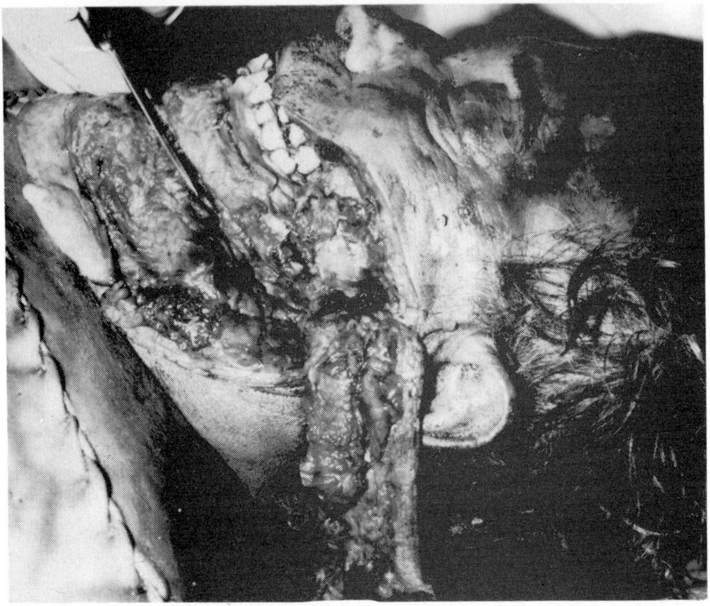

Abb. 16.1 — 8: Mundbodenlösung

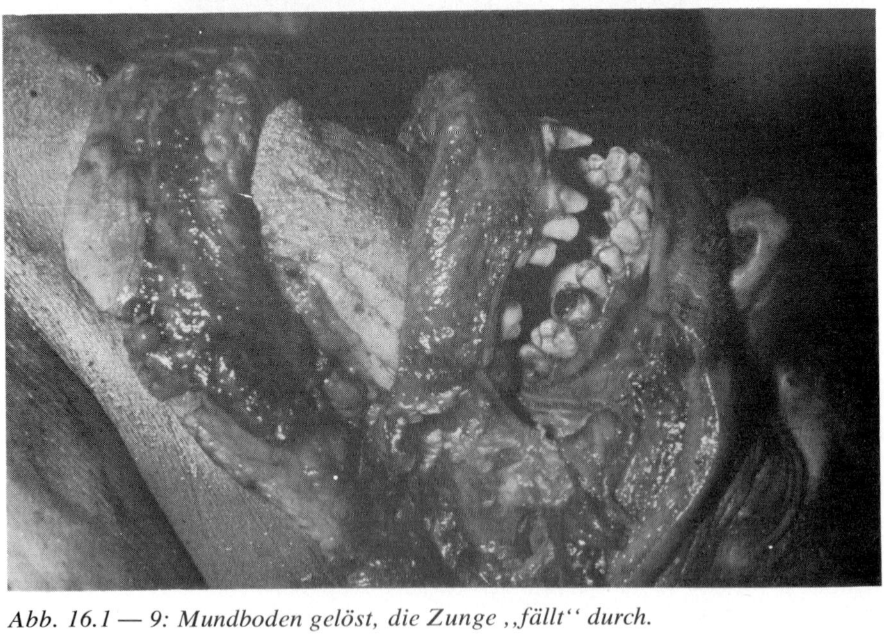

Abb. 16.1 — 9: Mundboden gelöst, die Zunge „fällt" durch.

6. Unterlippen- und Mundbodenlösung
(Abb. 16.1—8, 9)

Im tiefsten Anteil der Umschlagfalte des Vestibulum oris wird bogenförmig die Unterlippe vom Unterkiefer gelöst und anschließend ebenfalls bogenförmig die Mundbodenmuskulatur an der Inneseite des Corpus mandibulae durchtrennt. Danach „fällt" die Zunge durch den Mundboden hindurch.

7. Oberlippenhebung

(Abb. 16.1—10)

Mittels zweier Klemmen wird die Oberlippe zur Nase hin hochgezogen. Hierdurch ist es möglich, erstmals die Okklusionsverhältnisse des gesamten Gebisses leicht zu überprüfen.

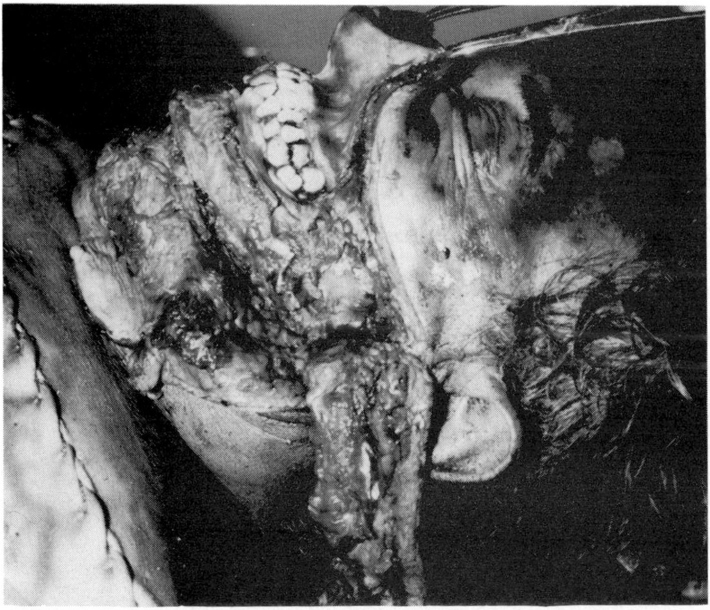

Abb. 16.1 — 10: Oberlippe hochgezogen, Unter- und Oberkiefer in Okklusionsstellung.

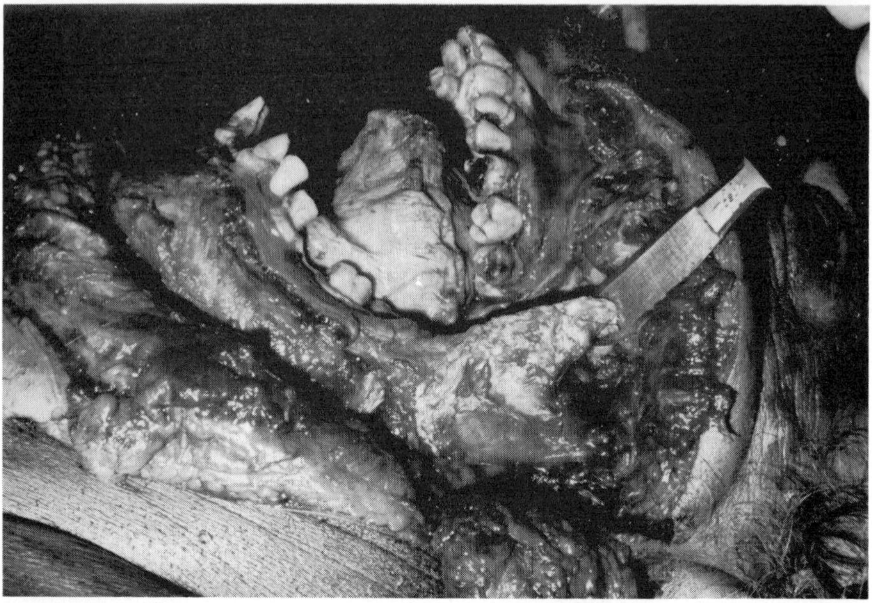

Abb. 16.1 — 11: Präparation des Processus coronoideus.

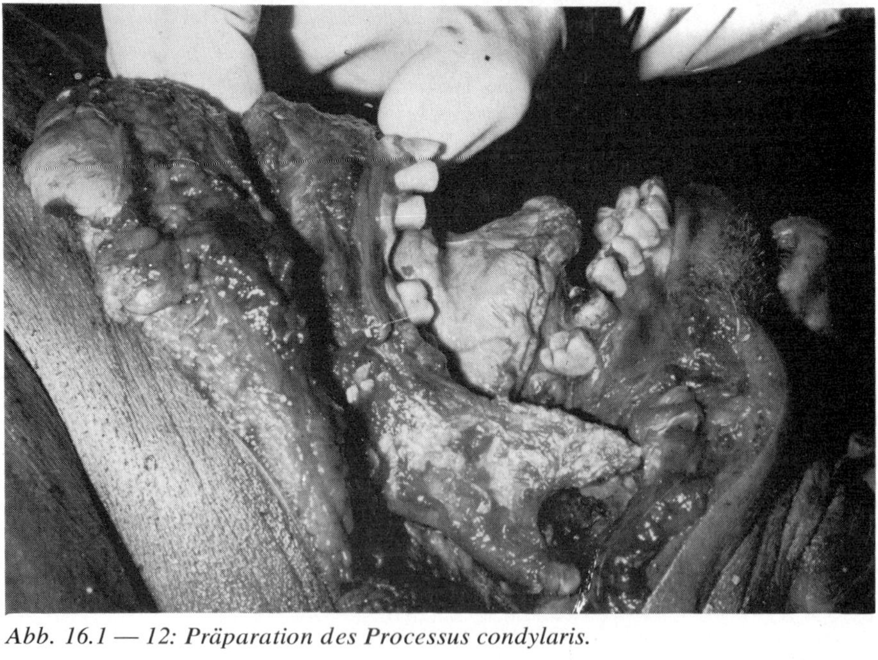

Abb. 16.1 — 12: Präparation des Processus condylaris.

8. Exartikulation des Unterkiefers
(Abb. 16.1—11, 12)

Zur Entnahme des gesamten Unterkiefers wird zunächst das Skalpell entlang dem Vorderrand des Ramus mandibulae aufwärts geführt und am Processus coronoideus der Ansatz des Musculus temporalis gelöst. Daran anschließend wird bogenförmig die Incisura mandibulae freigelegt und der Processus condylaris mit dem Caput mandibulae dargestellt.

Nach Lösen des Musculus pterygoideus medialis von der Innenseite des Ramus mandibulae kann der Unterkiefer entnommen werden.

9. Oberlippenlösung
(Abb. 16.1—13)

An der Zungenspitze wird eine Klemme befestigt und die Zunge nach vorne gezogen.

Analog zur Präparation der Unterlippe wird die Oberlippe gelöst. Die Schnittiefe soll von der Umschlagfalte bis zur Spina nasalis anterior reichen.

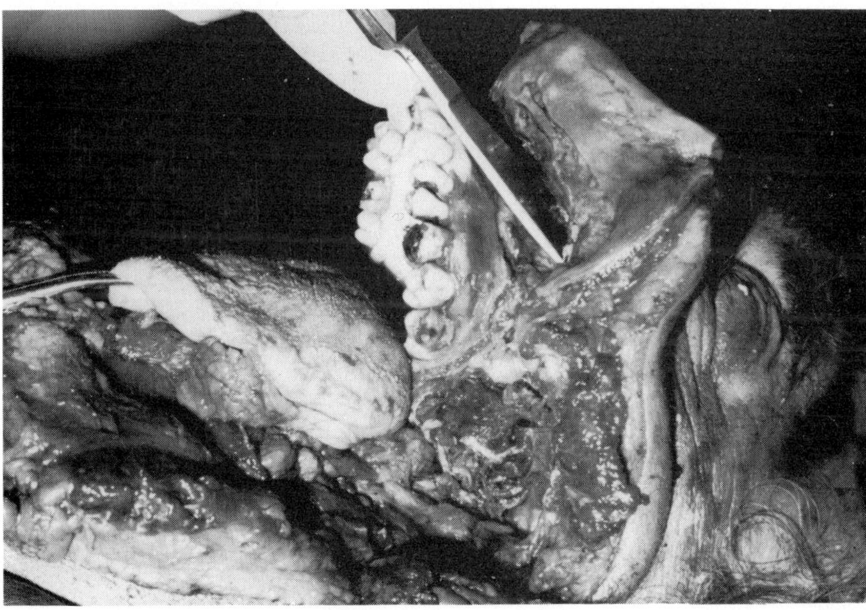

Abb. 16.1 — 13: Oberlippenlösung

10. Entnahme des Oberkiefers

(Abb. 16.1—14)

Die Verbindung des Subnasale (Su) (Knochenpunkt) mit dem Tragion beiderseits läßt gedanklich eine Ebene entstehen, die parallel zur Kauebene liegt. Diese Ohr-Nasen-Ebene oder Camper'sche Ebene ist die Leitfläche für den Sägeschnitt zur Abtrennung des Oberkiefers. Der Abstand zur Kauebene beträgt etwa 2,5 cm. Durch diese Distanz wird erreicht, daß alle Wurzelspitzen erhalten bleiben, d. h. die Zähne in voller Länge im Präparat stecken.

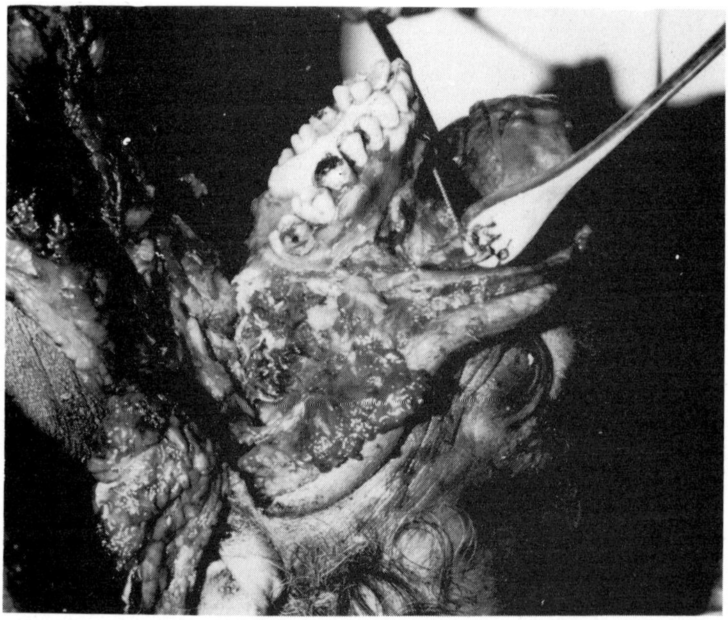

Abb. 16.1 — 14: Entnahme des Oberkiefers.

11. Rekonstruktion

(Abb. 16.1—15)

Ober- und Unterkiefer können nunmehr getrennt unter besten Sichtverhältnissen untersucht und befundet werden. Die Okklusions- und Artikulationsverhältnisse sind genau zu demonstrieren und nachzuvollziehen.

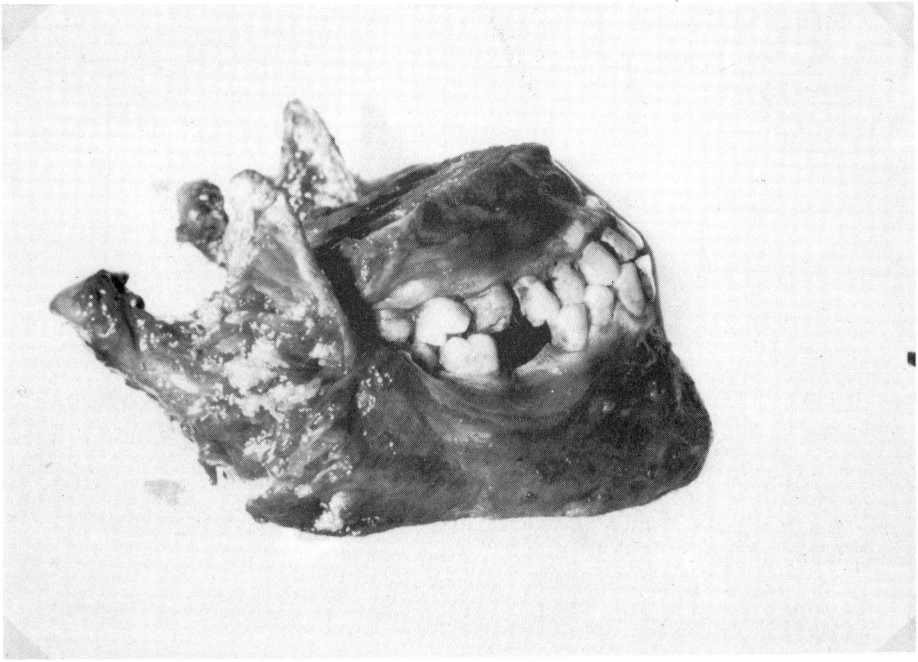

Abb. 16.1 — 15: Entnommener Ober- und Unterkiefer in Okklusion.

16.2 Sektionstechnik zur Entnahme von Ober- und Unterkiefer ohne Verletzung der äußeren Gesichtsweichteile

Für Identifizierungszwecke ist es mitunter notwendig, Ober- und Unterkiefer so zu entnehmen, daß im Gesicht äußerlich keine Spuren hinterlassen werden. Diese Situation kann dann entstehen, wenn das Gesicht zur Gegenüberstellung oder beispielsweise für ein Ermittlungsfoto unversehrt erhalten bleiben soll.

Auch im Sinne zukünftig zu ermittelnder Angehöriger oder mit Rücksicht auf bestimmte Volks- und Glaubensgemeinschaften sollte man bestrebt sein, die äußeren Gesichtsweichteile zu erhalten.

Als Zugang zur Entnahme von Ober- und Unterkiefer bietet sich naheliegend die Mundöffnung an. Der Unterkiefer könnte auch im Rahmen der Sektion der Brusthöhle und des Halses herauspräpariert werden. Für den Oberkiefer ist dies direkt nicht möglich. Außerdem besteht eine gewisse Abhängigkeit von der allgemeinen Leichenöffnung.

Es ist daher ebenfalls eine spezielle Sektionstechnik und ein geeignetes Instrumentarium Voraussetzung für die Durchführung *(Endris* [1976]).

Wichtigstes Gerät ist eine Drahtsäge. In der Kieferchirurgie und Neurochirurgie finden sie als Knochensägen Verwendung. Zwischen zwei T-förmige Metallgriffe wird ein etwa 40 cm langer Draht, der feinste Sägezacken aufweist, eingehängt. Der Sägedraht wird um das Objekt gelegt und unter Anspannen abwechselnd nach rechts oder links gezogen.

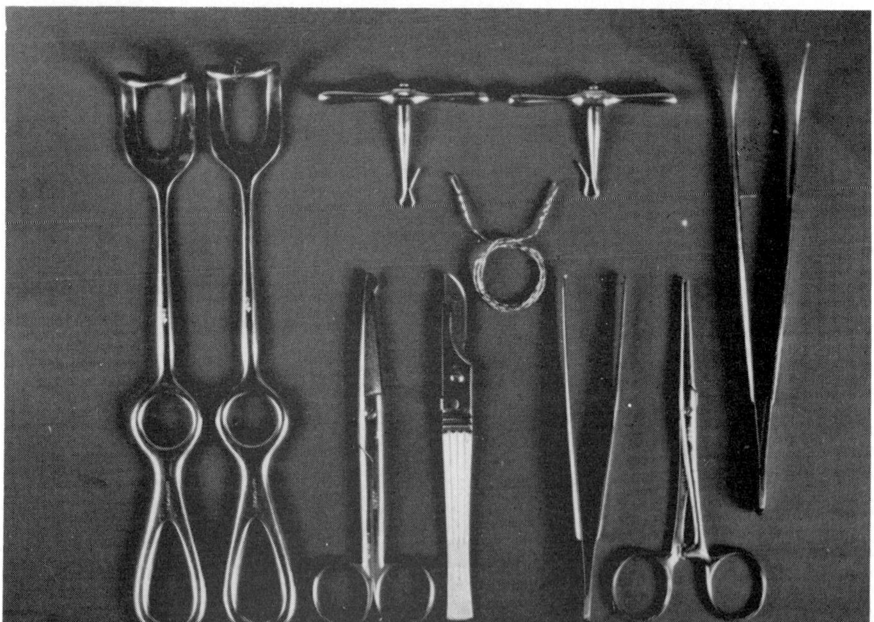

Abb. 16.2 — 1: Instrumentarium zur Entnahme von Ober- und Unterkiefer mittels Drahtsäge

Instrumentarium:

1 Drahtsäge mit Haltegriffen
2 Wangenhalter
1 Schere
1 Skalpell
2 Pinzetten
1 Klemme

Im Gegensatz zu Lebenden ist der Zugang zur Mundhöhle bei Leichen wegen der Starre der Kaumuskulatur schwierig. Wie bereits oben er-

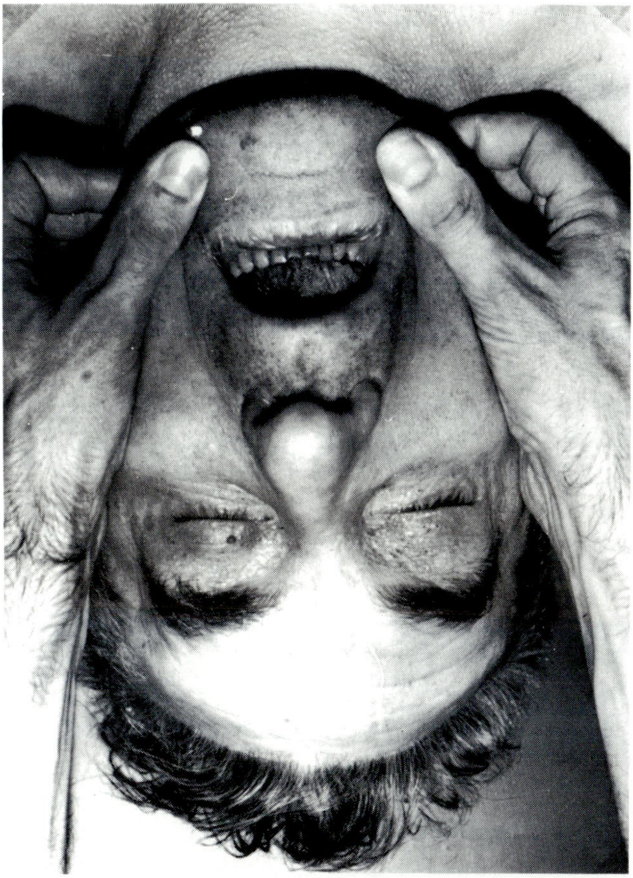

Abb. 16.2 — 2: Mundhöhlenöffnungsgriff

wähnt wurde, kann dieser Widerstand schonend instrumentell überwunden werden, so daß die Mundhöhle eingesehen werden kann.

Die instrumentlose Öffnung läßt sich mit einem speziellen Handgriff vornehmen, den man als Mundhöhlenöffnungsgriff bezeichnen kann. Der Untersucher tritt hinter den Kopf der vor ihm in Rückenlage befindlichen Leiche. Beide Daumen werden so auf die horizontalen Äste des Unterkiefers gelegt, daß sie über dem jeweiligen Foramen mentale zu liegen kommen. Die restlichen Finger ergreifen den Unterkieferrand bis zum Gonion. Sie opponieren und rufen Gegendruck hervor. Durch behutsame Abwärtsbewegungen des Unterkiefers gelingt allmählich eine Öffnung der Mundhöhle mit einer Schneidezahndistanz von etwa 2—3 cm.

1. Kopflagerung:

Die Leiche liegt in Rückenlage auf dem Sektionstisch oder Boden. Der Kopf wird nicht unterlegt. Er ruht flach auf. Der Untersucher wendet den Mundhöhlenöffnungsgriff an. Für die weiteren Maßnahmen behält er seinen Standort bei.

2. Oberkieferentnahme:

Der Sägedraht wird mit beiden Händen gespannt und über die gestreckten Zeigefinger um das Tuber maxillae beiderseits gelegt. Eine Hilfsperson hält die Wangenhalter, damit insbesondere die Oberlippe nicht durch den Sägedraht verletzt wird. Die Zugrichtung soll gegen die Spina nasalis anterior hin erfolgen.

3. Unterkieferentnahme:

Zunächst präpariert man die buccale Seite der horizontalen Äste des Unterkiefers frei, indem man das Skalpell an der Umschlagfalte im Mundvorhof ansetzt. Anschließend wird der Mundboden vom Unterkieferinnenrand abgetrennt und die Zunge herausgeschnitten.

An der Außenseite des aufsteigenden Astes sucht man das Ligamentum stylomandibulare und trennt es am Ansatz ab. Gleichzeitig wird der M. masseter gelöst. Der Zeigefinger ertastet dann auf der Innenseite die Lingula in Höhe des Foramen mandibulare.

Mit einer Klemme wird das eine Ende des Sägedrahtes in Höhe der Lingula eingelegt und mit einer Pinzette, die an der Außenseite des aufsteigenden Astes entlanggleitet, gefaßt und somit um den aufsteigenden Unterkieferast geschlungen. Nachdem beide Äste durchsägt sind, kann der bezahnte Teil des Unterkiefers entnommen werden.

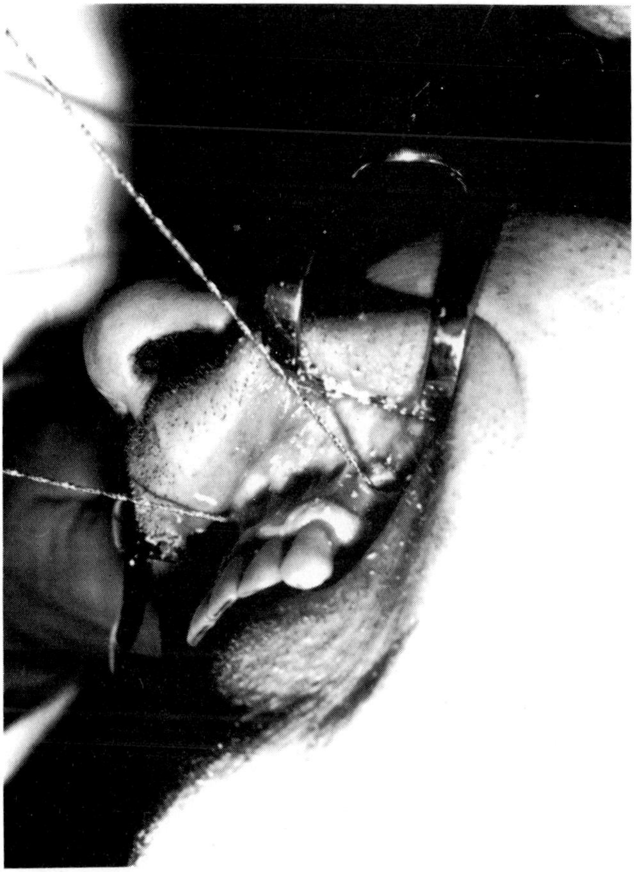

Abb. 16.2 — 3: Sägedraht bei Oberkieferdurchtrennung unter abgehaltener Oberlippe

4. Rekonstruktion:

Unter- und Oberkiefer stehen nun getrennt der Begutachtung zur Verfügung. Die Okklusion kann überprüft werden. Bei reduzierter Bezahnung ist es mittels Klebewachs möglich, dem Oberkiefer am Unterkiefer Halt zu verschaffen.

Die Mundhöhle der Leiche wird dann mit feuchtem Zellstoff portionsweise austamponiert und von außen modelliert. Vollständigen Lippenabschluß erreicht man mit einem Spezialkleber.

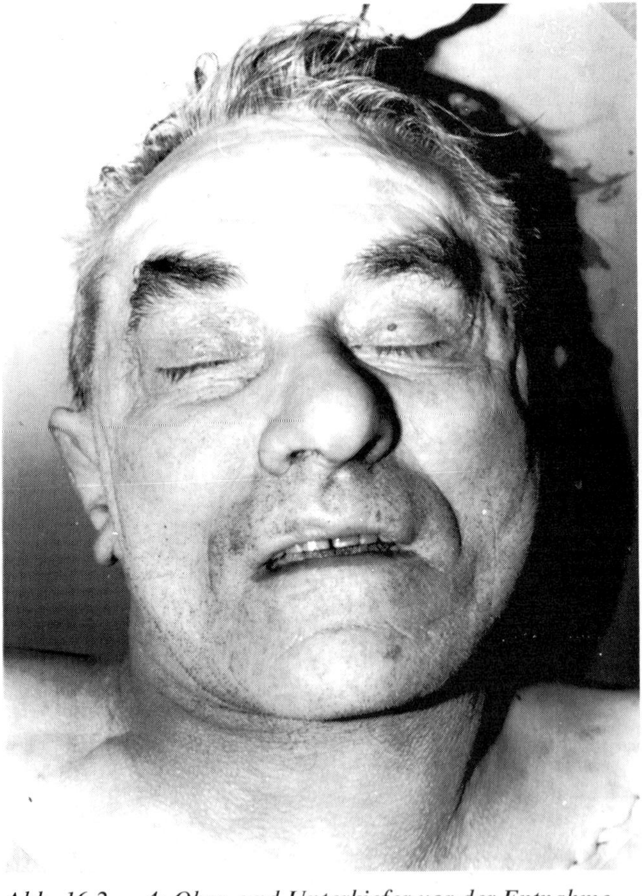

Abb. 16.2 — 4: Ober- und Unterkiefer vor der Entnahme

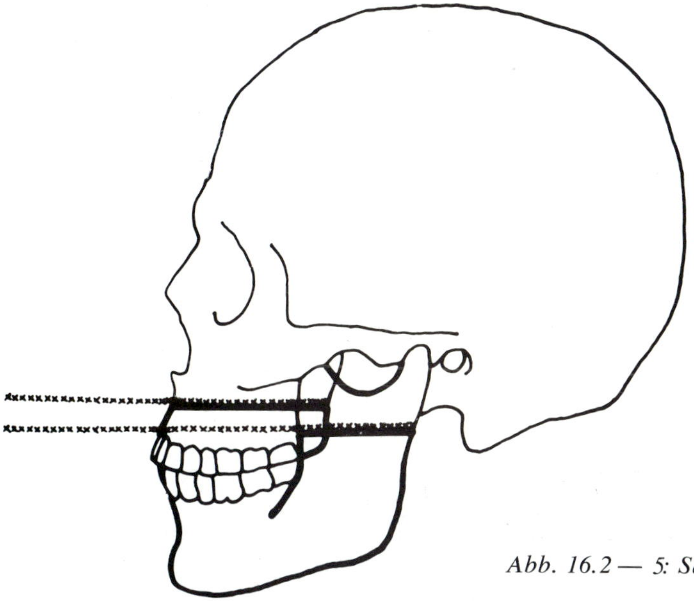

Abb. 16.2 — 5: Sägeschnittführung

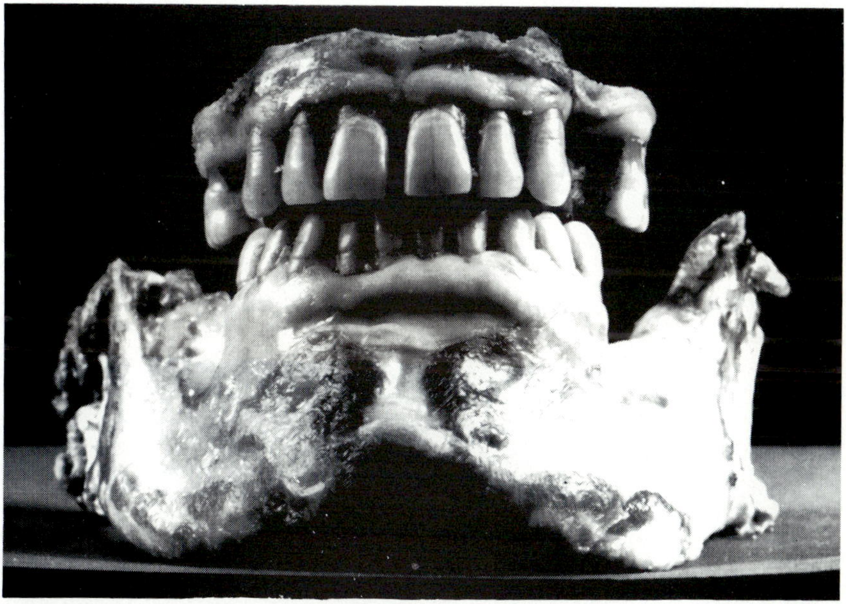

Abb. 16.2 — 6: Entnommener Oberkiefer und Unterkiefer in relativer Okklusion, Frontalansicht

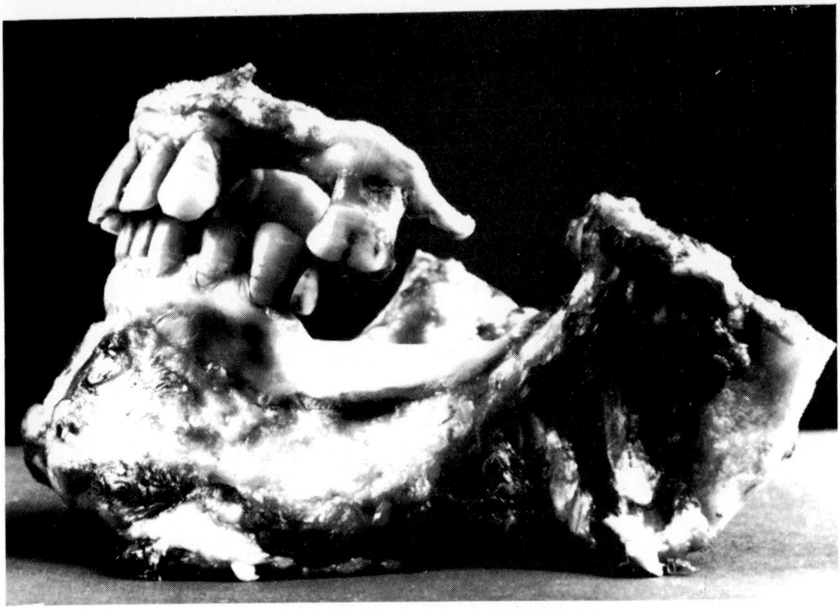

Abb. 16.2 — 7: Entnommener Ober- und Unterkiefer in relativer Okklusion, Seitenansicht

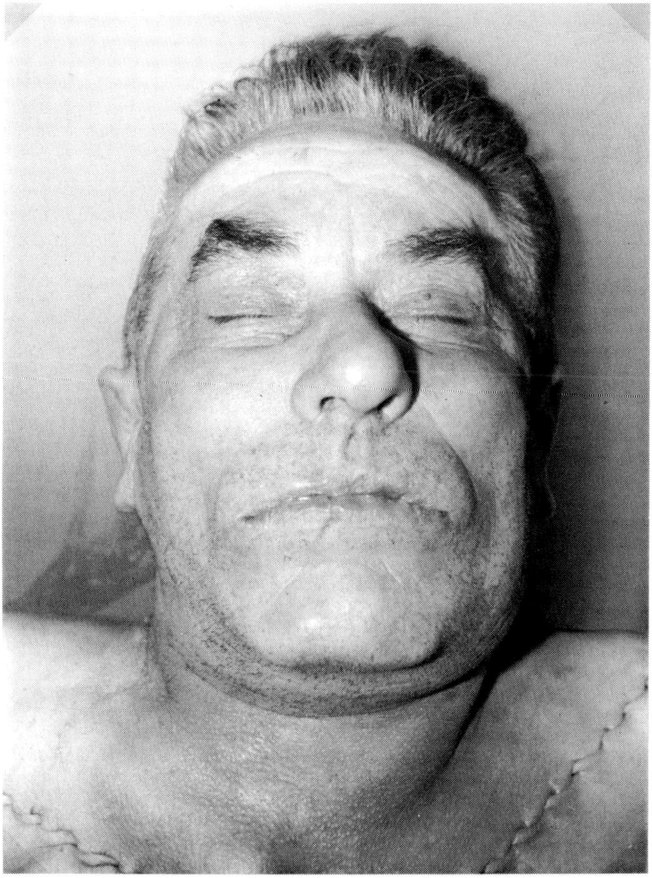

Abb. 16.2 — 8: Gesichtsweichteile nach Entnahme von Ober- und Unterkiefer

16.3 Fototechnik

Nach Abschluß der sektionstechnischen Vorarbeiten schließt sich die fotographische Dokumentation der Befunde, die am herauspräparierten Gebiß erhoben wurden, an.

Die Notwendigkeit dieser Art von Spurensicherung ist überzeugend. Infolge der Detailvielfalt auf engem Raum bildet bereits ein einziges Foto einen hochwertigen Informationsträger.

In der Regel genügen Schwarzweiß-Fotographien. Die schnelle und preiswerte Herstellung, Vervielfältigung und einfache Versandart ermöglichen einem größeren Personenkreis zu den Befunden Zugang. Das fotographische Dokument ergänzt den deskriptiven Befund und vermittelt einen Gesamtüberblick.

Voraussetzungen sind der fachkundige Blick für Details sowie technisch einwandfreie Papierbilder. Aus diesem Grunde sollten forensisch-odontologische Aufnahmen nur dann von einem Polizeifotographen gefertigt werden, wenn der Beamte spezielle Kenntnisse und eine geeignete fototechnische Ausrüstung vorweisen kann.

Es hat sich in der Praxis bewährt, wenn zuvor eine eingehende Besprechung zwischen Arzt und Fotograph stattfindet.

Zur Befunddokumentation sind folgende Bildeinstellungen zu empfehlen (*Hildebrand* [1978]):

1. Übersichtsaufnahme des Kopfes:
   a) Frontalaufnahme
   b) Profilaufnahme
2. Unter Verwendung von Lippen- und Wangenhalter:
   a) OK und UK in Okklusion
   b) bei maximaler Mundöffnung, Ober- und Unterkiefer getrennt
3. Sektionspräparat:
   a) In Okklusion
      aa) Rechte Seitenzahnreihe
      bb) Frontzahnbereich
      cc) Linke Seitenzahnreihe
   b) OK in Aufsicht
   c) UK in Aufsicht

4. Bei abnehmbarem prothetischen Ersatz:
   a) Sektionspräparat **ohne** Prothese (n)
   b) Sektionspräparat **mit** Prothese (n)
5. Detailaufnahme und Ausschnittvergrößerung bei:
   a) Zahnstellungsanomalien
   b) Zahnformanomalien
   c) erkrankten Zähnen (z. B. Karies)
   d) speziellen Füllungsformen
   e) festsitzendem Ersatz (z. B. Kronen, Brücken)
   f) traumatischer Gewalteinwirkung (Bruchlinien an Zähnen und Kieferknochen)

16.3.1 Fototechnische Spezialausrüstung

In gleicher Weise, wie für die spezielle Sektionstechnik zur Entnahme von Oberkiefer und Unterkiefer ein geeignetes Instrumentarium vorliegen muß, gehört zur odontologischen Fototechnik eine optische und beleuchtungstechnische Spezialausrüstung.

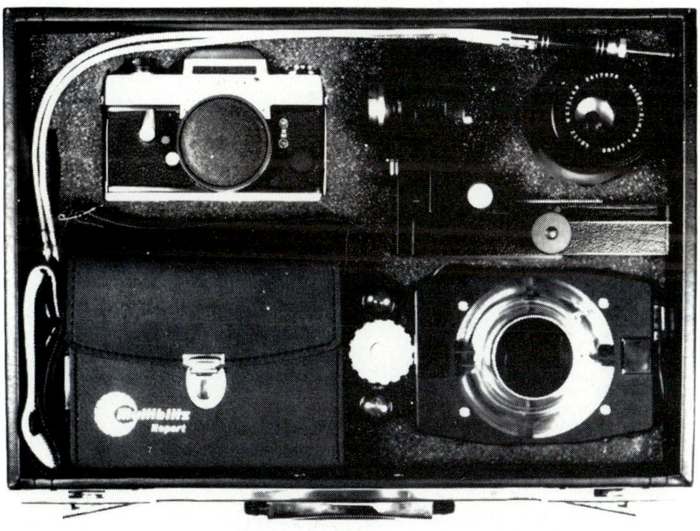

Abb. 16.3.1 — 1: Fotokoffer mit Spezial-Instrumenten

Die Zusammenstellung einer geeigneten Gerätekombination mit sinnvoller Einordnung in einen Fotokoffer zeigt die Abbildung 16.3.1—1 *(Hildebrand* [1978]).

Der Koffer enthält übersichtlich diejenigen Instrumente, die besonders bei der odontologischen Fotoarbeit am Sektionsort, aber auch im Institut, benötigt werden.

Zusammen mit dem Diktiergerätkoffer bilden sie für den Obduzenten die wichtigsten Geräteeinheiten zur Befunddokumentation.

Der fototechnische Gerätekoffer sollte folgende Apparate enthalten:

1 Kameragehäuse
1 Spezial-Objektiv
1 Balgeneinstellgerät
1 Doppeldrahtauslöser
1 Ringblitz mit Akku-Kraftteil
1 Stativ (gesondert untergebracht)
Filmmaterial

Bei dem großen in- und ausländischen Angebot an fototechnischem Material, das der Markt heute anbietet, fällt die Auswahl einer geeigneten Kombination schwer. Wichtige Kriterien stellen die Flexibilität und Variationsbreite eines Systems dar, präzises Funktionieren bei einfacher Bedienung und nicht zuletzt der Kostenfaktor.

Mehrfache eigene Versuche zur Auswahl einer zweckmäßigen Gerätekombination und zahlreiche Gespräche mit Kriminalbeamten, die als „Tatort-Fotographen" erfahren sind, haben dann zu einer Zusammenstellung geführt, die vielseitig fotomechanisch und beleuchtungstechnisch Präzisionsarbeit liefert.

Die Bausteine der Einheit sind im wesentlichen folgende:

1. Kameragehäuse

Das Modell LEICAFLEX SL 2 *(Fa. E. Leitz, Wetzlar)* stellt ein für odontologische Zwecke einfach zu bedienendes und einfach zu erweiterndes System dar. Bei dieser Spiegelreflex-Kamera erfolgt selektive Lichtmessung durch das Objektiv. Der Objektausschnitt erscheint im Sucher. Gleichzeitig wird dieser Anteil vom Belichtungsmesser erfaßt.

Er ist mit dem zentralen Meßfeld für das Scharfeinstellen deckungsgleich. Somit sind die notwendigen Informationen und Kontrollen dem Sucherzentrum zu entnehmen.

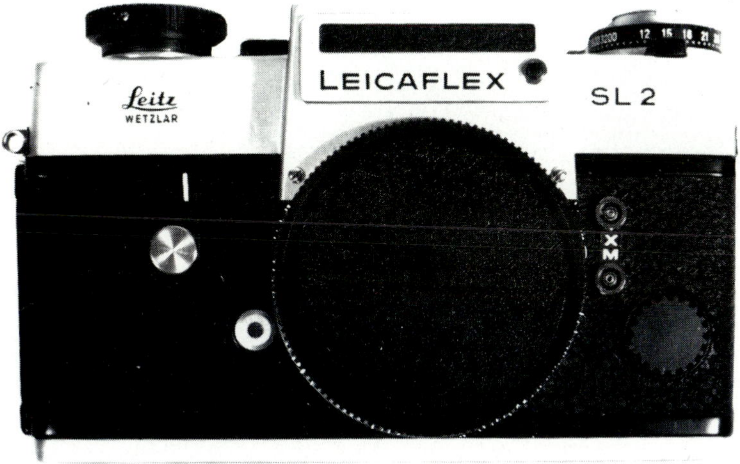

Abb. 16.3.1 — 2: Kameragehäuse LEICAFLEX SL 2

2. Balgeneinstellgerät

Den nächsten Baustein liefert das Balgengerät R. *(Fa. E. Leitz, Wetzlar).* Für die extreme Nahaufnahme oder das stufenlose Einstellen im Aufnahmebereich von ∞ bis in den Makrobereich findet diese Konstruktion Anwendung. Über einen Doppeldrahtauslöser kann man die Springblende der LEICAFLEX-Objektive auf den gewünschten Wert schließen. Die Belichtungsmessung erfolgt mit der Arbeitsblende. Der Einstellbereich der Kombination aus LEICAFLEX und Balgengerät liegt zwischen den Abbildungsmaßstäben 1:5 und 1:2.

3. Objektiv

Das Spezialobjektiv zum Balgeneinstellgerät R ist das Macro-Elmar 1:4—100 mm *(Fa. E. Leitz, Wetzlar).* Wegen einer guten Korrektion für den Einstellbereich von ∞ bis zum Abbildungsmaßstab 1:1 lassen sich optimale Aufnahmeergebnisse erzielen.

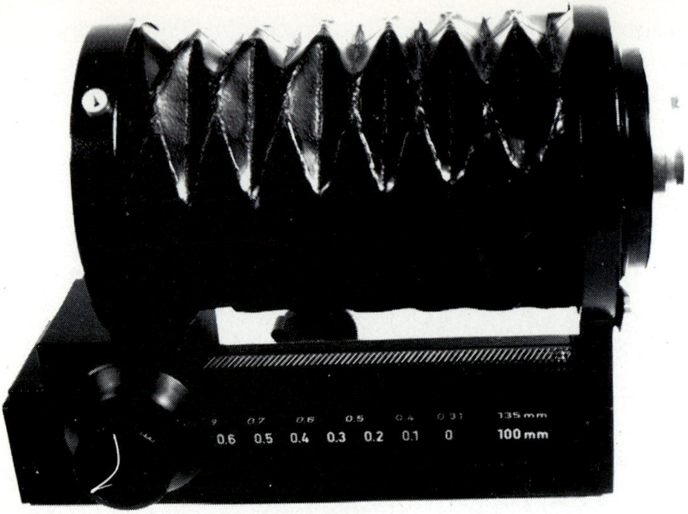

Abb. 16.3.1 — 3: Balgeneinstellgerät

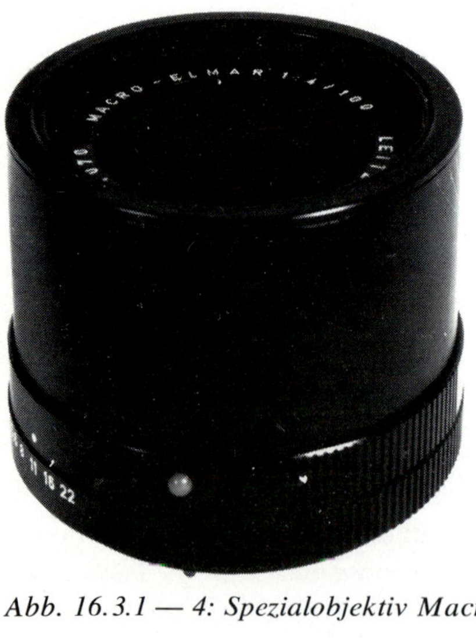

Abb. 16.3.1 — 4: Spezialobjektiv Macro-Elmar 1:4—100 mm

4. Doppeldrahtauslöser

Von den beiden Drähten wird der eine (längere) in die Objektivstandarte, der andere in das Gewinde des Auslösers an der Kamera geschraubt. Beim Betätigen des Doppeldrahtauslösers schließt sich zuerst die Objektivblende auf den vorgewählten Wert, und erst anschließend wird der Kameraverschluß ausgelöst.

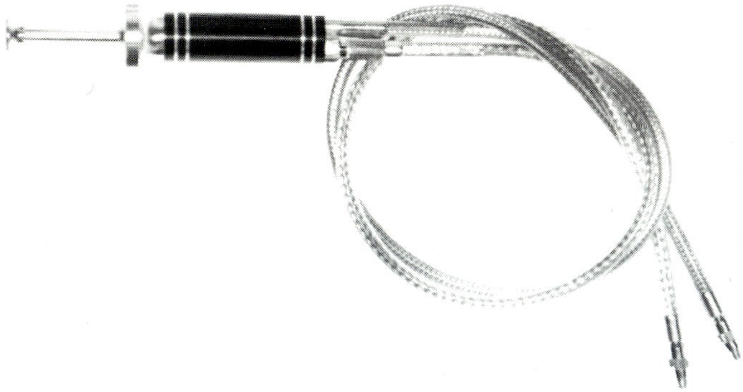

Abb. 16.3.1 — 5: Doppeldrahtauslöser

5. Kunstlichtquellen

a) Ringlampe

Für die Gerätekombination LEICAFLEX SL 2, Balgengerät-R und Macro-Elmar-Objektiv eignet sich in idealer Weise als Lichtquelle eine Multiblitz-Ringlampe *(Fa. Dr. D. A. Mannesmann, Porz-Westhoven).* Ringlampen sind Lampen spezieller Konstruktion für Arbeiten im Bereich der Makrofotographie. Die um das Objektiv liegende Ringröhre stellt eine hervorragende Lichtquelle dar. Sie gibt Tageslicht ab. Gegenüber anderen Lichtquellen gestatten Multiblitz-Ringlampen schattenlose und lichtabfallfreie Aufnahmen.

Für die Bildbefunddokumentation im forensisch-odontologischen Bereich sollte wegen möglicher Feuchtigkeitsreflexe ein Polarisationsfilter eingebaut sein.

Die Befestigung der Ringlampe erfolgt mit einem Befestigungsring, der in das Filtergewinde des Objektivs eingeschraubt wird. Da in vielen Fällen, insbesondere bei Nahaufnahmen, das Objekt häufig gegen andere Lichtquellen abgedeckt wird, sind an dem Gehäuse der Ringlampe zwei Einstellampen angebracht, die eine Scharfeinstellung ermöglichen.

Das Licht dieser Lampen läßt sich justieren, der kürzestmögliche Abstand von Ringlampe zu Objekt beträgt circa 6 cm. Den Kraftteil der Ringlampe bildet ein Akku-Gerät, für stationären Betrieb eignet sich ein Netzgerät.

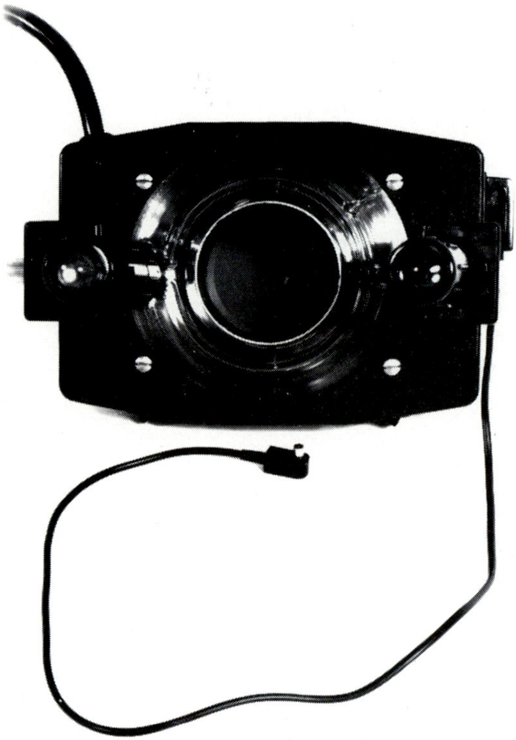

Abb. 16.3.1 — 6: Ringblitz

b) Blitzgerät

Eine Lichtquelle ähnlicher Art liefern Blitzgeräte (sog. Elektronenblitz). Die Anwendung von zwei Geräten (z. B. Rollei E 27 C) *(Fa. Rollei-Werke, Braunschweig)* gestatten synchronisierte Blitzlichtaufnahmen. Ein stabiler Aufbau bei beleuchtungstechnisch günstigem Lichtwinkel gewährleistet eine Kameraschiene aus Metall, die vom Stativ getragen und an der die Aufnahmeapparatur angeschraubt wird. An den äußeren Enden der Kameraschiene sind zwei Steckschuhe mit Drehgelenken montiert. Diese sowohl mechanische als auch elektrische Verbindung gestattet horizontale Drehbewegungen der Blitzgeräte und somit eine Zentrierung des Kunstlichtes ja nach dem Objektabstand.

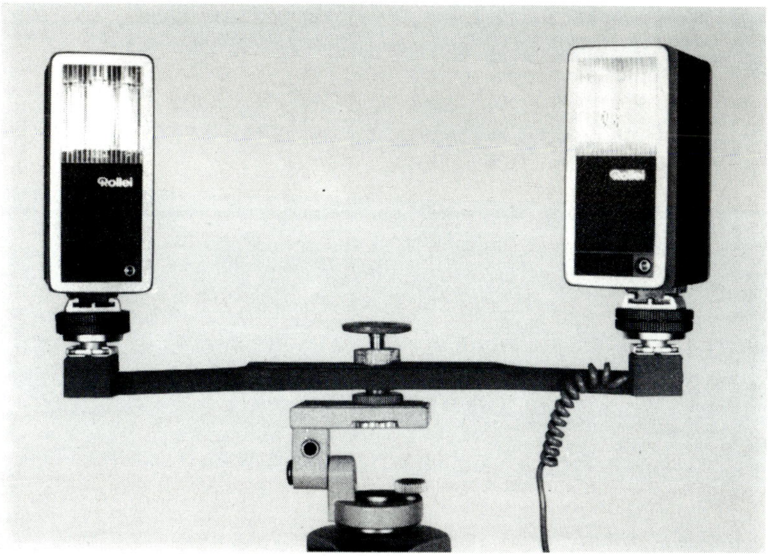

Abb. 16.3.1 — 7: Metallkameraschiene mit zwei Blitzgeräten auf Drehgelenken

16.3.2 Arbeitswerte

Für Aufnahmen im Makrobereich sind die Arbeitswerte der nachfolgenden Tabelle zu entnehmen:

Die Angaben zur Entfernung betreffen den Abstand Filmebene bis Objekt.

Die genannten Blendenwerte gelten für die Fotographie von Objekten mittlerer Helligkeit mit Filmen einer Empfindlichkeit von 15 DIN bei Verwendung der Multiblitz-Ringlampe. Die besondere Wirkung der Ringlampe, d. h. schattenfreie Abbildung, kann nur erreicht werden, wenn das Objekt kleiner ist als der Durchmesser der Ringröhre.

Abbildungsmaßstab	Abgebildete Objektgröße cm	Objektiv = 90mm				Objektiv = 135mm			
		Entfernung cm	Auszug cm	Blende	Schärfentiefe mm	Entfernung cm	Auszug cm	Blende	Schärfentiefe mm
1 : 5	12 x 18	64,8	10,8	16	32	–	–	–	–
1 : 3	7 x 11	48	12	16–22	15	72	18	11–16	10
1 : 2	5 x 7	40,5	13,5	16–22	7	61	21	16	6
1 : 1,5	3,6 x 5,4	37,5	15	16–22	5	56	22	16	4
1 : 1	2,4 x 3,6	36	18	16–22	2,5	54	27	11–16	2
2 : 1	1,2 x 1,8	40,5	27	11	0,6	–	–	–	–

Tbl. 16.3.2 — 1: Technische Angaben für Aufnahmen im Makrobereich.

Bei Aufnahmen mit der Ringlampe in Antireflexausführung ist gegenüber den Werten der Tabelle um 2 1/2 Werte aufzublenden, da der Polarisationsfilter Licht absorbiert.

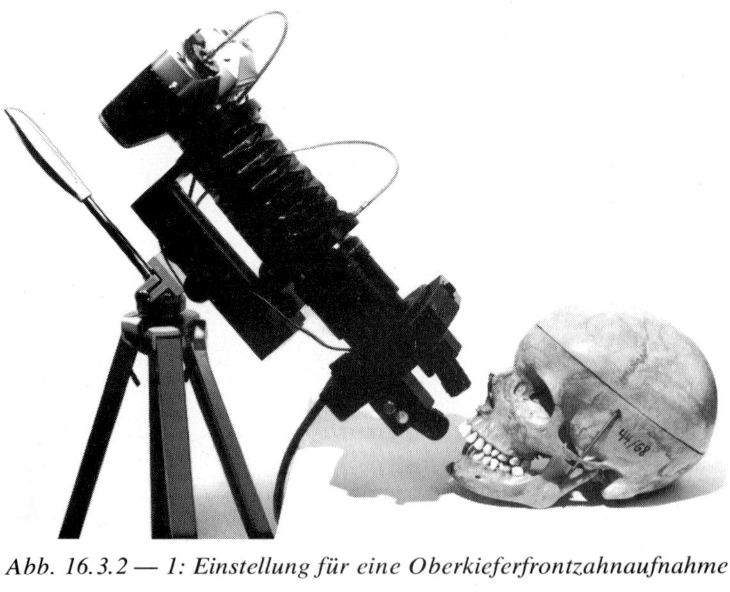

Abb. 16.3.2 — 1: Einstellung für eine Oberkieferfrontzahnaufnahme

16.4 Röntgentechnik

Die röntgenologische Befunderhebung am Kausystem ist für eine optimale Auswertung des Untersuchungsgutes notwendig. Der technische Aufwand wird durch die Informationsausbeute gerechtfertigt. Ohne Röntgenbefund ist die forensisch-odontologische Grundlage für die Begutachtung unvollkommen. In vielen Fällen ist eine Problemlösung überhaupt erst möglich. Durch Bildvergleich bei der Röntgenidentifikation können Intravitalbilder, die z. B. von praktizierenden Zahnärzten aufgenommen wurden, mit Postmortalbildern verglichen werden. Die morphologische Objektivität ergibt die Basis für die gutachterliche Sicherheit.

Für die röntgenologische Befunddokumentation sind folgende Röntgenaufnahmen zu empfehlen:

1. Einzelzahn- und Zahngruppenaufnahmen
2. OK-UK-Übersichtsaufnahmen
3. Lateralaufnahme des Kopfes
4. Anterior-Posterior-Aufnahme des Kopfes

16.4.1 Einzelzahn- und Zahngruppenaufnahmen

Für die Detailaufnahmen des Gebisses werden 3 x 4 cm Dentalröntgenfilme verwendet. Je nach Länge (Hochkantformat) und Breite (Querformat) der Zähne lassen sich etwa 4—5 nebeneinander stehende Zähne einschließlich Alveolarfach und Teile des Kieferknochens mit einem Film röntgen. Für den Gesamtstatus des Gebisses benötigt man 10—11 Filme der Größe 3 x 4 cm.

Hat sich der Untersucher für diese Filmgröße entschieden, so stellt sich die Frage nach einer geeigneten Röntgenfilmhalterung. Der zahnärztliche Patient vermag „seinen" Röntgenfilm mit dem eigenen Zeigefinger in der richtigen Position zu halten.

Bei Leichen sind mechanische Filmhalterungen anzuwenden. Es verbietet sich von selbst, während der Expositionszeit den Sektionsgehilfen oder anderes Hilfspersonal mit dem Adaptieren des Filmes zu beauftragen!

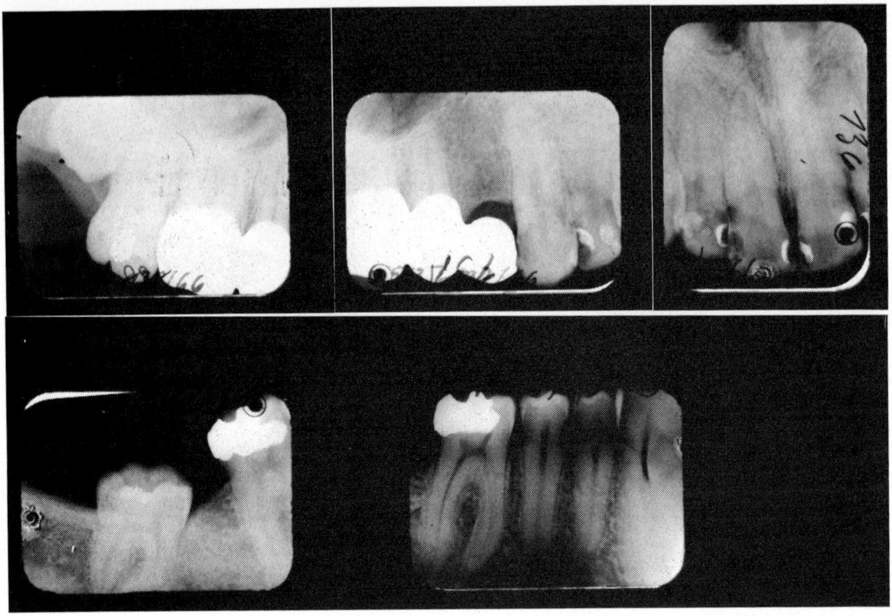

Abb. 16.4.1 — 1: Röntgenstatus des Gebisses, 11 Filme im Format 3 x 4 cm

Für die zweckmäßigste Art der Halterung des Röntgenfilmes ist die Ausgangssituation maßgebend. Ist aus irgend welchen Gründen eine Entnahme des Kieferpräparates an der Leiche nicht zulässig, so ist eine Kunststoff-Filmschiene zu verwenden.

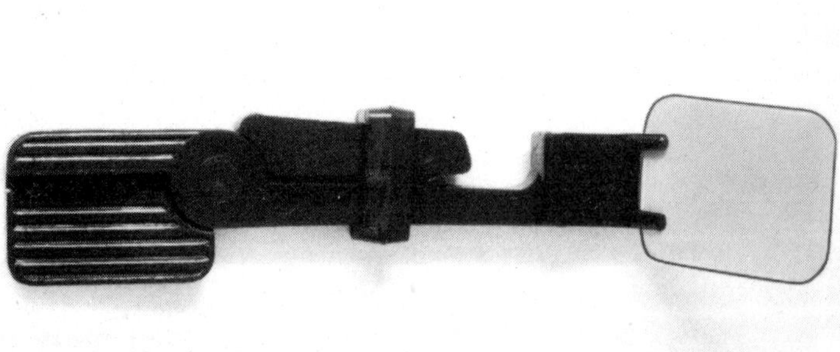

Abb. 16.4.1 — 2: Kunststoffhalterung mit 3 x 4 cm Zahnröntgenfilm (Fa. RINN, USA)

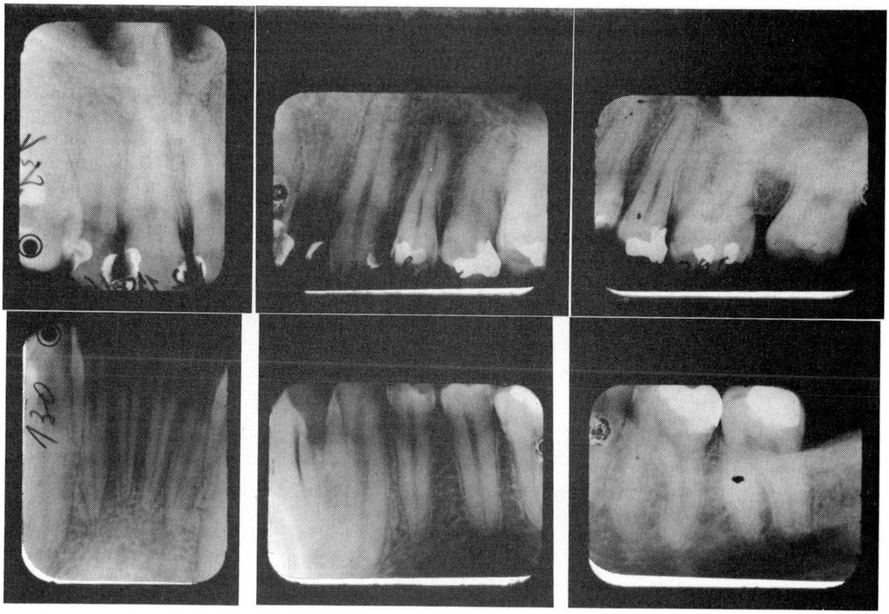

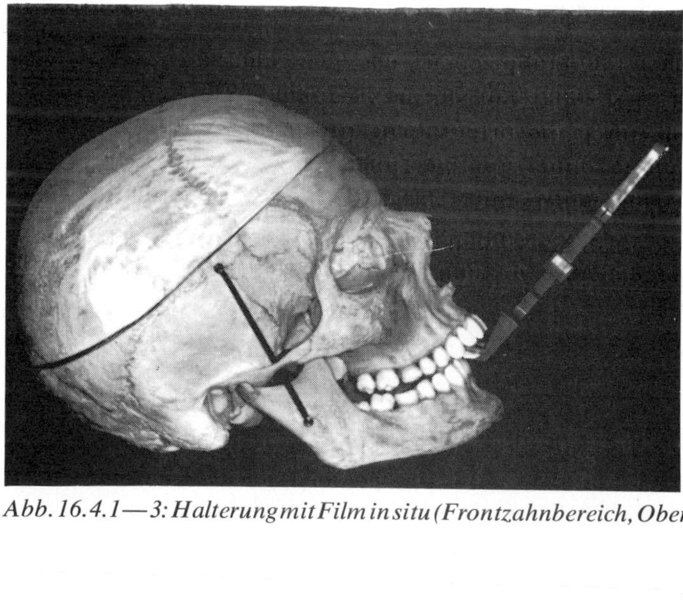

Abb. 16.4.1—3: Halterung mit Film in situ (Frontzahnbereich, Oberkiefer)

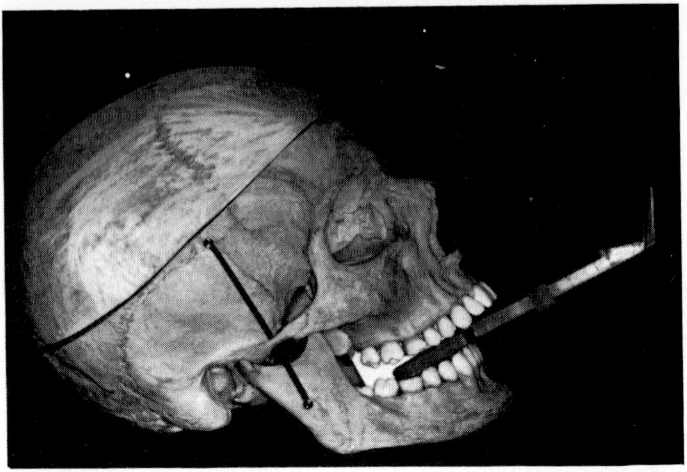

Abb. 16.4.1 — 4: Halterung mit Film in situ (Seitenzahnbereich)

Soll hingegen das der Leiche entnommene isolierte Kieferpräparat geröntgt werden, so benötigt man eine selbsttragende Haltevorrichtung. Die Abb. 16.4.1—5 läßt erkennen, daß es sich um einen Metallarm handelt, der mehrere Kugelgelenke aufweist. An dem einen Ende befindet sich eine Filmhalterung, an dem anderen Ende eine Schraubzwinge. Alle gewünschten Einstellungen sind zu erreichen. Die Schraubzwinge kann sowohl interdental als auch auf den Kieferknochen justiert werden. Die Filmhalterung ist im Hoch- und Querformat möglich. Die Zähne des Oberkiefers und Unterkiefers können getrennt geröntgt werden.

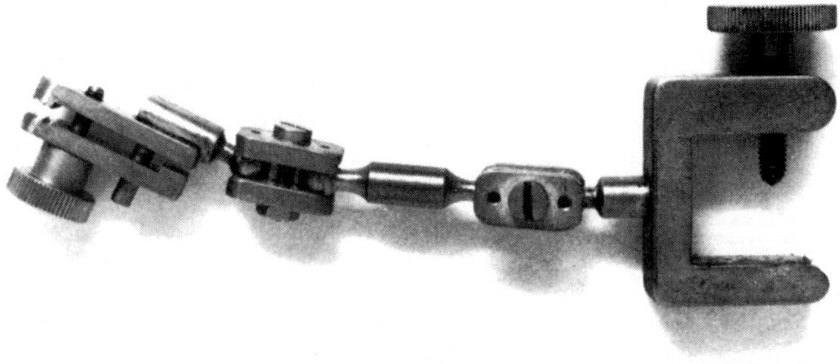

Abb. 16.4.1 — 5: Haltevorrichtung aus Metall für einen Zahnröntgenfilm 3 x 4 cm (Konstruktion nach Angaben von Endris u. Hildebrand)

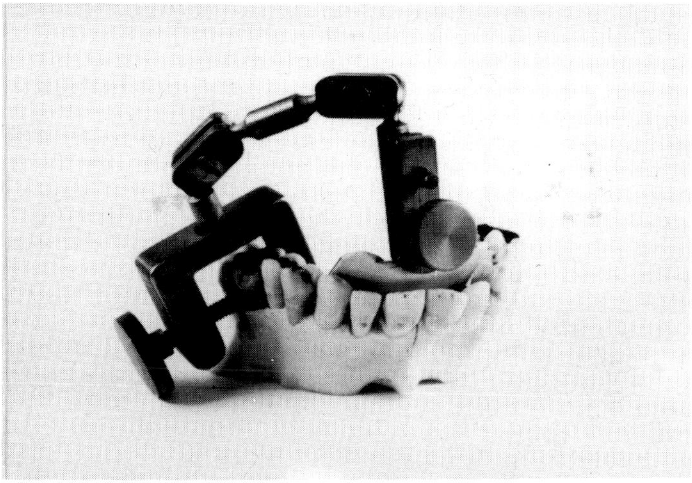

Abb. 16.4.1 — 6: Das Oberkieferpräparat liegt mit der „Sägefläche" plan auf einer ebenen Unterlage, der Metallarm ist im Molarenbereich festgeschraubt und drückt den 3 x 4 cm Zahnröntgenfilm von palatinal an die Oberkieferfrontzähne.

Wichtig ist, daß die Kugelgelenke in ihrer Beweglichkeit gesteuert werden können. Dadurch ist eine gewisse elastische Spannung gegeben. Diese wiederum erlaubt es, den Film den örtlichen Unebenheiten und Krümmungen dicht anzulegen.

Die Frage nach einem zweckmäßigen Röntgengerät schließt sich an. Für Aufnahmen mit dem 3 x 4 Röntgenfilm und für den Gebißstatus mit 3 x 4 Röntgenfilmen eignen sich für forensisch-odontologische Zwecke zwei Geräte:

1. Die Röntgenkugel
2. Das tragbare Röntgengerät „Inspector"

Die Röntgenkugel hat einen begrenzten Aktionsradius. Fahrbar auf ein Stativ montiert ist sie an die Leiche heranzufahren (Sektionssaal). Bei einer Halterung durch einen an der Wand befestigten Metallarm läßt sich ein isoliertes Kieferpräparat gut röntgen.

Für die Aufnahmetechnik mit der Röntgenkugel sind unterschiedliche Einstellwinkel zu beachten. Hiervon hängt der Verlauf der Röntgenstrahlen ab. Durch seitliches Drehen kann der Zentralstrahl, d. h. die Achse des Strahlenkegels, in der Horizontalen festgelegt werden. Wird die Röntgenkugel geneigt, so sind Richtungsänderungen des Zentralstrahls auch in der Vertikalen möglich.

Die horizontale Winkeleinstellung wird so vorgenommen, daß Kronen- und Wurzelabschnitte ohne Überlagerungen zur Darstellung kommen. Dies erreicht man durch die orthoradiale Einstellung (Abb. 16.4.1—7). Der Zentralstrahl trifft senkrecht auf die vestibuläre Zahnfläche entsprechend der jeweiligen topographischen Lage des Zahnes im Zahnbogen.

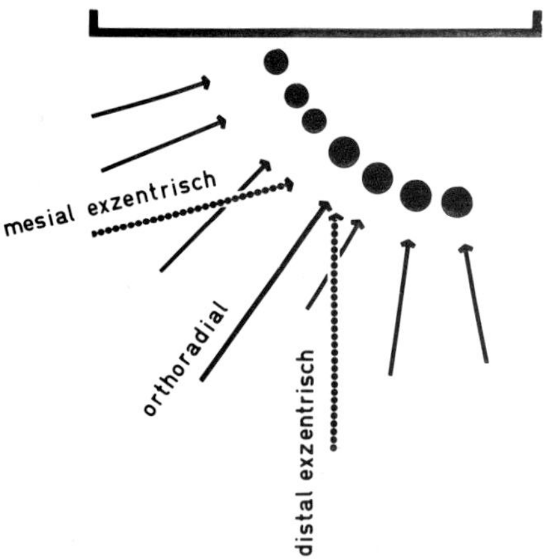

Abb. 16.4.1 — 7: Orthoradiale Einstellung

Die vertikale Winkeleinstellung, d. h. der Neigungswinkel, hängt in erster Linie von der Lage des Röntgenfilmes ab. Die Einstellung ist nach der „Isometrieregel" *(Cieszynski* [1926]) oder nach der „Paralleltechnik" möglich.

Liegt der Film der Zahnkrone und dem Alveolarfortsatz oder Gaumendach an, so ist die Einstellung nach der Isometrieregel erforderlich. Filmebene und Zahnebene bilden miteinander einen Winkel. Halbiert man den von diesen beiden Ebenen eingeschlossenen Winkel, so läßt sich gedanklich eine Winkelhalbierungsebene dazwischen legen.

Um die Zähne in natürlicher Größe verzerrungsfrei abzubilden, müssen die Röntgenstrahlen senkrecht auf die Winkelhalbebene fallen. Dabei soll der Zentralstrahl durch die Wurzelspitze gehen. Die mit dieser Technik abgebildeten Zähne erscheinen auf dem Röntgenbild annähernd größenrichtig.

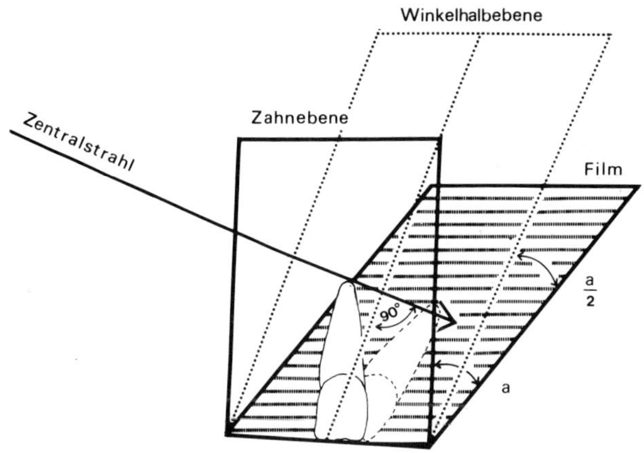

Abb. 16.4.1 — 8: Vertikale Winkeleinstellung nach der Isometrieregel (nach CIESZYNSKI)

Zur groben Orientierung lassen sich für die einzelnen Zahngruppen Winkeleinstellungen angeben (s. 16.4.3), eine genaue Ausrichtung muß jedoch die anatomischen Verhältnisse von Zahn und Kiefer sowie die Lage des Filmes berücksichtigen.

Bei der Paralleltechnik wird der Film durch entsprechende Halterungen in eine parallele Lage zur Zahnachse gebracht. Der Zentralstrahl trifft senkrecht auf die Zahnachse und den Film. Der Fokus-Film-Abstand muß jedoch mindestens 40 cm betragen.

Erhebliche Vorteile bietet ein tragbares Röntgengerät. Wir haben den „Inspector" *(Fa. Golden Engineering Inc., USA)* erfolgreich verwendet. Der Vorteil liegt darin, daß dieses Gerät leicht transportabel ist, eine einfache Bedienung verlangt und wahlweiser Betrieb durch Akku oder Stromnetz gegeben ist. Zusätzlich besteht die Möglichkeit, über einen Aufsatz (Polaroid) sofort ein „Papierröntgenpositiv" herzustellen. Die ideale Anwendung findet das Gerät bei odontologischen Identifizierungsarbeiten nach Massenkatastrophen am Unfallort. Ein zusätzlicher Vorteil liegt darin, daß das Gerät auch mit einem Stativ eingesetzt werden kann. Die Strahlenbelastung der Umgebung ist gering. Während der Exposition werden vorprogrammierbare Impulsraten abgegeben. Die Bildqualität bei Aufnahmen mit dem tragbaren Röntgengerät entspricht denjenigen mit Aufnahmen der Röntgenkugel.

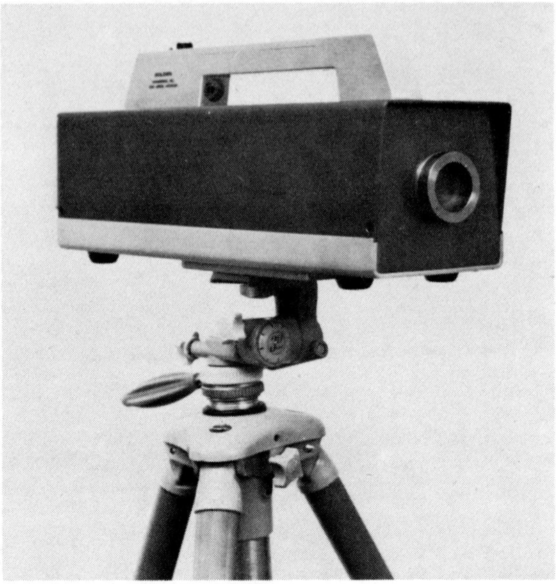

Abb. 16.4.1 — 9: Tragbares Röntgengerät „Inspector" auf ein Fotostativ montiert

16.4.2 OK- UK- Übersichtsaufnahme

Die röntgenologische Übersichtsaufnahme gestattet es, auf einem Röntgenfilm Ober- und Unterkiefer in Okklusionsstellung in einer Ebene beurteilen zu können. Ein Gerät für die ideale Aufnahmemöglichkeit stellt der Orthopantomograph (Fa. Siemens) dar. Die morphologischen Verhältnisse werden in einem durchgehenden nicht unterbrochenen Röntgenbild unter Berücksichtigung eines kontrollierbaren Vergrößerungsfaktors dargestellt.

Wie bei anderen extraoralen Aufnahmetechniken liegt die Strahlenquelle und die Filmkassette außerhalb der Mundhöhle. Um die Ellipsenform der Zahnbögen auf die ebene Fläche des Films zu übertragen, ist der Fokus, wie auch der Film, nicht stationär angebracht. Beide bewegen sich auf einer gemeinsamen Achse um das Aufnahmeobjekt herum. Da der Zahnbogen jedoch nicht rund ist, ist diese Achse selbst nicht stationär, sondern hat drei verschiedene Rotationszentren. Zwei davon liegen rechts und links im Bereich der aufsteigenden Unterkieferäste im vorderen Anteil des Kausystems *(Paatero* [1961]).

Dabei wird durch exakt aufeinander abgestimmte entgegengesetzte Bewegungen von Röhre und Film nur eine Schicht des durchstrahlten Gewebes scharf abgebildet, während alle in Strahlenrichtung davor oder

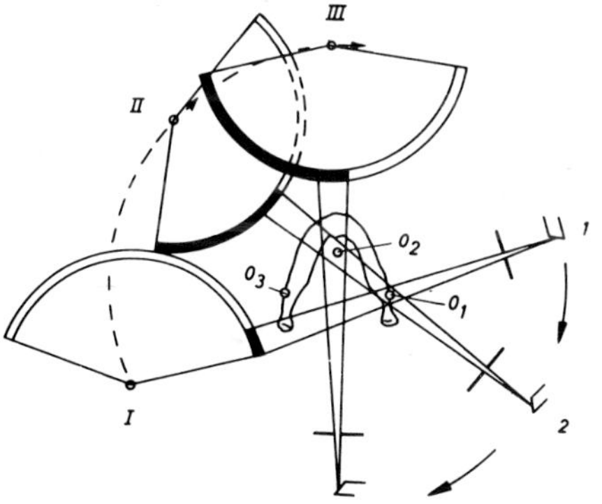

Abb. 16.4.2 — 1: Projektionsskizze für den Orthopantomographen mit drei Fokusstellungen auf einer Seite und den entsprechenden Filmpositionen.
O mit Index 1—3 = die 3 Rotationszentren (Umzeichnung nach Paatero)

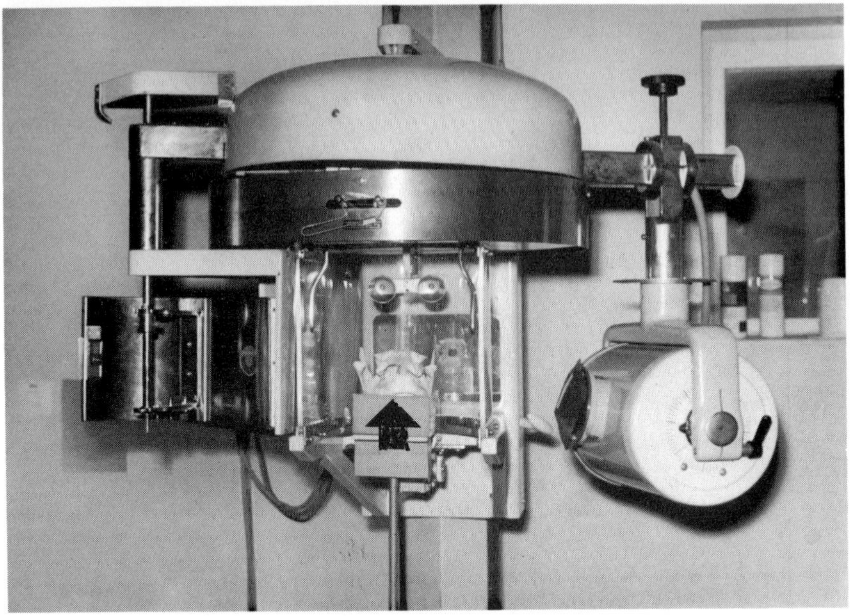

Abb. 16.4.2 — 2: Röntgengerät Orthopantomograph (Fa. Siemens) (Bei Pfeil Kieferpräparat auf Spezialstativ).

dahinter liegende Gebiete verwischt werden. Belichtet wird während der Rotation nur ein sehr schmaler vertikaler Streifen, der am Austrittspunkt aus der Blende nur wenige Millimeter mißt.

Da der Röntgenstrahl von hinterhauptwärts durch den Schädel zur Filmkassette geht, werden bei Intravitalbildern Teile der Halswirbelsäule auf dem Röntgenfilm sichtbar. Bei der Aufnahme unserer Sektionspräperate bedeutet das Fehlen der Wirbelsäule einen erheblichen Vorteil. Die unter Umständen störenden Überzeichnungen im Frotzahnbereich fehlen. Es muß allerdings darauf hingewiesen werden, daß dieser Bereich chemisch nachbehandelt werden muß, damit die Frontzähne und der dazu gehörige Kieferknochen eindeutig beurteilt werden können.

Um die richtige Lage des Kieferpräparates zum Röntgengerät zu erreichen, verwendet man ein in der Höhe verstellbares Stativ mit einer Plattform am oberen Ende. Das Kieferpräparat wird auf die Plattform gestellt und dann auf die richtige Höhe zum Orthopantomographen justiert.

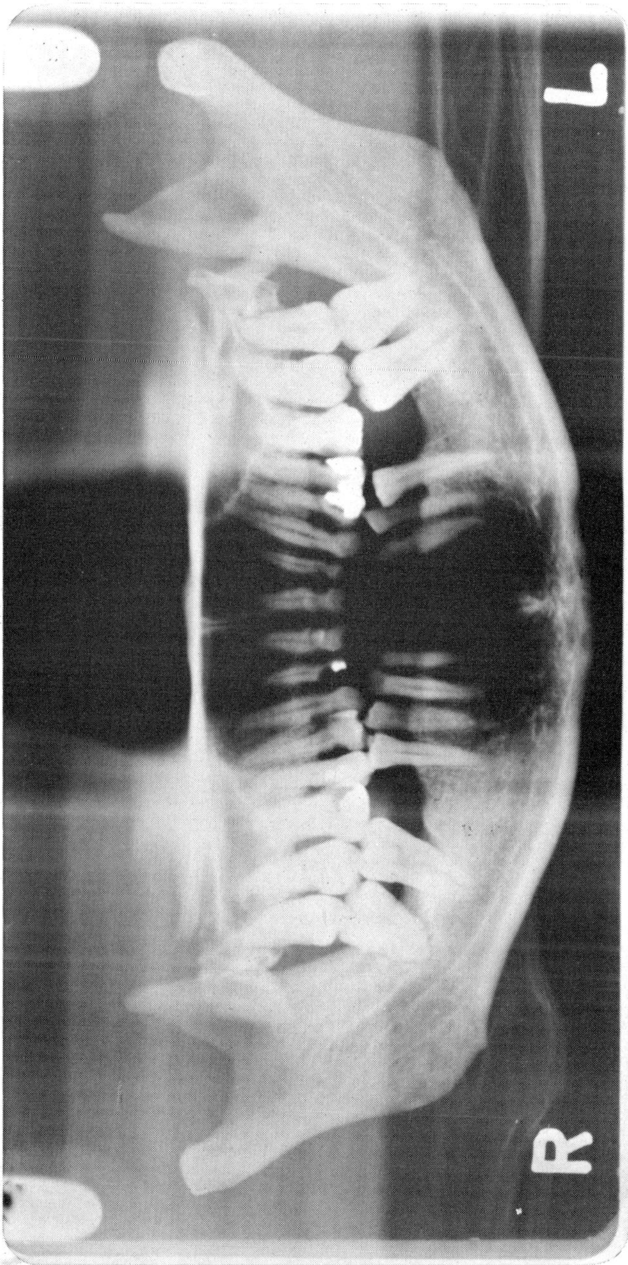

Abb. 16.4.2 — 3: Übersichtsröntgenaufnahme eines Ober- und Unterkieferpräparates. Die störenden Einflüsse der Halswirbelsäule fehlen.

16.4.3 Arbeitswerte

1. Röntgenkugel (z. B. Heliodent 60, Fa. Siemens)

Objekt:

1. Kausystem der weichteilbedeckten Leiche (Erwachsene)
2. Sektionspräparate des Kausystems
3. Mazerationspräparate der knöchernen Anteile des Kausystems

Daten:

Röhrenspannung:	60 kV
Röhrenstrom:	7 mA
Eigenfilterung:	2 mmAl
Fokus-Objektabstand:	20 cm
Filmformat:	3 cm x 4 cm

Röntgenkugel

Zahngruppe	Winkeleinstellung (Neigung in Grad)	Zeit in Sek.
OK-Frontzähne	+ 50	0,2—0,3
OK-Prämolaren	+ 45	0,3
OK-Molaren	+ 30	0,3—0,4
UK-Frontzähne	— 15	0,2—0,3
UK-Prämolaren	— 10	0,2—0,3
UK-Molaren	± 0	0,3

Tab. 16.4.3 — 1: Arbeitswerte für die Röntgenkugel bei Aufnahmen mit 3 x 4 Röntgenfilmen

2. Tragbares Röntgengerät „Inspector"

Objekt:

1. Kausystem der weichteilbedeckten Leiche (Erwachsene)
2. Mazerationspräparate

Zahngruppe	Winkeleinstellung in Grad	Entfernung in cm	Impulsrate
OK-Frontzähne	+ 50	10	15
OK-Seitenzähne	+ 45 — + 30	10	20
UK-Frontzähne	— 15	10	15
UK-Seitenzähne	— 10 — ± 0	10	15

Tab. 16.4.3 — 2: Arbeitswerte für das tragbare Röntgengerät „Inspector" am Kausystem weichteilbedeckter Leichen

Zahngruppe	Winkeleinstellung in Grad	Entfernung in cm	Impulsrate
OK-Frontzähne	50	15	10
OK-Seitenzähne	+ 45 — + 30	15	13
UK-Frontzähne	— 15	15	10
UK-Seitenzähne	— 10 — + 0	15	13

Tab. 16.4.3 — 3: Arbeitswerte für Aufnahmen mit dem tragbaren Röntgengerät „Inspector" an mazerierten Kieferknochen

3. Panorama-Schichtaufnahmegerät

z. B. Orthopantomograph, Fa. Siemens

Objekt:

1. Sektionspräparat des Kausystems
2. Mazerierte Knochenpräparate des Kausystems

Daten:

Aufnahmespannung:	55 — 85 kV (regelbar in 7 Stufen)
Aufnahmestrom:	15 mA
Aufnahmezeit:	15 sec konstant
Eigenfilterung:	3 mm
Filmformat:	15 cm x 30 cm

16.5 Abdrucknahme und Modellherstellung

Eine weitere Möglichkeit der Dokumentation ist in der Modellanfertigung nach einem Kieferpräparat gegeben. Die Herstellungsmethode ist einfach und preiswert und liefert anschauliche räumliche Nachbildungen des Originals.

Von Vorteil ist die Möglichkeit einer beliebigen Reduplikation.

Der erste Arbeitsgang besteht in der Auswahl eines geeigneten Abdrucklöffels. Zahnärztliche Metallabformlöffel sind brauchbar, besser jedoch Plastiklöffel, die zur einmaligen Verwendung vorgesehen sind. Löffelgrößen gibt es in den Stufen 1 bis 3, jeweils für den Unterkiefer und Oberkiefer.

Kieferform und Löffelgröße sollten etwa übereinstimmen. Als Abformmittel lassen sich die handelsüblichen Alginatmassen verwenden. Die Grundsubstanz liegt in Pulverform vor und wird in einem bestimmten Mischungsverhältnis (Dosierbecher) mit Wasser in einem Gumminapf angeteigt. Kaltes Wasser verlängert, warmes Wasser verkürzt die Abbindezeit. Die Verarbeitungsbreite ist aber ausreichend lang, um sorgfältig die Löffel zu beschicken. Unmittelbar bevor der Abdruck genommen wird, sollte das Kieferpräparat in Wasser getaucht werden. Nach einigen Minuten Abbindezeit (überprüfen an Materialresten im Gumminapf!) entfernt man vorsichtig die Masse vom Kieferpräparat und kontrolliert sofort unter guten Beleuchtungsverhältnissen den Abdruck auf vollständige Wiedergabe. Im Zweifelsfall wird die Abdrucknahme wiederholt.

Kleinere Hohlräume durch Blasenbildung können mit Wachs ausgefüllt werden. Besonders kritisch sind die „unter-sich-gehenden-Stellen" zu prüfen. Obgleich die Alginatmassen gegenüber dem Gips den Vorteil haben, daß sie elastisch sind, können auch hier dünne Ausläufer abreißen.

Gips als Abformmasse ist wegen seiner Formtreue unübertroffen. Allerdings sollte nur der Geübte hiermit arbeiten.

Zur Herstellung des Modells wird Hartgips im Gumminapf mit Wasser angerührt (sahnige Konsistenz) und portionsweise in die Negativform eingebracht. Durch leichtes Anschlagen des Löffelstiels an der Tischkante wird erreicht, daß der Gips „verdichtet" wird und Blasen aufsteigen.

Ist die Form randvoll ausgefüllt, so gibt man den Rest in eine Gummisockelform und bringt die gefüllte Form auf diesen Sockelanteil. Solange

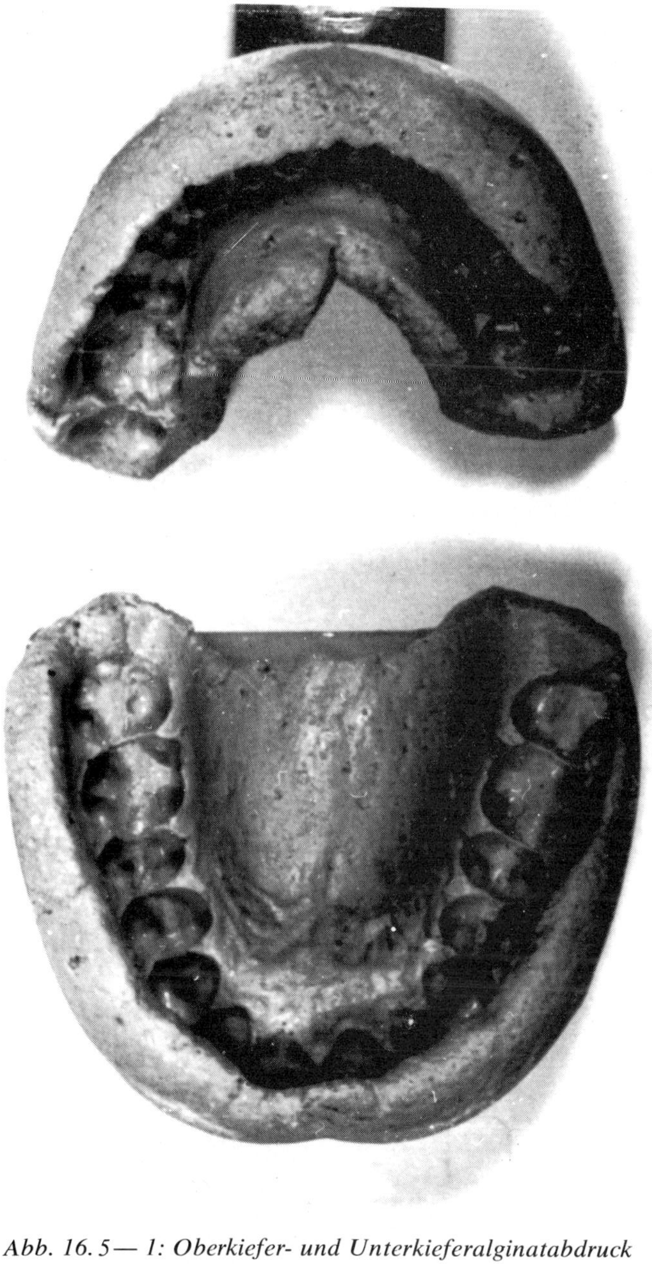

Abb. 16.5 — 1: Oberkiefer- und Unterkieferalginatabdruck

der Gips noch nicht abgebunden hat, ist ein waagrechtes Ausrichten möglich.

Nach dem Abbindevorgang werden Abdrucklöffel, Alginatmasse und Gummisockel entfernt und das Gipsmodell eingehend mit dem Kieferpräparat verglichen. Anschließend bringt man getrennt an Ober- und Unterkiefer am Sockel Archivierungskennzeichen mit wasserfester Tusche an.

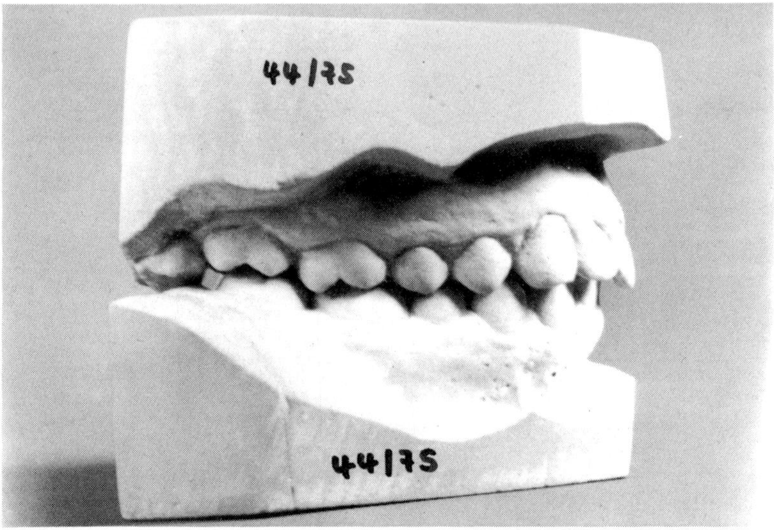

Abb. 16.5 — 2: Gipsmodelle in Okklusion, Seitenansicht

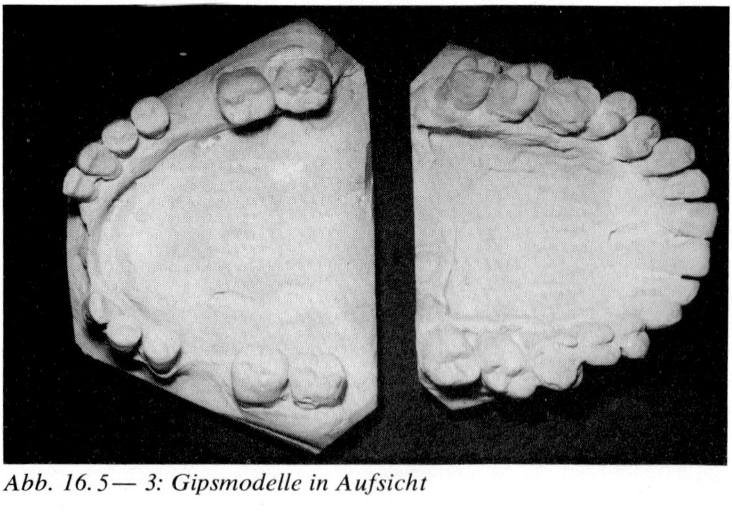

Abb. 16.5 — 3: Gipsmodelle in Aufsicht

16.6 Konservierung des Sektionspräparates

Im Anschluß an die Modellherstellung ist die Konservierung des Ober- und Unterkieferpräparates vorzunehmen.

Bereits nach der Entnahme aus der Mundhöhle sind vorbereitende Maßnahmen zu treffen. Die Weichteilreste am hufeisenförmig ausgebildeten Unterkieferknochen und der rundovalen Oberkieferknochenplatte schneidet man mit einer Bogenschere soweit als möglich ab.

Da die Unterkieferäste als markführende Röhrenknochen anzusehen sind, ist es von Vorteil, mit einem kleinen Rosenbohrer an der Innenseite der horizontalen und aufsteigenden Äste vor dem Mazerieren Bohrlöcher anzubringen. Diese Maßnahme erleichtert das Entfetten, die Mazerationsflüssigkeit kann besser in den Markraum eindringen (*Piechocki* [1967]).

Wegen der bindegewebigen Verankerung der Zahnwurzeln im Zahnfach kann es im Verlauf der Konservierungsarbeiten zu einem Ausfall vornehmlich der einwurzeligen Frontzähne kommen. Bei gleichzeitigem Bearbeiten mehrerer Kiefer in einem Behälter sind Verwechslungen von ausgefallenen Zähnen möglich. Um zu verhindern, daß Zähne auf diese Art vertauscht werden oder verloren gehen, ist zu empfehlen, jeden Kieferknochen getrennt in einen Beutel aus grober Gaze einzubinden.

Mazeration

Für diesen Behandlungsgang eignen sich biologische oder chemische Methoden.

Die Fäulnismazeration hat zum Ziel, die Weichteilreste, die am Knochen anhaften, völlig aufzulösen, ohne die Knochensubstanz zu beschädigen.

Die einfachste Methode ist die Kaltwasser-Mazeration (destilliertes Wasser, Regenwasser). Verwendet werden Glasgefäße, da Metallbehälter den Knochen verfärben können. Erhebliche Nachteile sind lange Mazerationszeit und Geruchsentwicklung.

Die Mazerationszeit läßt sich verkürzen, wenn eine Wassertemperatur von etwa 30 bis 40 Grad Celsius benutzt wird. Bei dieser Warmwasser-Mazeration ist der Vorgang in etwa 5 bis 6 Tagen beendet.

Handelt es sich um frisches Knochenmaterial, so setzt die Tätigkeit der Mikroorganismen von selbst ein. Für die relativ kleinen Knochenstücke des Unter- und Oberkiefers eignet sich eine Glaswanne, deren Wasserinhalt mit einem Aquarium-Heizkörper auf die erforderliche Temperatur von ca. 35° C gebracht wird.

Stets ist darauf zu achten, daß die Knochen nicht an der Wasseroberfläche schwimmen. Die Knochenteile, die über den Flüssigkeitsspiegel ragen, verfärben sich. Eine nachträgliche Aufhellung ist aufwendig und mühsam *(Piechocki* [1967]).

Nach abgeschlossener Mazeration werden die Kiefer den Gazebeuteln entnommen und die Festigkeit der Zähne in den Zahnfächern überprüft. Stark gelockerte Zähne werden entfernt und mit den bereits ausgefallenen gesondert aufbewahrt.

Im warmen Wasserbad wird der Knochen mit Hilfe einer Zahnbürste von den noch vorhandenen Geweberesten gesäubert. Hierzu ist besonders auf die Interdentalräume zu achten. Im Bereich der entfernten Zähne muß die zarte Knochenlamelle des Zahnfaches vorsichtig behandelt werden.

Der nächste Arbeitsgang besteht darin, den in den Knochen gelösten Leim zu entfernen. Nur gut entleimte Knochen lassen sich sauber entfetten. Je nach Festigkeit des Knochens wird eine 2 bis 10 %ige Sodalösung hergestellt. In dieser Lauge können die Knochen durch einmaliges Erhitzen auf 80° C entleimt werden. Danach erfolgt gründliches Abspülen der Knochen in warmem Wasser und Lufttrocknung.

Von den chemischen organischen Methoden ist die Mazeration mit Hilfe von Trypsin bekannt *(Pfitzner* [1889]). Trypsin ist ein Pankreasferment und spaltet unter anderem Eiweiß und Fette. Der Nachteil der Methode liegt in der erheblichen Geruchsbelästigung.

Bei Anwendung anorganischer Mazerationslösungen (z. B. Ammoniak, Kalilauge, Natronlauge etc.) ist mit einer kürzeren Mazerationszeit zu rechnen. Die Methode erfordert aber eine ständige Kontrolle, da die Knochen selbst angegriffen werden können, bisweilen sogar vernichtet werden. Wegen der Besonderheit der konservierenden und prothetischen zahnärztlichen Werkstoffe (Füllungen, Kronen, Brücken) sind die chemischen Mazerationsmethoden möglichst nicht anzuwenden.

Es muß immer mit erheblichen Veränderungen aufgrund der Reaktion der Lauge mit den Werkstoffen gerechnet werden. Alte Amalgam-Füllungen erscheinen anschließend mit silbrig glänzender Oberfläche und täuschen dann eine jüngere Gebrauchsperiode vor.

Entfettung

Der größte Anteil des Fettes wird bei der Mazeration aus dem Knochen gelöst. Die nach diesem Vorgang noch vorhandenen Reste lassen sich mit fettlösenden Chemikalien entfernen.

Bekanntestes Lösungsmittel ist das Benzin (Petrol-Benzin). Es soll farblos und ölfrei sein.

Schwefeläther als Lösungsmittel hat den Vorteil, daß auch Fettreste aus alten Knochen gelöst werden.

Sowohl das Arbeiten mit Benzin als auch mit Schwefeläther ist nicht ungefährlich. Außerdem sind besondere Entfettungsapparaturen erforderlich. Ähnliches gilt für die Entfettungsmittel Tetrachlorkohlenstoff und Schwefelkohlenstoff.

Für die relativ kleinen Knochenanteile des Unter- und Oberkiefers hat sich Xylol bewährt. Die Knochen werden zur Entfettung über 24 Stunden in eine Glasschale gelegt. Hierbei ist eine Erwärmung des Xylols auf 60° C notwendig.

Bleichen

Der nächste Arbeitsgang hat das Bleichen der Knochen zum Ziel. Die Knochen erhalten dadurch eine einheitliche gelbe Farbe.

Um zu verhindern, daß die Zähne durch den Bleichvorgang völlig weiß gebleicht werden, kann man verschieden vorgehen.

Handelt es sich beispielsweise um ein anteriores Restgebiß, so werden die Frontzähne ohnehin beim Mazerationsvorgang aus den Alveolen fallen oder sich leicht entfernen lassen. Sie werden dann nicht dem Bleichvorgang beigegeben.

Bleiben die Zähne in den Zahnfächern, so überzieht man sie mit einem Schutzfilm, der nach dem Bleichen wieder entfernt wird. Geeignet sind wasserfeste Lacke, die später mit Aceton abgelöst werden.

Zum Bleichen der Knochen eignet sich das Waserstoffsuperoxyd (H_2O_2) ausgezeichnet. Die Kieferknochen werden in eine Glasschale mit einer 2 bis 5 %igen Lösung gegeben. Das Bad wird auf 35° C erwärmt. Durch laufende Beobachtung der Knochen im Bleichbad wird der Farbton kontrolliert.

Nach der Entnahme aus der Lösung werden die Knochen mit Wasser abgespült oder warm gewässert. Ein Weiterbleichen wird hierdurch verhindert.

Nachbehandlung und Fehlerquellen

Die gebleichten Knochen werden luftgetrocknet. Mit einer Druckluftpistole erreicht man eine Trocknung der tiefen Alveolarfächer.

Nun müssen die herausgelösten Zähne in der Reihenfolge ihres Standortes im Kiefer vor den Kieferknochen ausgebreitet werden. Durch genaue Beachtung der Zahnformen sind Zuordnungsschwierigkeiten zu umgehen. Hilfreich sind Wurzel-, Winkel- und Krümmungsmerkmal (vgl. 3.0).

Häufige Fehler sind Verwechslungen der Unter- und Oberkieferfrontzähne untereinander und falsche Zuordnung zu den Kieferhälften.

Als nächstes ist die vorher bestehende Okklusion der Oberkiefer- und Unterkieferzahnreihen gedanklich zu rekonstruieren.

Da die Sharpey'schen Fasern beim Mazerationsvorgang aufgelöst worden sind, haben die Zahnwurzeln im Zahnfach einen gewissen Spielraum. Dies gilt auch für nicht ausgefallene oder belassene Molaren.

Es ist daher erforderlich, nach der Zuordnung die Zähne schnell hintereinander in die Zahnfächer einzukleben und durch Zusammenbringen der Zahnreihen von Oberkiefer und Unterkiefer die vorher bestandene Okklusion einzustellen. In diesem Zustand läßt man den Klebstoff aushärten.

Als letzte wichtige Maßnahme werden Oberkiefer- und Unterkieferpräparat jeweils mit einem Archivierungszeichen versehen.

Abschließend soll noch auf einige Fehlerquellen aufmerksam gemacht werden, die entstehen können, wenn das Präparationsmodell ausschließlich Grundlage für die Begutachtung sein soll.

Wie bereits erwähnt, können durch den Einfluß des Mazerationsvorganges das Zahnfüllungsmaterial sowie die Werkstoffe des prothetischen Ersatzes verändert werden.

Bei Angaben zum Alter der zahnärztlichen Behandlung ist dieser Umstand zu berücksichtigen.

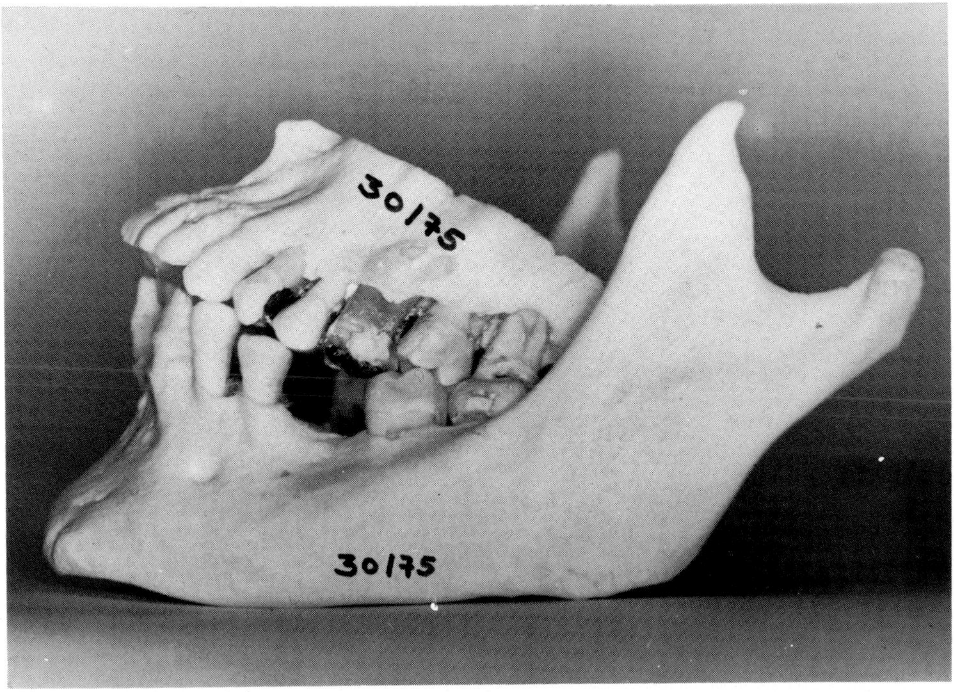

Abb. 16.6 — 1: Ober- und Unterkieferknochenpräparat mit Archivierungszeichen, mäßig gute Rekonstruktion der Okklusion.

Eine weitere Fehlermöglichkeit ist gegeben, wenn intravitale Zahnröntgenbilder mit postmortalen Bildern, die am Knochenpräparat aufgenommen wurden, verglichen werden.

Der bereits künstliche ,,Parodontalspalt" (= Klebezone) kann Grund für Täuschungen sein. Es ist daher grundsätzlich der Röntgenstatus vor Beginn der Mazerationsarbeiten anzufertigen.

Bei der Begutachtung von traumatischen Einwirkungen auf das Zahnsystem (Schlag oder Stoß gegen die Frontzähne) oder Gewalteinwirkungen, die von Zähnen ausgingen (z. B. Bißverletzungen) ist die Untersuchung des unbehandelten Kieferpräparates notwendig.

Nimmt man die Begutachtung am Mazerationspräparat vor, so sieht man häufig (Lupe verwenden!) auf der Labialfläche der Frontzähne mehr oder weniger axial verlaufende Schmelzsprünge.

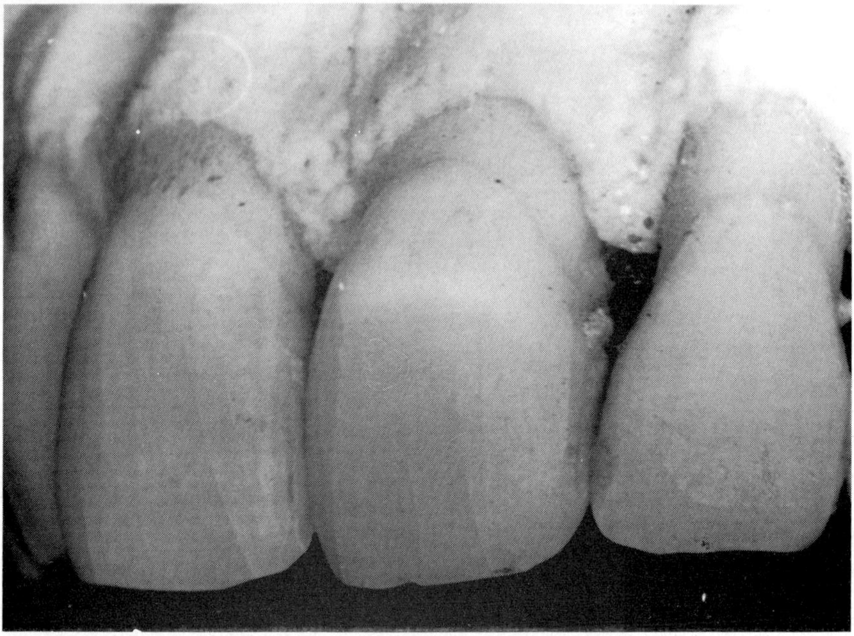

a

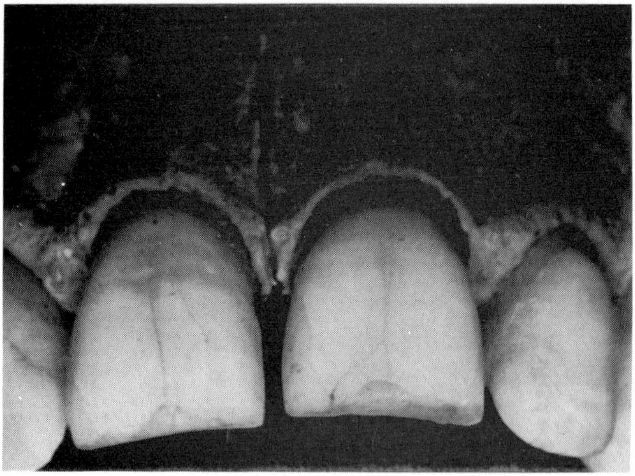

b

Abb. 16.6 — 2 a, b: Schmelzsprünge nach Mazeration

Diese Fissuren sind nicht als Krafteinwirkungen oder Kraftaufwendungen im Sinne traumatischer Prozesse zu sehen, sondern haben sich infolge der Behandlung beim Mazerationsprozeß herausgebildet.

Eine weitere Fehlerquelle für die Begutachtung ergibt sich dann, wenn zahnärztliche Füllungen an den Frontzähnen angebracht wurden. Zur Verankerung des Füllungsmaterials (Zement, Kunststoff, Gold, Porzellan) sind besondere Präparationsformen der Kavitäten („Bohrloch“) Voraussetzung. Üblich sind keilförmige Retentionen („Schwalbenschwanz“), meist in der palatinalen Zahnfläche.

Infolge des Mazerationsvorganges löst sich der Füllungswerkstoff und es bleiben eigenartige keilförmige Zahnkronenreste übrig. Diese Befunde stehen dann in einem scheinbaren Widerspruch zum Anfangsbefund, zumal dann, wenn gut „getarnte“ Frontzahnfüllungen übersehen wurden.

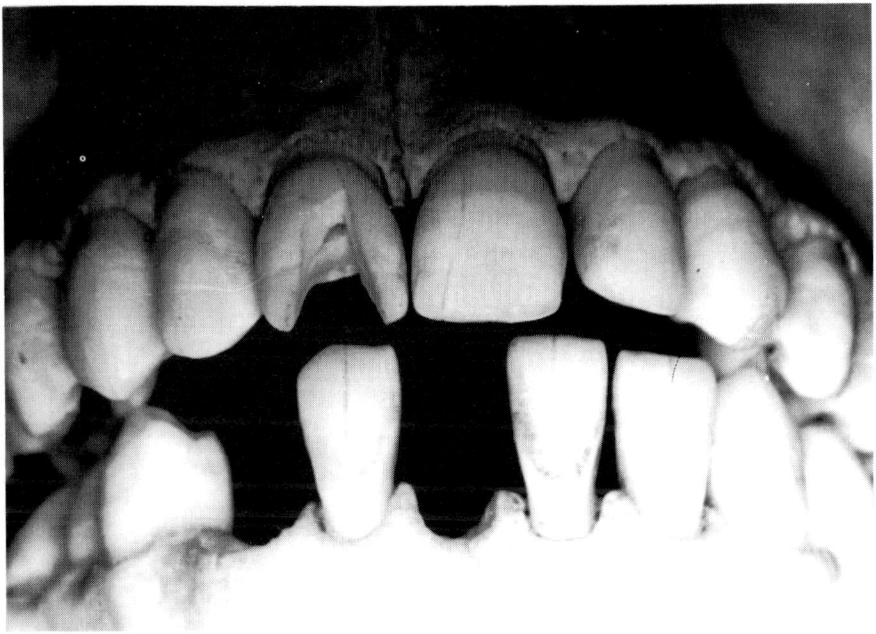

Abb. 16.6 — 3: Keilförmiger Defekt am oberen rechten mittleren Schneidezahn durch Herauslösen einer umfangreichen Frontzahnfüllung infolge des Mazerationsprozesses.

17.0 Identifizieren durch odontologischen Vergleich

Der eigentliche entscheidende Punkt forensisch-odontologischer Identifizierung liegt bei dem gedanklichen Vergleich zweier Informationsquellen. Auf der einen Seite steht uns eine eigene sorgfältig ermittelte Befundfülle zur Verfügung (Informationspool) (*Endris* [1976]). Andererseits liegt Material von Zahnärzten in Form zahnärztlicher Eintragungen in Patientenkarteikarten, Röntgenbilder, Gipsmodelle und das Erinnerungsvermögen des Zahnarztes an bestimmte typische Leistungen bei seinem Patienten vor. Auch das Formblatt KP 16 als Anlage zur Anzeige über eine unbekannte Leiche, das von den Ermittlungsbeamten der Staatsanwaltschaft den in Frage kommenden Zahnärzten zur Befundeintragung vorgelegt wird, bietet Information (*Endris* und *Lampert* [1975]).

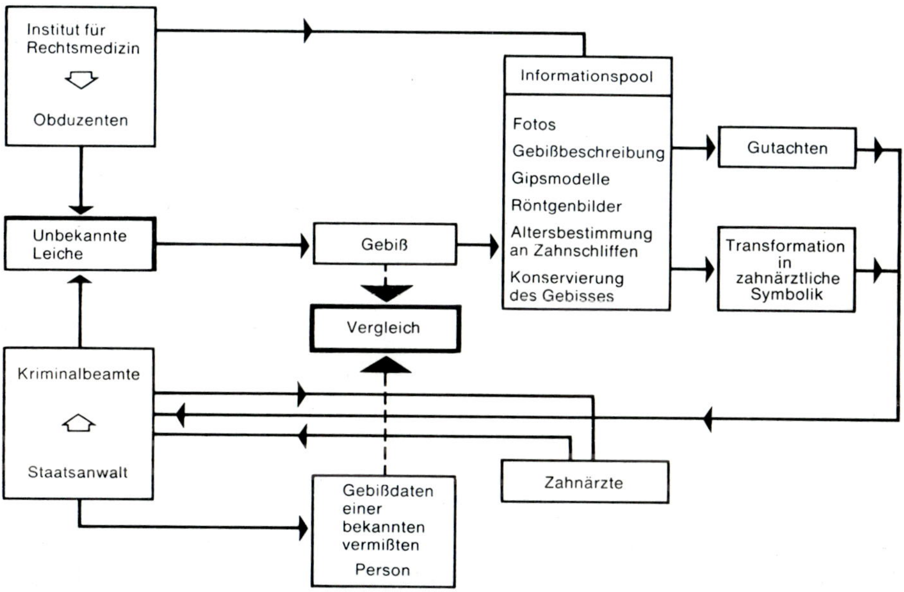

Abb. 17.0 — 1: Datensammlung und odontologischer Vergleich

Das praktische Vorgehen richtet sich nach dem Informationsangebot. Nicht immer stehen reichhaltige Befunde zur Verfügung. In jedem Fall ist systematisches Arbeiten angebracht, voreilige Aussagen sind zu vermeiden.

17.1 Identitätsmarken I. Ordnung

a) Numerische Überprüfung

Zu Beginn der Vergleichsuntersuchung wird die numerische Überprüfung des Zahnbestandes vorgenommen. Das bedeutet, daß die Zahnzahl am Sektionspräparat und die zahnärztlichen Befunde aus der Patienten-Kartei übereinstimmen müssen. Wichtig ist die Beachtung des Datums der Befundnotation. Gibt der Zahnarzt eine höhere Zahnzahl an, so muß ergründet werden, ob zwischen letzter Behandlung (Datum der Karteieintragung) und Ableben der Person eine Zahnextraktion erfolgt ist.

b) Topographische Überprüfung

Gleichheit der Zahnzahl besagt außer bei der Vollbezahnung noch nicht, ob gleiche Zähne gemeint sind. Es ist daher dringend erforderlich, den Standort der Zähne zu benennen.

Stehen keine weiteren Vergleichsinformationen zur Verfügung, so darf die gutachtliche Stellungnahme nur lauten:

„Die unbekannte männliche Leiche kann allein odontologisch nicht sicher identifiziert werden".

17.2 Identitätsmarken II. Ordnung

Nach der numerischen und topographischen Überprüfung des Zahnbestandes sind vorhandene Zahnfüllungen zu kontrollieren. Ohne weitere Hilfsmittel lassen sich nur Art des Füllungsmaterials und versorgte Zahnflächen feststellen. Die Vergleichsinformation, die wir von den Zahnärzten erhalten, drückt durch die Symbole F_1, F_2, F_3 aus, daß eine ein-, zwei- oder dreiflächige Füllung an einem bestimmten Zahn vorliegt. Darüber hinaus fehlen weitere Detailangaben. Füllungen, die auf diese Art miteinander verglichen werden, dürfen bei Übereinstimmung nicht allein zu einem positiven Ergebnis herangezogen werden. Der herausnehmbare Zahnersatz (Teil- und Vollprothese) bietet etwas mehr Aussicht auf ein eindeutiges Urteil. Ist eine Überprüfung der Prothese auf Paßgenauigkeit an der Leiche nicht möglich, so wird die Kontrolle am Sektionspräparat nachgeholt. Wegen der Weichteilverluste wird eine Minderung des ursprünglichen Sitzes eintreten. Hierdurch darf man nicht verleitet werden, voreilig eine positive Zuordnung vorzunehmen.

Der festsitzende Zahnersatz (Kronen, Brücken) ist schon wesentlich geeigneter, um ein positives Identifizierungsergebnis zu formulieren.

Liegen lediglich Identitätsmarken II. Ordnung vor, so soll die gutachtliche Stellungnahme lauten: ,,Die unbekannte männliche Leiche kann bedingt odontologisch identifiziert werden''.

17.3 Identitätsmarken III. Ordnung

Höchste Aussagekraft hat das Röntgendokument. Die antemortem Aufnahme des Zahnarztes läßt sich mit der postmortem Aufnahme, die am Sektionspräparat gewonnen wurde, eingehend vergleichen. Röntgendichtes Material wie Metallfüllungen (Amalgam, Gold) und prothetischer Ersatz aus Metall (Kronen, Brücken) werden klar dargestellt. Bei der Beurteilung von Metallfüllungen kommt es nicht auf die absolute Größe an. Wichtig ist Sitz und Umrißform in Übereinstimmung zu bringen. Die unterschiedlich erscheinende Größe der Füllung ist durch verschiedene Winkeleinstellung der Röntgenröhre zur Filmebene zu erklären (Projektion).

Sämtliche individuell und ,,portionsweise'' hergestellten Arbeiten sind beweiskräftig, da sie in dieser Anordnung einzigartig sind. Hierunter fallen Füllungen und besonders Wurzelfüllungen, sofern sie aus röntgendichtem Material hergestellt sind.

Bei Übereinstimmung röntgenologischer Identitätsmarken ist die nachstehende gutachtliche Stellungnahme erlaubt:

,,Die unbekannte männliche Leiche ist odontologisch identifiziert worden''.

17.4 Beispiele gelungener odontologischer Identifizierung

A.

Eine Volksschullehrerin aus dem süddeutschen Raum wird seit etwa 10 Monaten vermißt. Spaziergänger finden im Odenwald eine hochgradig verweste Leiche. Einzelne Extremitäten- und Rückenmuskelanteile sind noch vorhanden. Kleiderreste weisen auf eine weibliche Person hin. Der Schädel kann gesichert werden.

Unmittelbar daneben wird der Unterkiefer gefunden.

Nachdem der Oberkiefer vom Gesichtsschädel abgetrennt und grob gereinigt ist, läßt er sich mit dem Unterkiefer in Okklusion bringen. Hieraus ist zu entnehmen, daß Ober- und Unterkiefer von einer Person stammen.

Beide Gebißanteile werden nun fotografiert, eine Gebißbeschreibung vorgenommen, es werden Gipsmodelle angefertigt und Röntgenbilder hergestellt. Zwischenzeitlich sind von dem letztbehandelnden Zahnarzt der vermißten Volksschullehrerin Daten aus der Patienten-Kartei und Zahnröntgenaufnahmen der Staatsanwaltschaft zur Verfügung gestellt worden.

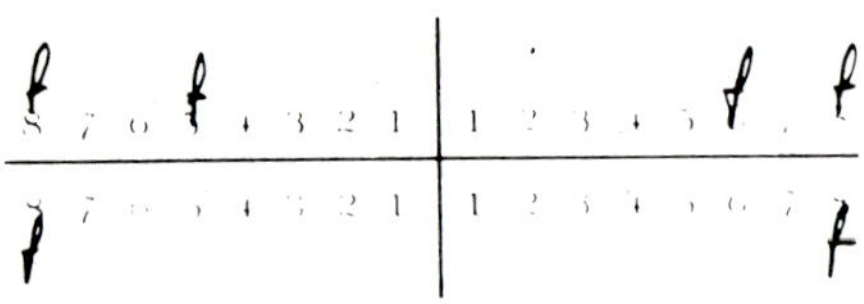

5 Extraktion 15. 5. 74
1 Wurzelfüllung mit retograder Füllung
6 Füllung (Amalgam)
7 Füllung (Amalgam)

Dr. med. dent. [redacted]
ZAHNARZT
[redacted] (Baden)
[redacted]rkenstraße 13
Telefon [redacted]

Abb. 17.4 — 1: Befunde aus der Patienten-Karteikarte (Angaben zur Person der Patientin befanden sich umseitig).

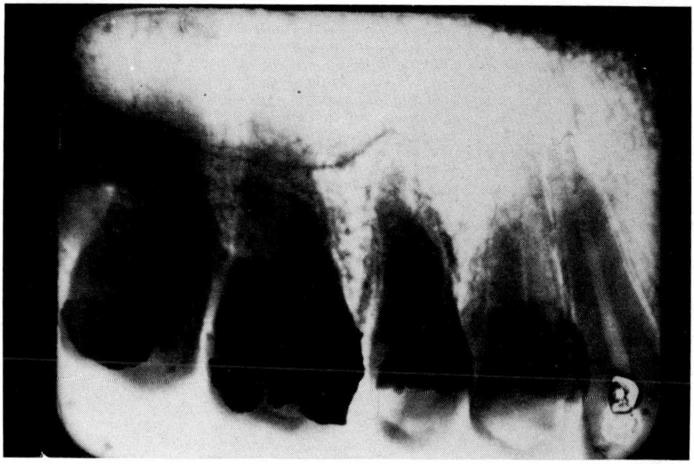

Abb.17.4 — 2: Zahnärztliches antemortem Röntgenbild mit den Zähnen 13, 14, 15, 16 und 17. Beachte die Gestaltung der Metallfüllungen an Zahn 16 und 17.

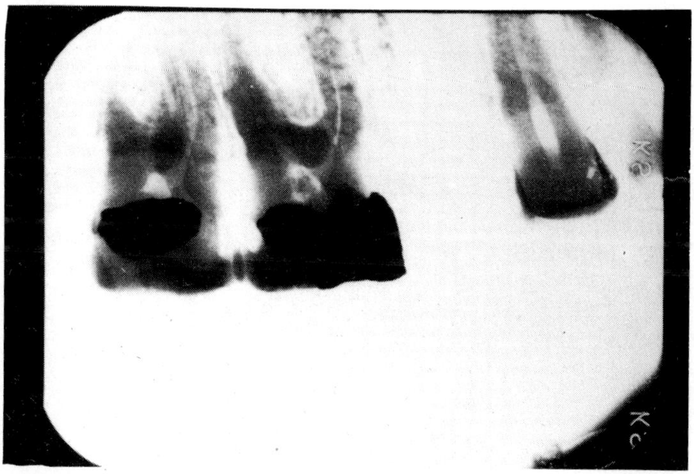

Abb. 17.4 — 3: Postmortem Röntgenbild vom Sektionspräparat. Es fällt die Übereinstimmung der Füllungen an Zahn 16 und 17 auf. Zahn 15 ist nicht vorhanden. Die Karteikarte vermerkt die Extraktion.

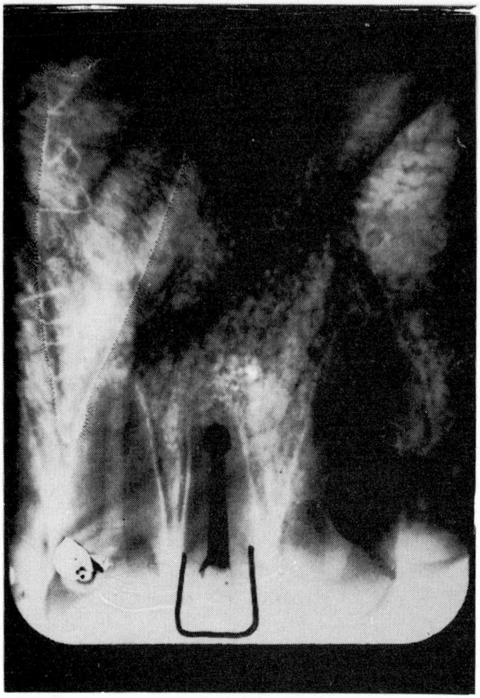

Abb. 17.4 — 4: Zahnärztliches antemortem Röntgenbild mit Wurzelkanalfüllung bei Zahn 12. Beachte den hakenförmigen incisalen Materialausläufer sowie das apicale kugelförmige Ende.

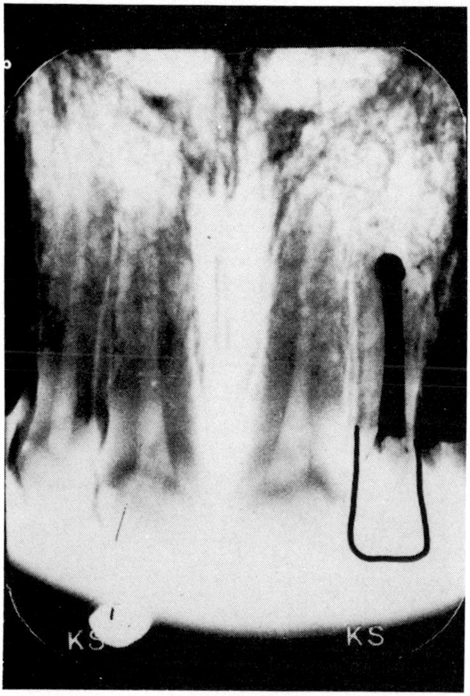

Abb. 17.4 — 5: Postmortem Röntgenbild vom Sektionspräparat. Gleichartige Wurzelkanalfüllung bei Zahn 12 wie in Abb. 17.4 — 4.

Aufgrund des Vergleichs der Röntgenbilder konnte die unbekannte weibliche Leiche sicher als die vermißte Volksschullehrerin odontologisch identifiziert werden.

B.

Ein weiteres Beispiel soll zeigen, wie eine einzige zahnärztlich-prothetische Leistung geeignet ist, eine sichere odontologische Identifizierung herbeizuführen.

Anläßlich einer Flugzeugkatastrophe mit 170 Leichen sind, soweit es möglich war, durch Präparation Ober- und Unterkiefer oder Bruchstücke asserviert und ausgewertet worden. Anhand der Passagierlisten konnten die behandelnden Zahnärzte der Opfer ausfindig gemacht werden. Neben einer Befundaufzeichnung übergaben die Zahnärzte die in ihrem Besitz befindlichen Zahnröntgenfilme zur Auswertung.

Die Abb. 17.4—6a zeigt ein Röntgenbild nach Eingliederung einer Metallbrücke im Unterkiefer links vom zweiten Backenzahn bis zum zweiten Mahlzahn. Der nicht vorhandene erste Mahlzahn ist durch ein Brükkenglied ersetzt worden.

Die Abb. 17.4—6b zeigt ein postmortal angefertigtes Röntgenbild eines Unterkieferasservates. Man erkennt, daß ein Knochenbruchstück mit einer freischwebenden Brücke vorliegt. Bei den beiden abgebildeten Zähnen handelt es sich um den unteren linken zweiten und dritten Mahlzahn. Unter Berücksichtigung einer geringgradig abweichenden Verzeichnung durch unterschiedliche Aufnahmerichtungen läßt sich dennoch eine sichtbare Übereinstimmung der beiden Abbildungen feststellen. Das Katastrophenopfer konnte sicher odontologisch identifiziert werden.

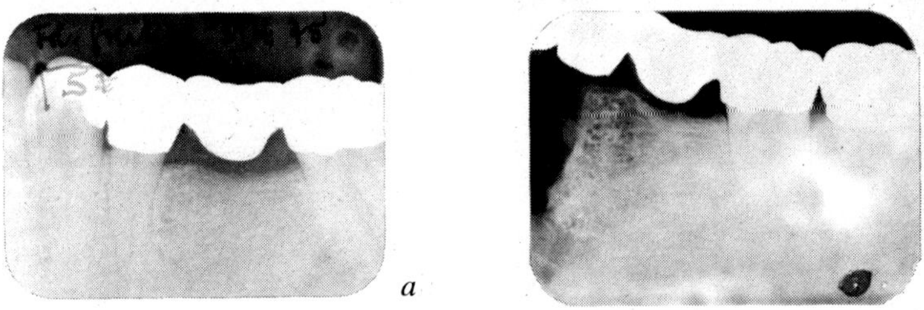

a *b*

Abb. 17.4 — 6: a) intravitales Zahnröntgenbild
b) postmortales Zahnröntgenbild

18.0 Odontologische Identifizierungshilfen durch Vorsorgemaßnahmen

Katastrophen und katastrophenähnliche Massenunfälle treten ohne Ankündigung plötzlich ein. Sie sind als Steigerung des gewöhnlichen Unglücksfalles zu sehen. Kommt es bei einem derartigen Ereignis zu einer großen Anzahl an Leichen, so stellt sich u. a. die Frage nach der Identifizierung der Opfer. Grundlage für die Identifizierung sind Gesichtsausdruck, Fingerabdruck, Schmuckgegenstände, Ausweispapiere, Kleidung und anderes mehr. Diese äußeren Identitätsmarken können jedoch bei hochgradig traumatisierten und verbrannten Leichen verloren gehen. Dann kommt dem Gebiß eine wesentliche Bedeutung für die Identifizierung zu.

Aus diesen Überlegungen ergibt sich die Frage, welche Vorsorgemaßnahmen zu treffen sind, um im Katastrophenfall odontologisches Identifizieren erfolgreicher zu gestalten. Es lassen sich insgesamt vier Möglichkeiten der Vorsorge angeben:

1. Dentalpaß
2. Kennzeichnung von Zahnersatz
3. Kennzeichnung natürlicher Zähne
4. Palatoskopie

18.1 Dentalpaß

In ähnlicher Weise wie das Gesichtsfoto oder der Fingerabdruck einen Identitätsausweis darstellen, ist eine Aufzeichnung des Gebißzustandes als Dokument zu sehen. Wir bezeichnen diesen Ausweis als Dentalpaß (DP) (*Endris* [1975]).

Der obere Teil der Paßvorderseite läßt Raum für ein Foto und allgemeine Angaben zur Person frei. Diese Eintragungen können erweitert werden. Hier ist beispielsweise an eine Personenkennziffer zu denken.

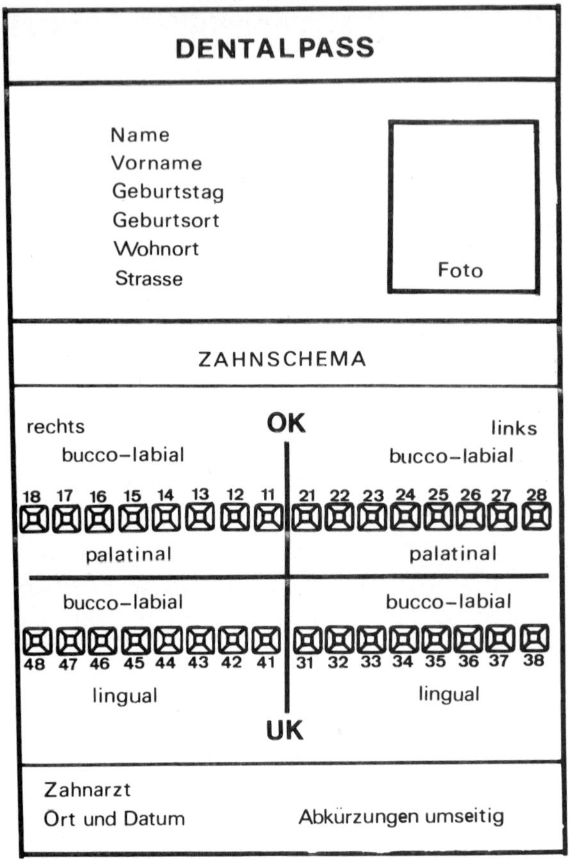

Abb. 18.1 — 1: Vorderseite des Dentalpasses

Der mittlere Teil enthält das Zahnschema. Die vier Kieferquadranten sind klar voneinander getrennt und bezeichnet. Die Zahnsymbole weisen die fünf Zahnflächen auf (okklusal, mesial, distal, bukko-labial, palatinal oder lingual). Jeder Zahn ist eindeutig durch zwei Ziffern benannt. Diese Nomenklatur entspricht dem international gebräuchlichen Two-digit-System. Für die Bezeichnung der Milchzähne können noch eigene Symbole hinzugesetzt werden.

Der untere Abschnitt des Passes soll Name und Anschrift des behandelnden Arztes enthalten. Wichtig ist die Datumangabe der letzten Behandlung oder Kontrolle.

Auf der Rückseite des Passes sind die Symbole für fehlende, kranke und behandelte Zähne aufgeführt. Die Erläuterung der Symbole sollte bei internationaler Verwendung mehrsprachig sein. Auch besondere Befunde können auf der Rückseite angegeben und näher erklärt werden. Hierzu gehören z. B. Röntgenbefunde, Operationsbefunde (Zustand nach Kieferbruch, Lippen-, Kiefer-, Gaumenspalten-Operation, Zysten- und Tumorentfernung), Implantatverankerung, Besonderheiten am Zahnersatz, Anfertigung von Gipsmodellen usw. Die Paßeintragungen nimmt der behandelnde Zahnarzt unter Angabe des letzten Behandlungsdatums vor. Viele Personen suchen vor Antritt einer größeren Reise (Urlaub) den Zahnarzt auf. Bei dieser Gelegenheit können die Paßeintragungen auf den neuesten Stand gebracht werden. Personen, die einer größeren Reisetätigkeit nachgehen müssen, und damit u. U. auch unfallgefährdeter sind, haben die Möglichkeit, an Ort und Stelle (Ausland!) Veränderungen, die sich an ihrem Kausystem ergeben (z. B. Zahnextraktion), eintragen zu lassen.

Eine Besonderheit des Dentalpasses liegt darin, daß ein Duplikat angefertigt werden muß. Das den Träger begleitende Original kann bei einem Unfall vernichtet werden. Die Zweitausführung, die an anderer Stelle (zu Hause, Bank, Versicherung) zweckmäßigerweise mit anderen persönlichen Dokumenten aufbewahrt wird, kann bei Bedarf zur odontologischen Identifizierung beigebracht werden.

Der Aussagewert des Dentalpasses als medizinisches Dokument ist hoch zu veranschlagen. Er übertrifft jede zahnärztliche Patientenkarteikarte. An die optimale Befundnotation in deskriptiver Weise nach Art der forensischen Pathologen reicht er jedoch nicht heran.

Eine Erweiterung und Ergänzung zum Dentalpaß stellt möglicherweise der beigefügte Röntgenstatus dar. Dieser „Röntgenologische Dentalpaß“ ist kostspielig und bedarf bei Veränderungen am Kausystem (Füllung, Krone, Zahnverlust) einer oder mehrerer neuer Ergänzungsaufnahmen.

18.2 Kennzeichnung von Zahnersatz

Die Möglichkeit, auch einen Menschen ohne natürliche Zähne „odontologisch" zu identifizieren, veranlaßte bereits *Carlsen* (1931) zu dem Vorschlag, herausnehmbaren Zahnersatz zu markieren. Zahlreiche weitere Anregungen hierzu folgten (*Horn* [1931], *Krüger-Monsen* [1962], *Pilz* [1962], *Altheim* [1963], *Johanson* [1963], *Schranz* [1967], *Schantz* [1969] und *Wecker* [1969] u. a.). Auch die Kennzeichnung von festsitzendem Zahnersatz (z. B. Kronen) wurde vorgeschlagen. Selbst an Gußfüllungen ist eine Kennzeichnung möglich (*Wehr* [1970]).

Die zweckmäßigste Art der Kennzeichnung besteht in der Verwertung einer Personenkennziffer. Diese 12-stellige Zahlenfolge (PK-Ziffer) umfaßt:

6 Ziffern für das Geburtsdatum
1 Kennziffer für das Geschlecht
4 Ziffern als Sortiernummer
1 Kontrollzahl

Eine „PK-Ziffer", die bei der Bundeswehr bereits eingeführt ist, verwendet neben Ziffern auch den Anfangsbuchstaben des Zunamens. Somit gestattet die Personenkennziffer eine direkte Kennzeichnung der Person.

Zur technischen Durchführung fand *Wehr* (1970), daß die mechanisch ausgeführte Gravur die beste Voraussetzung bietet, um die 12 Zahlen mikroskopisch gut leserlich darzustellen. Das Erkennungsplättchen besteht aus Gold und ist 2,4 × 1,6 × 0,1 mm groß. Die 12 Zahlen werden in 2 Reihen eingraviert, die Schrifthöhe der einzelnen Ziffern beträgt 0,5 mm. Diese Marke kann sowohl in Kunststoffprothesen, als auch in zahnärztliche Metallarbeiten eingearbeitet werden (Abb. 18.2—1).

Durch Anbringung der Kennzeichnung im Ober- und Unterkiefer ist sogar eine „Risikoverteilung" möglich. Kommt es bei längerer Liegezeit einer Leiche infolge des Verwesungsprozesses zum Verlust der Weichteile, so löst sich die natürliche Bindung des Unterkiefers vom restlichen Schädel. Oftmals finden sich die Knochenteile dann isoliert und verstreut (Waldleiche, Verschleppen durch Tiere) oder lassen sich nicht eindeutig zuordnen (Massengrab).

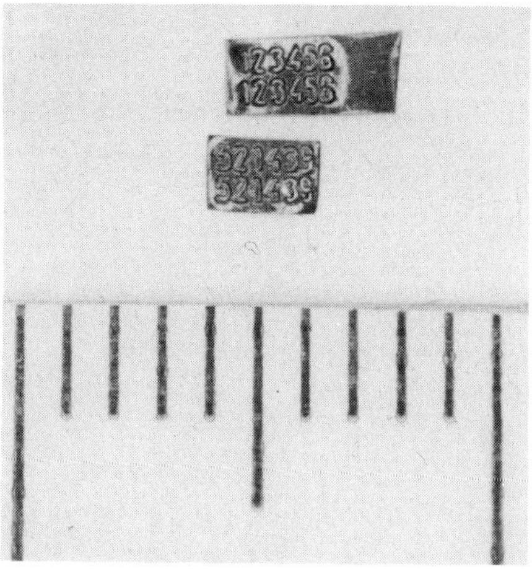

Abb. 18.2—1 a—f:
Kennzeichnung von Zahnersatz (nach Arbeiten von WEHR)

a. Erkennungsplättchen aus Gold; 2,4 x 1,6 x 0,1 mm;

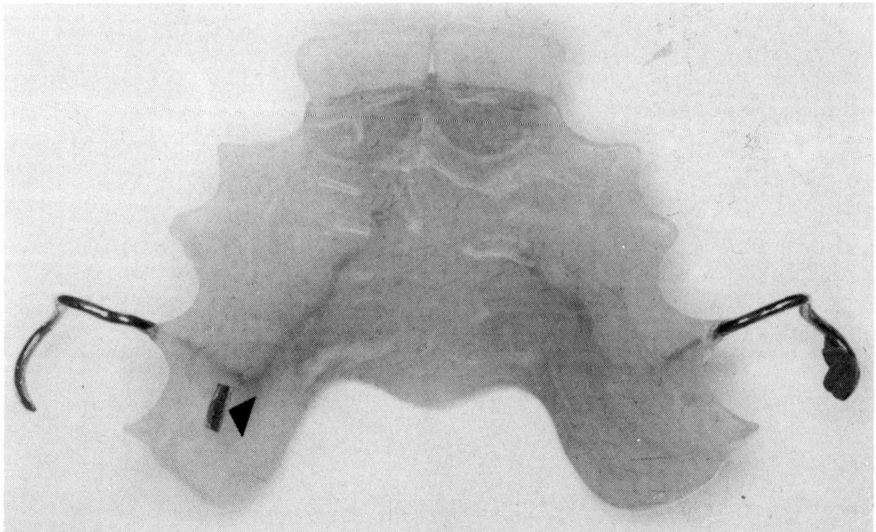

b. Bei Pfeil eingearbeitetes Erkennungsplättchen in eine Oberkieferteilprothese aus Kunststoff

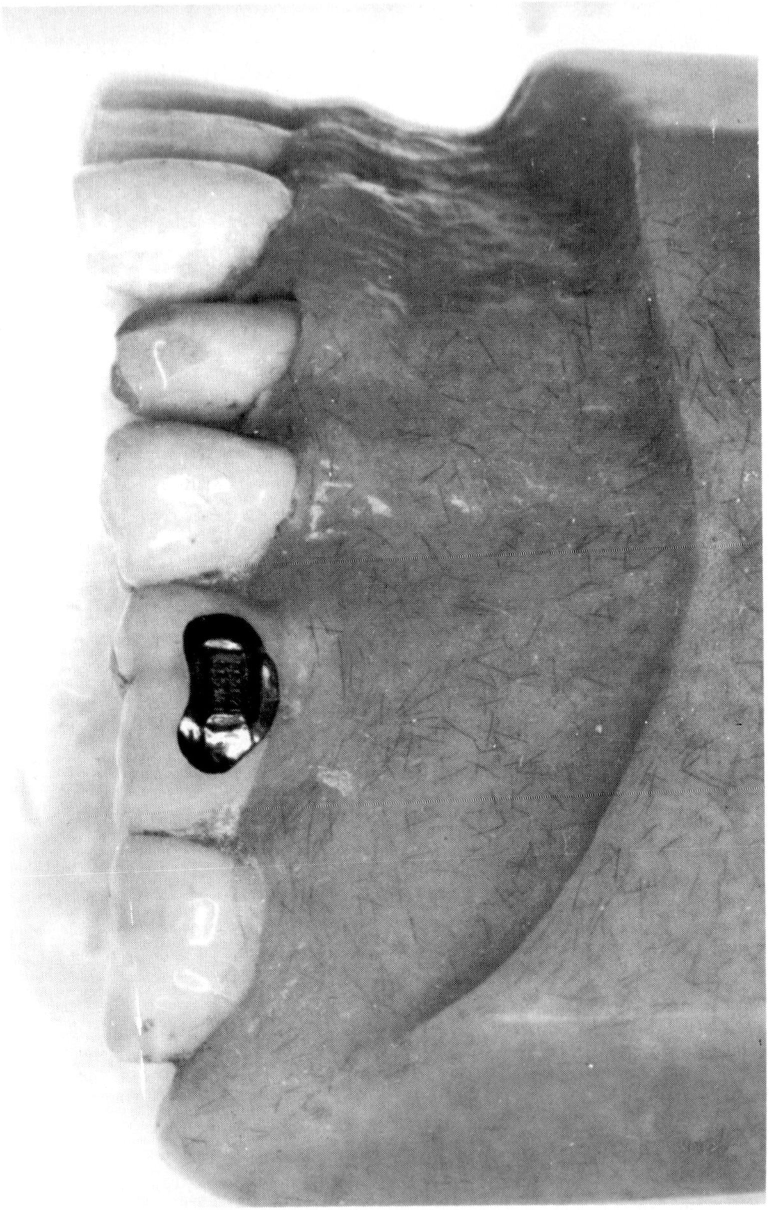

c. Kennzeichnung eines Goldinlays am linken oberen ersten Molaren (buccal).

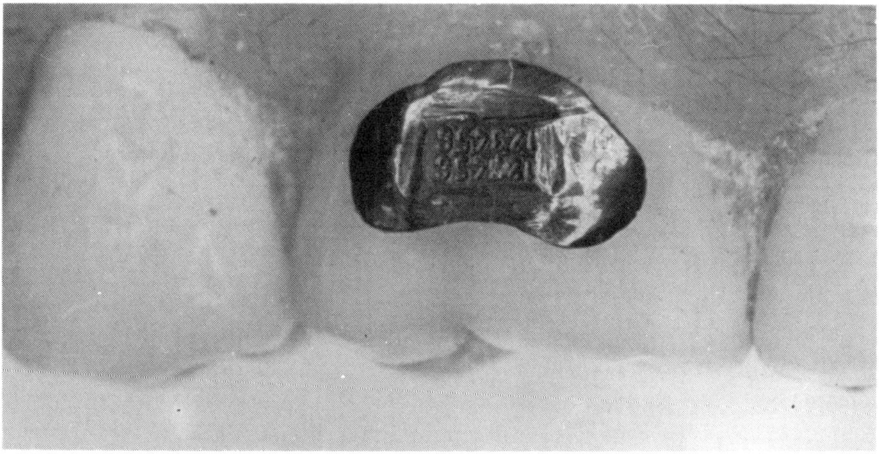

d. Ausschnittvergrößerung aus c.

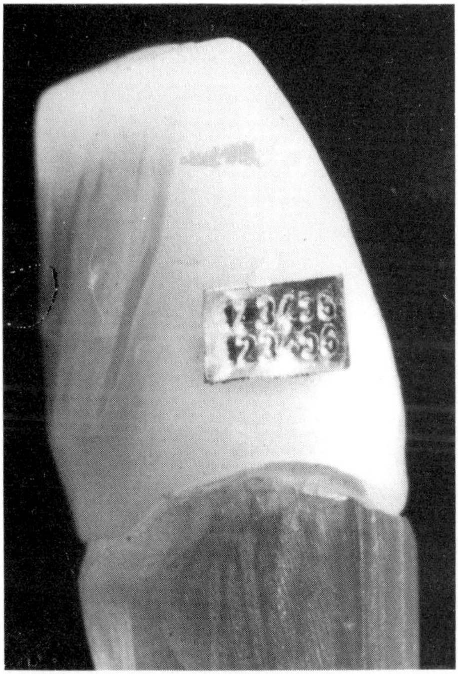

e. Markierung einer Kunststoffmantelkrone (Frontzahn, Oberkiefer)

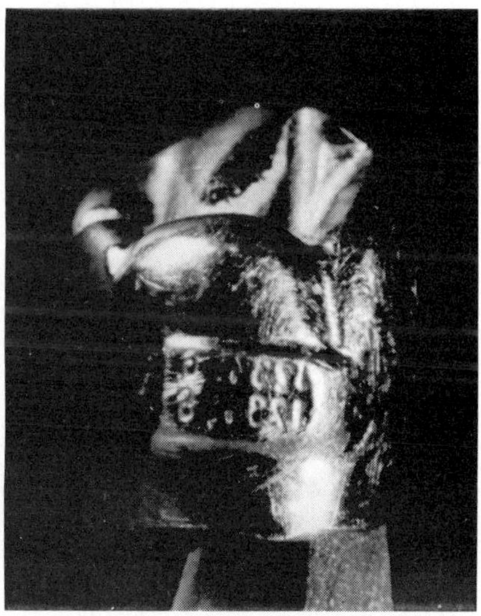

f. Kennzeichnung einer Goldkrone (Prämolar).

18.3 Kennzeichnung natürlicher Zähne

Die Einarbeitung einer Kennziffer in ein Goldinlay stellt bereits den Übergang zur Kennzeichnung natürlicher Zähne dar. Eine innere Markierung natürlicher Zähne wird von *Samis* (1975) angegeben (Intradentale Kennzeichnung).

Mehrere Informationen, wie Name, Geburtsdatum, Nationalität und eine Personenkennziffer werden in ein ca. 1 × 1 mm großes Keramikplättchen eingebrannt. Diese winzige Datentafel kann zusammen mit einer erforderlich werdenden konservierenden Behandlung in eine Füllung eingebettet werden. Sie kommt auf der Unterfüllung zu liegen und wird beispielsweise von Amalgam bedeckt (Abb. 18.3—1). Mehrere Plättchen können kontralateral in das Kausystem eingearbeitet werden.

Damit im konkreten Identifizierungsfall unter mehreren Zähnen mit Füllungen der markierte Zahn sofort aufgefunden werden kann, empfiehlt *Samis,* einen Metallstift im Dentin zu verankern, der neben dem röntgendichten Material der Füllung liegt. Diese ,,Kennzeichnung der Kennzeichnung" scheint einen Nachteil der Methode darzustellen, da reichlich gesundes Zahnbein in Pulpennähe für die Stiftverankerung geopfert werden muß.

Nachdem der markierte Zahn röntgenologisch lokalisiert ist, wird er extrahiert und geglüht. Sind die Zahnhartgewebe zerfallen, kann das Keramikplättchen der Asche entnommen werden. Eine Computerauswertung ist möglich.

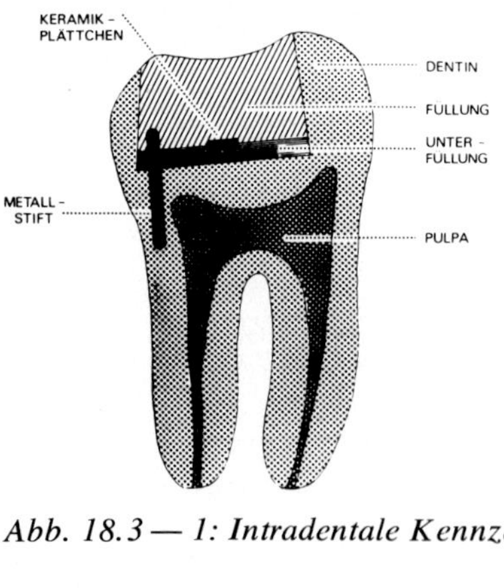

Abb. 18.3 — 1: Intradentale Kennzeichnung

18.4 Palatoskopie

Analog zur Daktyloskopie (Abb. 18.4—1) stellt die Palatoskopie eine weitere Möglichkeit zur Auswertung von Identitätsmarken der Mundhöhle dar. Der größte Teil der Gaumenschleimhaut ist uniform glatt. Im anterioren Anteil sind jedoch jeweils seitlich quer zur Raphemedianebene Gaumenfalten der Schleimhaut ausgebildet. Diese Rugae palatinae liegen in 3 bis 4 Reihen hintereinander. Die morphologische Gestaltung in asymmetrischer Weise bringt eine Variationsbreite, die für eine Identifikation eine sichere Basis bildet (Abb. 18.4—2).

Im Gegensatz zu menschlichen Gaumenfaltenmustern ist die Anordnung bei Tieren nahezu symmetrisch bei ähnlicher Ausbildung der einzelnen Falten (Abb. 18.4—3).

Die Falten der menschlichen Gaumenschleimhaut sind:

1. voneinander völlig formverschieden
2. formkonstant und
3. individuell

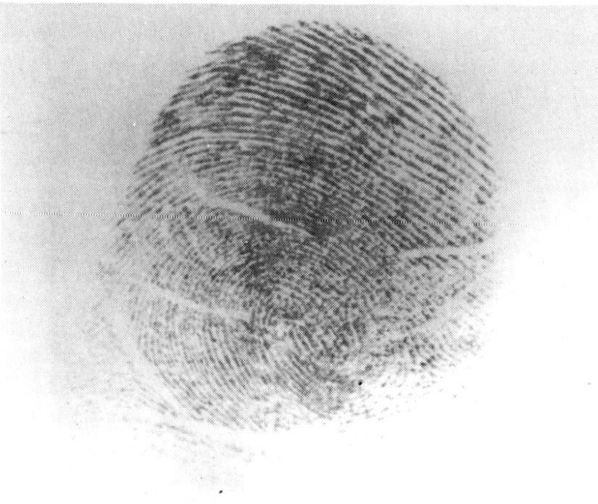

Abb. 18.4 — 1: Daktyloskopisches Bild (Daumen)

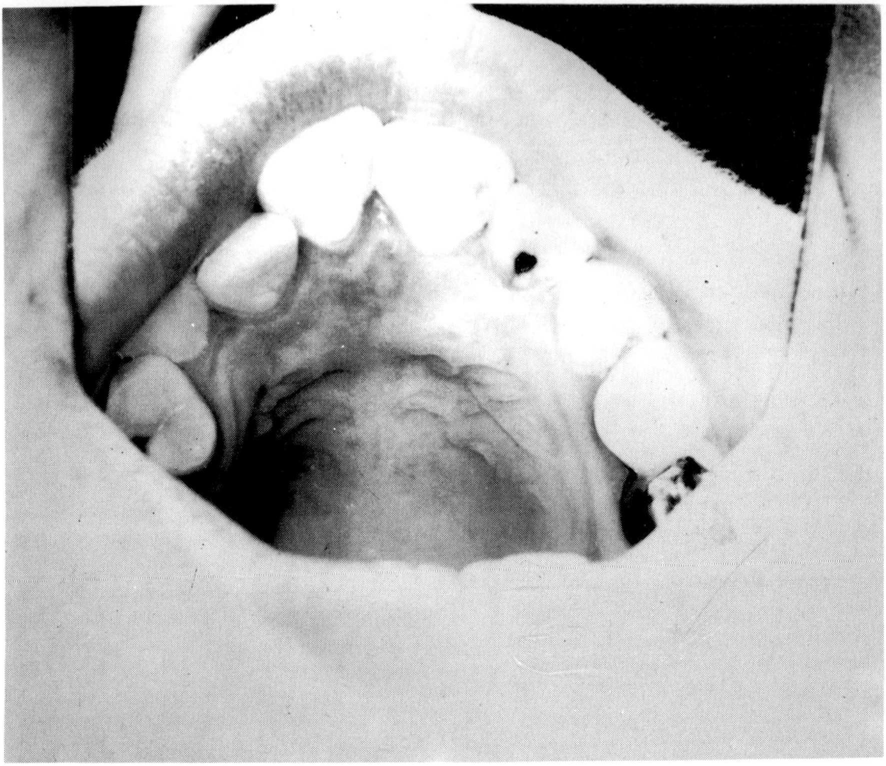

Abb. 18.4 — 2: Rugae palatinae des Menschen (= Gaumenfalten)

Für das praktische Vorgehen stellt sich somit die Frage der Dokumentation. *Carrea* (1955) hat auf die Möglichkeit der Gaumenfaltenfotografie aufmerksam gemacht und eine Symbolik entwickelt, die eine grafische Notation erlaubt (gaumenstenografische Zeichen).

Eine exakte Methode stellt die Palatoskopie dar *(Pilz* [1974]). Nach Abdrucknahme des Gaumens mit einer geeigneten Dentalabformmasse wird dieser ,,Stempel" angefärbt und auf Papier abgerollt (Palatografie).

Eine geeignete Dentalabformmasse zum Abformen des Gaumenschleimhautreliefs ist das Optosil (Fa. Bayer). Mit dieser Abformmasse wird ein zahnärztlicher Metallöffel beschickt. Nach Aushärten gibt man eine zweite Feinabformmasse (Xantopren blau, Fa. Bayer) auf den Futterabdruck und nimmt erneut eine Abformung der Gaumenschleimhaut vor.

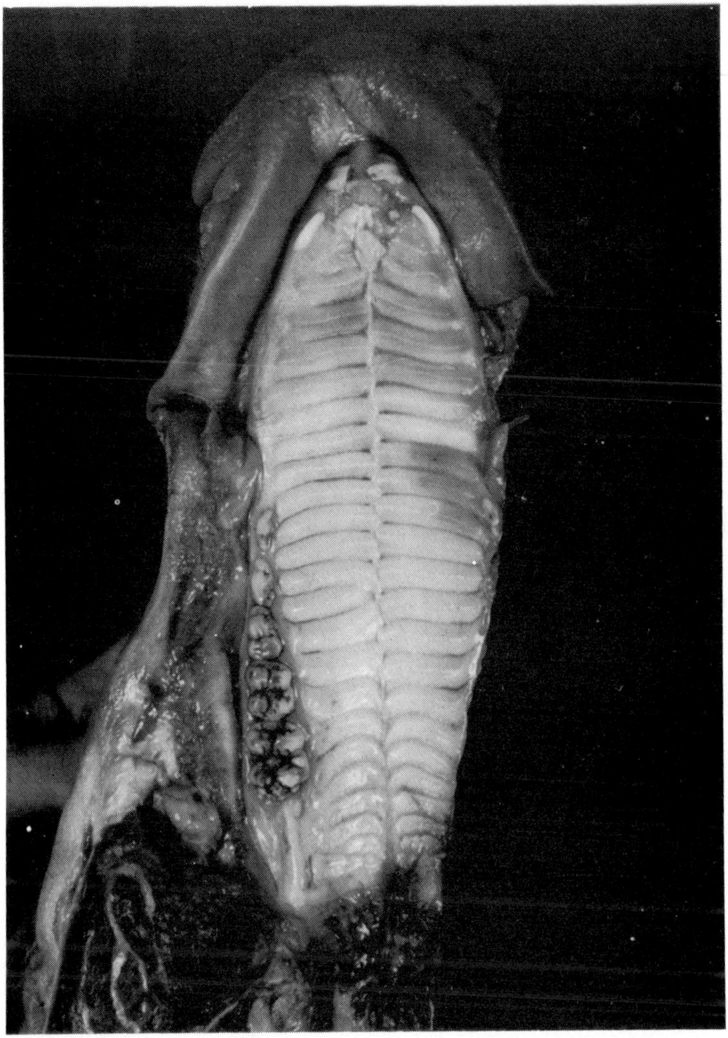

Abb. 18.4 — 3: Gaumenfalten des Hausschweins

Nach Lösen von dem Metallöffel wird der Rand derart beschnitten, daß lediglich die Gaumenanteile übrig bleiben. Dann wird mit einem scharfen Skalpell die Futterabdruckmasse schichtweise entfernt, so daß lediglich die Feinabdruckmasse übrig bleibt. Diese läßt sich aufgrund ihrer Elastizität durch Druck auf die Rückseite in eine Ebene ausbreiten. Mit einem feinen Haarpinsel wird die Gaumenseite des Stempels mit Ruß bestrichen. Diesen angefärbten Stempel drückt man nunmehr auf einen breiten Streifen Tesafilm D. Es ist besonders darauf zu achten, daß durch gleichmäßigen Druck von der Stempelrückseite her eine gleichmäßige Übertragung der Rußpartikel auf die Klebeseite des Films gewährleistet wird. Nachdem der Film vorsichtig von dem Stempel abgezogen ist, wird der Filmstreifen auf einen weißen Karton aufgeklebt. Auf diese Weise erhält man ein bleibendes exaktes Abbild des Gaumenschleimhautreliefs (Palatografie) (Abb. 18.4—4).

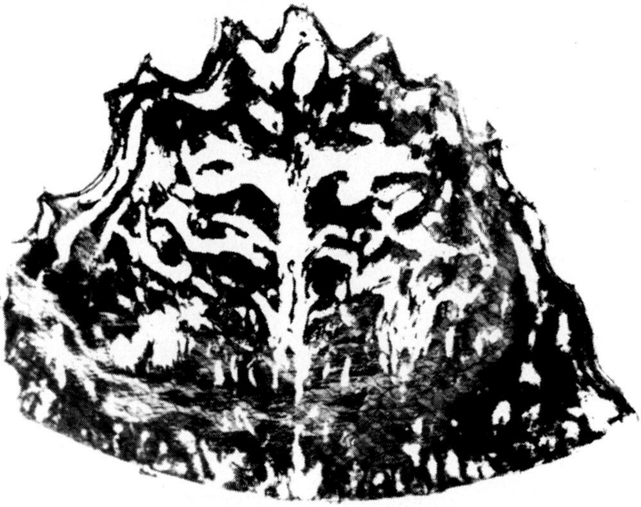

Abb. 18.4 — 4: Palatografie durch Abrollen eines Abdruckstempels.

Vorsorglich gewonnene Vitalabdrücke können dann mit postmortal hergestellten Bildvorlagen verglichen werden. Diese palatoskopische Identifizierungsmethode gewinnt dann an Bedeutung, wenn durch thermische oder ähnliche Einwirkungen auf die Haut der Finger eine daktyloskopische Auswertung nicht mehr möglich ist. Der Zahnlose kann palatoskopisch identifiziert werden. Längeres Tragen einer Oberkieferplattenprothese verändert das Gaumenfaltenrelief nicht. Dentalpaß, Kennzeichnung von Zahnersatz und Zähnen sowie die Palatoskopie stellen Methoden dar, die zur eindeutigen Identifizierung einer Person geeignet sind. Unterschiedliche Situationen schaffen allerdings eine Wertigkeit der Methoden. Die nachfolgende Tabelle 18.4—1 zeigt die Vor- und Nachteile der beschriebenen Verfahren (*Endris* et al. [1976]).

	Vorteile	Nachteile
Detalpaß	– einfache Anfertigung – sofortige Ergänzung – röntgenologische Ergänzung – daktyloskopische Ergänzung	– Fehler bei der Befunderhebung und Befunddokumentation
Kennzeichnung von Zahnersatz und natürlichen Zähnen	– bei Verwendung einer PK-Ziffer eindeutige Identifizierung – Risikostreuung möglich (Markierung im OK **und** UK) – in Grenzen hitzebeständig – Fäulnisresistent	– keine Information bei Unbehandelten
Palatoskopie	– bei Zahnlosen anwendbar – beim vollständigen eugnathen Gebiß anwendbar	– Auswertung nur bei erhaltenen Gaumenweichteilen möglich

Tabelle 18.4–1: Vor- und Nachteile der odontologischen Vorsorgemaßnahmen zur Identifizierung

19.0 Bißmarken

Zu den Besonderheiten menschlichen Verhaltens gehört es, in bestimmten Situationen zu beißen. Nimmt man hiervon den Kauakt zur Nahrungsaufbereitung aus, so handelt es sich um Reaktionsweisen, die im Normalverhalten des Menschen heute längst abgelegt sind (anders bei Tieren).

Die sichtbaren Zeichen eines Bisses nennt man Bißspuren oder Bißmarken, auch Bißringe. Die Beurteilung des Gebisses als Tatwerkzeug und die Auswertung gesetzter Spuren gehören zum Themenkreis der forensischen Odontologie.

Kriminalistisch ist es bedeutsam, Bißspuren zu erkennen, für eine schnelle zu zweckdienliche Spurensicherung zu sorgen und eine Zuordnung der Befunde vorzunehmen. Die Bißspurenauswertung fordert ein hohes Maß an Erfahrung.

19.1 Bißmarkenherkunft

Bißspuren können von Menschen und Tieren stammen. Sie finden sich an Lebenden, Toten und an den verschiedensten Gegenständen. Die Möglichkeiten der Entstehung sind unterschiedlich:

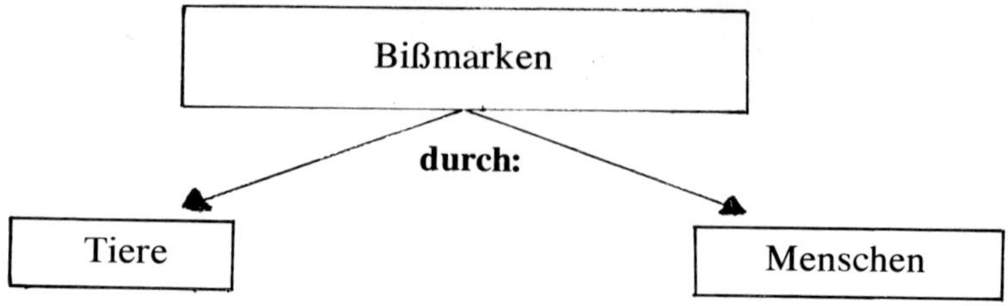

an Lebenden:
Hunde (Wachhund, Tollwut)
Katzen (mit Kratzeffekt)
Ratten
Pferde

an Leichen:
Ratten (Gewässer, Gruben)
Füchse (Waldleichen)
Hunde
Katzen

an Menschen:
Abwehr und Angriff
Psychopath
Sexualdelikt
Lustmord
Kindesmißhandlung

an Gegenständen:
Lebensmittel (Äpfel, Käse, Wurst)
Kleidung

Zum Verständnis der Ausbildung von Bißmarken sind einige Bemerkungen zur Bißtechnik angebracht. Wird der Unterkiefer abwärts bewegt, so läßt sich ein entsprechend dimensionierter Gegenstand zwischen die Zahnreihen bringen. Beim Zubiß etwa in Form des Hackbisses können Bißmarken entstehen. Zu dieser Mechanik muß noch eine weitere Komponente hinzukommen, wenn Bißspuren in „planen" Hautarealen (z. B. beim Menschen: Wange, Stirn, Rücken etc.) erklärt werden sollen.

Da Spurenträger dieser Art etwa parallel zur Zubißrichtung angeordnet sind, ist eine Sogwirkung in Richtung der geöffneten Mundhöhle erforderlich, um Materialanteile zwischen die Zahnreihen zu bringen. Bißmarken beim Saugbiß sind demnach durch Sog und Druck (der Zahnreihen) entstanden. Der Zerr- und Reißbiß stellt die aktivste Form des meist verletzenden Bisses dar. Differenzialdiagnostisch liegt abgeschürfte Epidermis beim Zerrbiß palatinal und lingual der Frontzähne, beim Saugbiß labial *(Zerndt* [1964]). Die Ausbildung der Bißmarken ist unter anderem auch vom Kraftaufwand abhängig. Hieraus ergeben sich die verschiedenen Erscheinungsformen. Bißspuren durch verletzende Bisse liegen als Bißwunden vor. Sie werden eingeteilt in:

1. Quetschwunden
2. Rißwunden
3. Riß-Quetschwunden
4. Stichwunden

Die nichtverletzenden Bisse können Oberhautabschürfungen, Blutunterlaufungen (Sugillationen) und oberflächliche Schürfwunden mit späteren Vertrocknungsstellen hervorrufen.

Nach experimentellen Untersuchungen von *Saar* (1952) spielen topografische Unterschiede im Hinblick auf die Abklinggeschwindigkeit von Bißmarken eine Rolle. „Gesichtsbisse" sind schneller verschwunden als „Armbisse". Beide Arten sind beim weiblichen Geschlecht länger nachweisbar als beim männlichen Geschlecht. Nicht verletzende Bisse bleiben am weiblichen Arm durchschnittlich 9 Stunden (max. 12), im Gesicht 6 Stunden (max. 48) bestehen. Beim männlichen Geschlecht sind es am Arm durchschnittlich 3 Stunden (max. 6), im Gesicht 2 3/4 Stunden (max. 5 1/2).

Neben dem Kraftaufwand (nach *Black* zit. bei *Saar* [1952] beträgt der durchschnittliche Kaudruck im Molarenbereich ca. 17,5 kg) haben auch mechanische Faktoren der Haut, beispielsweise der Hautlinienverlauf *(Barbenel* und *Evans* [1977]) Einfluß auf das Spurenmuster.

Die Situationen, aus denen heraus Menschen beißen, sind sehr verschieden. Angriff und Abwehr zählen zu den häufigsten Reaktionslagen *(Hoppe* u. *Ballhause* [1956] *v. Hentig* [1958, 1963, 1969]). Geisteskranke Patienten sind fähig, sich selbst (Selbstverstümmelung) oder Pflegepersonal durch Bisse erheblich zu verletzen. Selbsttötung Gefesselter durch Zungenabbiß ist beschrieben worden. Bei Sexual- und Lustmorden zeigen die Opfer mitunter Bißmarken. Prädilektionsstellen sind Brust- und Bauchhaut, Gesicht, Hals, die weiblichen Brüste und der Penis *(Houtrouw* 1931, *Mueller* 1953, *v. Hentig* 1958, *Gorski* 1966, *Rötzscher* 1972, *Endris* und *Hilgert* 1975, *Mac Donald* und *Laird* 1976).

Kindesmißhandlungen mit verschiedenen Schlagwerkzeugen, aber auch durch Bisse sind immer wieder zu sehen. Die Anzahl der nachweisbaren Bißmarken kann sehr hoch sein. *Trube-Becker* (1973) weist auf einen Fall mit 17 Bißringen hin.

Neben der Haut als Spurenträger menschlicher Bisse kommen auch die unterschiedlichsten Gegenstände, voran Lebensmittel, in Betracht. Täter hinterlassen mitunter am Tatort Lebensmittelreste, die Spuren eines Ein- oder Abbisses aufweisen. Der Biß in den Apfel ist in der Literatur von *Euler* (1929) bis *Kerr* (1977) immer wieder beschrieben worden. Gehäufte Einbrüche in Glasgower Obstgeschäfte (39 im Jahre 1973) veranlaßten *Marshall, Potter* und *Harvey* (1974) zu Untersuchungen an 57 Apfelsorten, die im United Kingdom innerhalb eines Jahres angeboten werden. 16 Konservierungsmethoden wurden am Beispiel der Mac Intosh Red Apples erprobt. Formalinfixierung ist demnach einer Tiefkühlung überlegen. Außer Obst sind Käse, Butter, Wurst, Schokolade und dergleichen auswertbare Spurenträger nach einem Biß. Bißspuren in Lebensmitteln sollen nach *Schaidt* (1954) immer morphologisch und wenn möglich auf Blutgruppensubstanzen des Speichels untersucht werden.

Auch Textilien können Bißspuren aufweisen. So berichten *Zerndt* und *Simon* (1962) über einen Fall eines durchbissenen Nachthemdes. Der Stoff ist hier weniger geeignet zur direkten Bißmarkenanalyse. Die Beschädigungen sind aber auf Epidermisanhaftungen (stereomikroskopische Orientierung, feingewebliche Beurteilung nach Färbung, z. B. HE) und Speichelspuren zu untersuchen *(Zerndt* und *Simon* [1962]).

In einigen außergewöhnlichen Fällen hat man Bißspuren auch an einem Zigarrenstummel, einer Zigarrenspitze *(Euler* [1956]) und an einem unverfeuerten am Tatort zurückgelassenen Geschoßprojektil *(Mills* [1976]) gefunden und nach Rekonstruktion den Täter überführen können.

Zu den wichtigsten differenzialdiagnostischen Überlegungen gehört immer die Frage, ob eine Bißmarke durch einen Menschen oder ein Tier entstanden ist. Große Gewebedefekte bei Tierbissen erschweren oft die Diagnose. *Härb* und *Tscholakoff* (1964) konnten klinisch erhobene Bißverletzungen in erster Linie Hunden (83 %) und danach Katzen und Pferden zuordnen. Ähnlich, insbesondere bei Kindern, *Döpp-Woelser* (1971).

Werden Tierbisse überlebt, so besteht eine hohe Gefährdung durch Infektionsfolgen (Sepsis, Tollwut, Pasteurellose (Katzen), Spirochäten (Nagetiere), Sodoku (Rattenbiß), Weilsche Krankheit u. a.). Hunde- und Katzenbisse sind oft mit Kratzspuren kombiniert. Die Eindrücke der Eckzähne beim Hundebiß sehen aus wie Stichverletzungen.

Bißverletzungen durch Tiere findet man auch an Leichen. In erster Linie kommen Ratten (Wander- und Wasserratte) Hunde, Füchse, Wildschweine *(Specht* [1957]), aber auch Katzen *(Strauch* [1927]) in Frage. Menschliche Bißspuren in unterschiedlichen Körperregionen (Mensch) zeigen Abb. 19.1 — 1 bis 4:

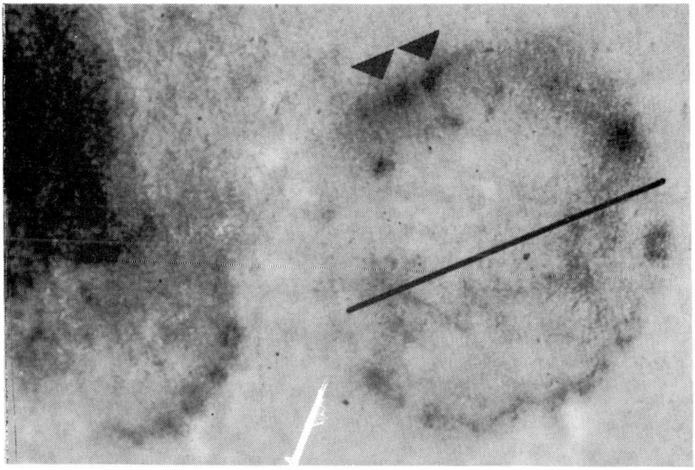

Abb. 19.1 — 1: Zwei nebeneinandergelegene Bißringe in weiblicher Brusthaut (am li. Bildrand Brustwarzenanteil). Oberhalb der Linie Spuren der Oberkieferzähne. Jeweils bei Pfeil Druck- und Schartspuren der beiden oberen mittleren Schneidezähne.

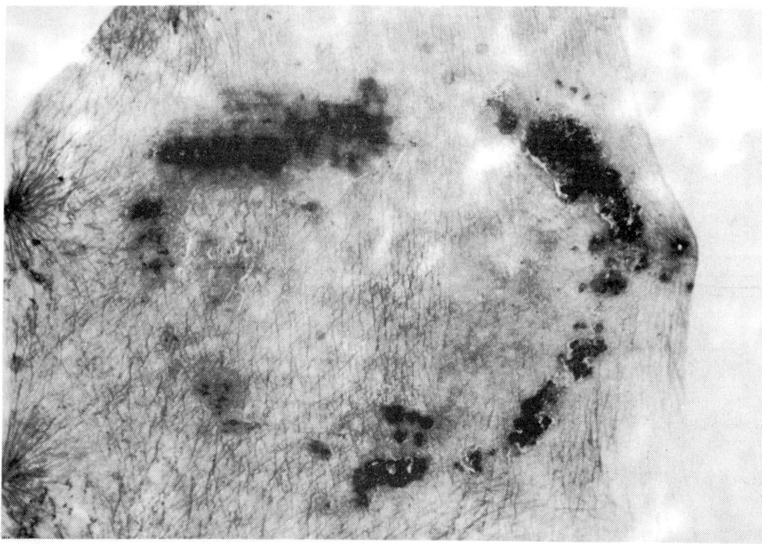

Abb. 19.1 — 2: Bißring in der Oberarmhaut eines alten Mannes. Täterin 19 Jahre alt.

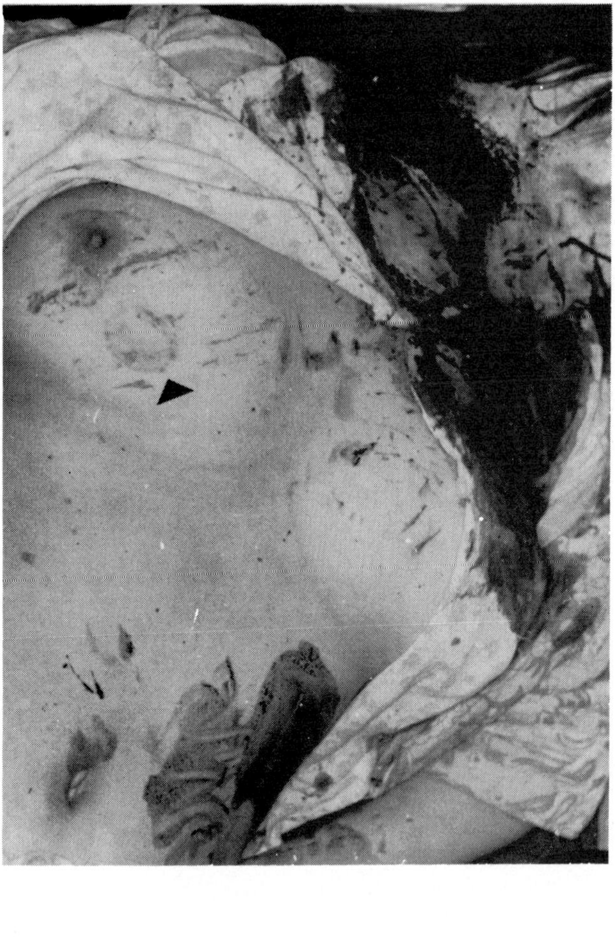

Abb. 19.1 — 3: Bei Pfeil Bißmarke in die rechte Brust, Sexualmord.

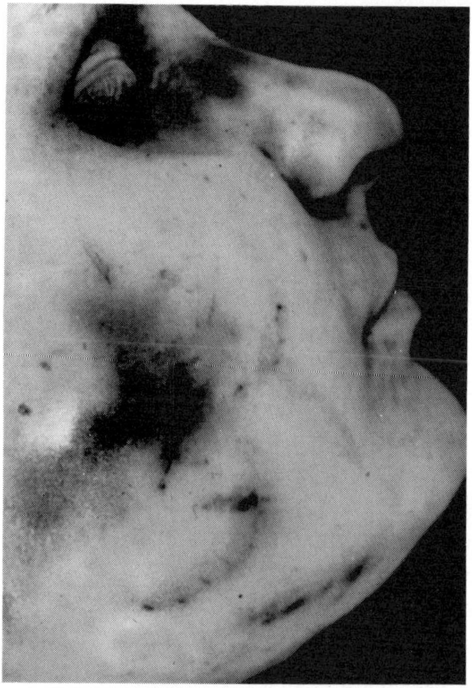

Abb. 19.1 — 4: Mehrere ineinander übergehende Bißringanteile in der re. Wange eines 18 Jahre alt gewordenen Mädchens. Tätergebiß 21 Jahre alt, im Frontzahnbereich des OK und UK vollständig natürlich bezahnt.

19.2 Maßnahmen am Tatort

Nachdem am Tat- oder Fundort ein Überblick gewonnen wurde, ist es wesentlich, die Details zu erkennen und zu werten. Nicht immer sind Bißmarken besonders auffällig. Sie können durch Kleidungsstücke verdeckt oder lagerungsbedingt dem Blick entzogen sein.

Für den speziellen Fall der Bißspurensicherung an Leichen ist folgendes Vorgehen zu empfehlen:

1. Erkennen der Hautmarke als Bißspur
2. Anfertigung von Fotografien mit angelegter Millimeterskala
3. Speichelspuren sichern
4. Abformen der Bißmarke

Später bei der Leichenöffnung:

5. Ausschneiden der Bißmarke und Konservierung

Bißmarken sind nur in wenigen Fällen ideal gut zu erkennen. Das hängt von vielen Faktoren ab. Entscheidend ist die Ausbildung des Tätergebisses (teilbezahnt, zahnlos, Prothesenträger), die getroffene Körperpartie des Opfers (Brust, Arm, Gesicht), die Art des Bisses, die Zeitspanne vom Setzen der Hautmarke bis zum Auffindezeitpunkt des Opfers und dem erstmaligen richtigen Erkennen der Spur.

Die Unterscheidung, ob der Biß in ein lebendes Opfer oder in eine Leiche erfolgte, ist unter Umständen an den Zeichen einer vitalen Reaktion zu treffen. Solange das funktionelle System Herz- und Kreislauf intakt ist, kommt es durch den Blutdruck zu Einblutungen (Sugillation) aus kleinen zerrissenen Gefäßen in das umgebende Gewebe. Der Spurengrund oder die Begrenzung erscheinen dann dunkelbraun-rot. Diese Zeichen fehlen häufig an Bißmarken, die einer Leiche beigebracht worden sind. Vorsicht bei der Beurteilung ist angebracht. Bestehen Zweifel bei der richtigen Zuordnung (Menschenbiß, Tierbiß, zierliche Messerstiche in einer Gruppe angeordnet), so sollte man die Hautmarken so behandeln, als lägen Bißmarken vor.

Nächstwichtige Maßnahme ist die fotografische Spurensicherung. Nach einer Übersichtsaufnahme sind die Detailaufnahmen in natürlicher Größe erforderlich. In jedem Fall ist neben der Bißmarke ein Maßstab anzubringen, der es ermöglicht, bei späterer Bildauswertung die natürliche Größe der Spur zu ermitteln.

Neben den obligaten Farbaufnahmen sind Schwarz-Weiß-Fotografien notwendig. Vornehmlich dann, wenn die Bißmarken schon älter sind und die Eindrucktiefen flacher geworden sind, so daß eine Abformung keine verwertbaren Ergebnisse bringt, sind Schwarz-Weiß-Fotografien unentbehrlich. Es ist sehr zu empfehlen, die fotografischen Aufnahmen in Abständen zu wiederholen, da Bißmarken erfahrungsgemäß erst Stunden später gut sichtbar werden können. *Butler* (1973) schlägt Intervalle von ca. 24 Stunden vor, besser sind Wiederholungsaufnahmen im Abstand von 6 Stunden.

Zur vollständigen Spurensicherung bei Hautmarken gehört auch die Suche nach Speichel, da beim Einbiß meistens Speichelsekret auf die Haut des Opfers gebracht wird.

Etwa 60—80 % der Menschen scheiden im Speichel oder in anderen Körperflüssigkeiten Blutgruppensubstanzen aus. Tatverdächtige Personen können dann auf ihre Blutgruppenzugehörigkeit untersucht werden und gegebenfalls ausgeschlossen werden.

Die Entnahme des Speichels erfolgt mit Filterpapier, auf dem man die Speichelprobe antrocknen läßt. Es ist darauf zu achten, daß das Sekret rein entnommen wird ohne Beimengungen von Körpermaterial des Opfers.

Nach diesen Maßnahmen sollte man unverzüglich die Abformung der Bismarken vornehmen. Es muß besonders nachhaltig darauf hingewiesen werden, daß mit größer werdender Zeitspanne zwischen Einbiß und Abdrucknahme die Qualität der Abformung nachläßt.

Das Haut- und Unterhautgewebe weist beim Lebenden einen gewissen Turgor auf. Man versteht darunter eine Gewebespannung aufgrund von Flüssigkeitsgehalt und elastischer Eigenschaft des Gewebes. Dieser Hautturgor ist verschieden ausgeprägt und hängt beispielsweise vom Lebensalter oder der Körperregion ab (z. B. Brustgewebe = fettreich; Unterarm = muskelreich).

Mit zunehmender Zeit wird dann die Eindrucktiefe niedriger. In jedem Fall gilt hier, so schnell wie irgend möglich die Spuren zu sichern.

Von besonderer Bedeutung ist das Sichern der Bißspur durch Ausschneiden des betreffenden Gewebestückes. In der Praxis wird es in den seltensten Fällen möglich sein, am Tatort bereits die Bißmarke aus der Leiche herauszupräparieren. Diese Art der Spurensicherung ist leider häufig erst bei der Leichenöffnung durchführbar. In jedem Fall ist darauf zu achten, daß großzügig in weitem Umkreis um die Hautmarke herausgeschnitten wird. Der Hautlappen soll außerdem eine gewisse Dicke haben (Unterhautfettgewebe und Muskulatur). Brüste sind möglichst vollständig abzusetzen, noch besser ist es, wenn der zugehörige Brustwandanteil herauspräpariert wird. Bißmarken an Armen asserviert man am besten durch Sägeschnitte rechts und links der Bißmarke in entsprechendem Abstand (Faustregel: Sägeschnitt im Abstand des Durchmessers der Bißmarke vom Bißmarkenrand aus). Durch eine großzügige Gewebeentnahme läßt sich in Grenzen eine Schrumpfung der Haut im Bißmarkenbereich aufgrund der Eigenelastizität des Gewebes verhindern.

Zierliche Extremitäten und Gliedmaßen von Kindern werden cirkulär unterbunden und oberhalb davon abgesetzt (Blutfülle erhalten).

Ist aus bestimmten Gründen eine umfangreiche Gewebeexcision zu unterlassen, so kann man sich damit behelfen, daß an der Leiche um den Bißring herum ein Quadrat von ca. 10 × 10 cm aufgezeichnet wird (Filzschreiber auf trockener Haut). Dann wird entlang dieser Hilfslinien das Hautstück ausgeschnitten, eine geringe Schicht an Unterhautfettgewebe reicht aus. Mit rostfreien Stahlnadeln wird der Hautlappen auf eine

Korkplatte in der ursprünglichen Größe von 10 × 10 cm aufgespannt (Nadeln eng stecken, um „Halbmonde" zu verhindern!).

Natürliche Rundungen werden auf entsprechend geformten Korkstücken nachgebildet.

Nach diesen Vorbereitungen kann die Bißspur in einer Formalinlösung konserviert werden.

19.3 Abformmaterialien

Eine dominierende Rolle spielte früher der Gips als Abform- und Abdruckmittel. Heute ist er weitgehend durch Produkte auf Alginat- (*Schranz* [1956], *Luff* und *Heß* [1959]) und Kunststoffbasis verdrängt worden. Damit hat sich auch das Gewicht von „Abdrücken" auf „Ab-

DOPPELABDRUCKVERFAHREN

1.0 VORABDRUCK ▸ FUTTERABDRUCK
2.0 BASISPASTE + KATALYSATOR (HÄRTER)
3.0 PRÄPARATE
- 3.1 OPTOSIL
- 3.2 PERMLASTIC
- 3.3 SILAPLAST
- 3.4 XANTOPREN – GELB

1.0 FEINSTABFORMUNG
2.0 ZWEITPASTE (SILIKONKAUTSCHUK) + HÄRTER
3.0
- 3.1 ANMISCHZEIT : CA. 30 SEK. (MISCHBLOCK MIT DOSIERSKALA)
- 3.2 VERARBEITUNGSBREITE : 1 - 2 MIN.
- 3.3 AUSHÄRTUNGSZEIT : 3 MIN.

4.0 PRÄPARATE
- 4.1 LASTIC
- 4.2 PERMLASTIC
- 4.3 SICCOFORM
- 4.4 SILASOFT
- 4.5 SILONE
- 4.6 XANTOPREN – BLAU
- 4.7 XIRUX

Abb. 19.3 — 1: Doppelabdruckverfahren

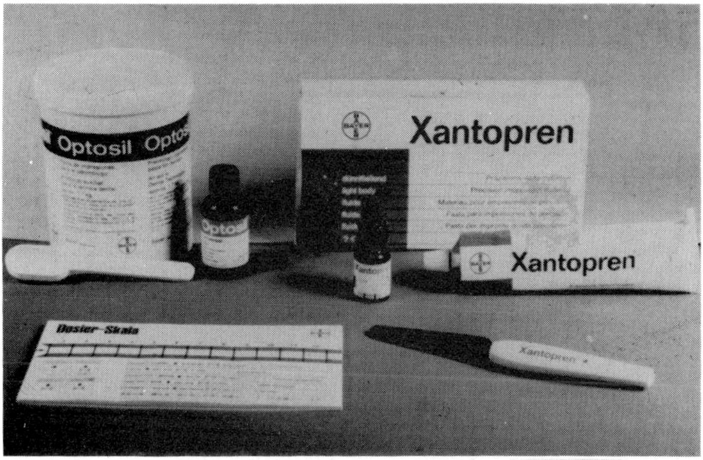

Abb. 19.3 — 2: Abdruckmaterialien und Mischblock.

formen" verlagert. Der Abdruck erfordert aktiven Druck, was der Spur unter Umständen schadet.

Abformen ist ein passiver Vorgang und ist Voraussetzung für Wiedergabetreue.

In idealer Weise erfüllen die modernen Dentalwerkstoffe diese Voraussetzungen. Gängig sind sog. „Zwei-Komponenten-Massen", die eine Basispaste und einen flüssigen Härter verwenden.

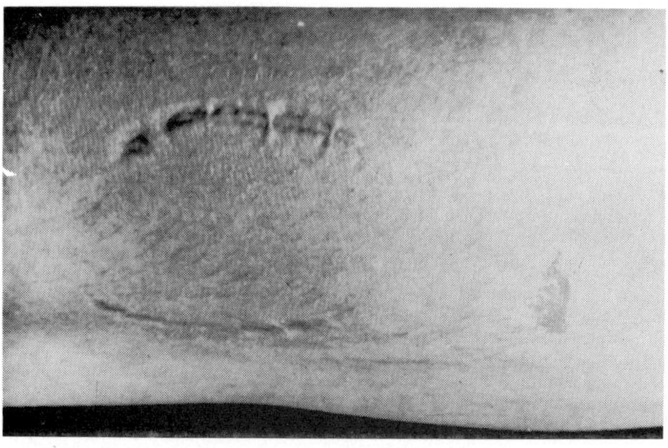

Abb. 19.3 — 3: Experimenteller Biß in den Unterarm.

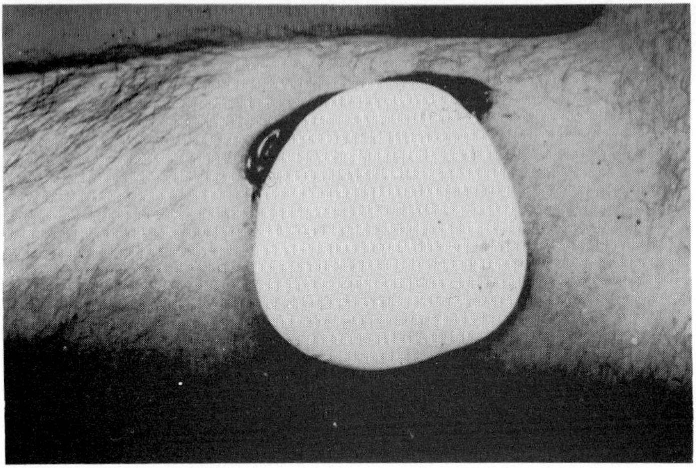

Abb. 19.3 — 4: Vorabdruckmasse (hell) mit Feinstabdruckmasse (dunkel)

Gegenüber dem Gips haben diese Abformmassen den Vorteil, daß sie elastisch sind und somit feinste Spalten und Poren wie auch unter-sich-gehende-Stellen (Unterschneidungen) ohne Abreißen wiedergeben.

Auf diese Art erhält man ein Spurennegativ höchster Güte.

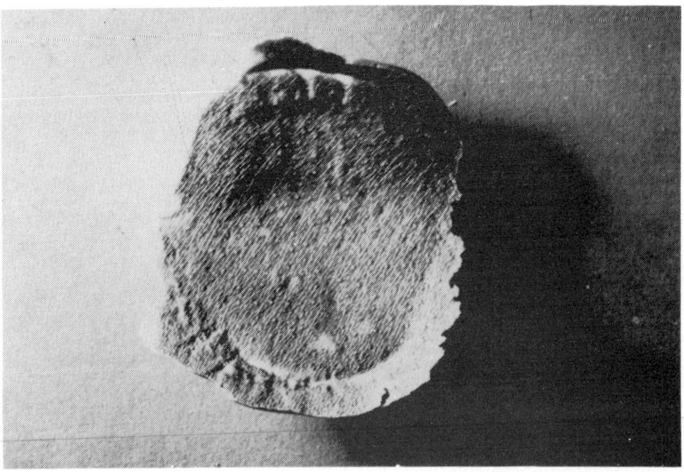

Abb. 19.3 — 5: Spurennegativ

Eine weitere wichtige Forderung an den Werkstoff wird bei Dentalwerkstoffen erfüllt: Die Abformmassen wirken nicht spurenverändernd, sind hautneutral und erzeugen keine Abbindewärme in schädigendem Maß.

Zur Anwendung kommt das Doppelabdruckverfahren (*Endris* u. *Hilgert* [1975]). Zunächst wird ein Vorabdruck oder Futterabdruck genommen. Bewährtes Material ist das Optosil (Fa. Bayer), das in knetbarer Konsistenz mit einem Härter versehen elastisch aushärtet. Mit einer Zweitpaste nimmt man anschließend eine Feinstabformung vor. Ein geeignetes Präparat ist das Xantropren-blau (Fa. Bayer). (Abb. 19.3—1)

Auf einem Mischblock mit Dosierskala läßt sich das gewünschte Mischungsverhältnis bestimmen. (Abb. 19.3—2)

Der Doppelabdruck wird dann mit einem Hartgips (z. B. Dentalgips) ausgegossen, und es entsteht ein Spurenpositiv.

19.4 Maßnahmen an tatverdächtigen Personen

Haben die Ermittlungen eine oder mehrere tatverdächtige Personen feststellen können, so kommt es nunmehr auf den Nachweis an, vorgefundene Bißmarken eindeutig bestimmten Täterzähnen zuzuordnen. Hierzu sind Gebißdaten der Tatverdächtigen notwendig. Zweckmäßigerweise geht man wie folgt vor:

1. Profil- und Frontalaufnahme des oder der Tatverdächtigen.
2. Gebißaufnahmen
3. Gebißabdruck und Gipsmodelle
4. Wachsbiß
5. Nachweis von Blutgruppensubstanzen im Speichel des oder der Tatverdächtigen

Profil- und Frontalaufnahmen sind für die Begutachtung der Gnathophysiognomie des Mittelgesichtes notwendig. Aus der Anordnung von Ober- und Unterkiefer in horizontaler und vertikaler Richtung lassen sich erste Hinweise auf das Bißverhalten entnehmen.

Wichtiger sind jedoch direkte Aufnahmen des Gebisses. Ober- und Unterkieferzahnreihen werden bei maximal geöffnetem Mund getrennt aufgenommen (für OK Spiegel verwenden!). Danach läßt man den Unterkiefer in Schlußbißstellung (Okklusion) bringen. Wangenhalter sorgen

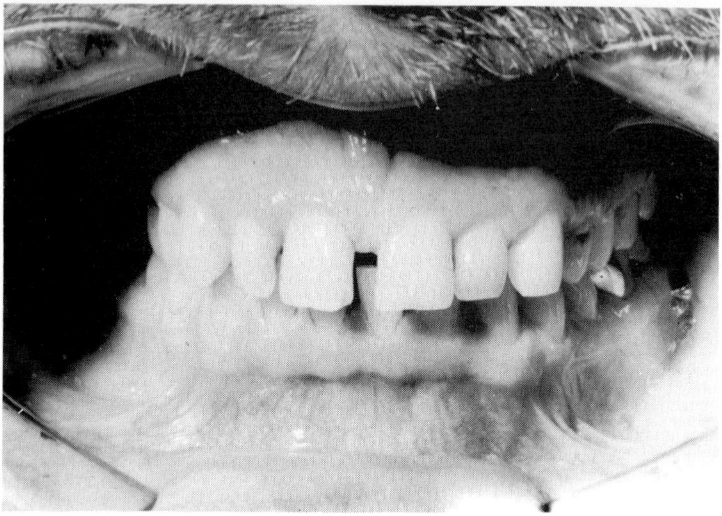

Abb. 19.4 — 1: Tätergebiß in Okklusionsstellung bei abgehaltenen Wangen. Man beachte die charakteristischen Merkmale der oberen mittleren Schneidezahnkanten sowie die Schneidezahnlücke (Diastema).

für Übersicht. Fehlende Zähne, Zahnstellungsanomalien oder sonstige individuelle Merkmale sind jetzt gut zu erkennen.

Für rekonstruktive Maßnahmen eignet sich hervorragend der Gebißabdruck. Zunächst wird mit Hilfe eines zahnärztlichen Metallöffels (Gr. 1—3 für UK und OK) und einer Abdruckmasse (auf Alginatbasis, z. B. Zelex, Palgat etc.) Ober- und Unterkiefer abgeformt. Diese Formnegative gießt man mit Hartgips aus, so daß ein Gipsmodell des natürlichen Gebisses entsteht (Abb. 19.4—2, 19.4—3).

Sind die beiden Gipsmodelle gesockelt, so bringt man sie in richtiger Schlußbißstellung (Okklusion) in einen Artikulator oder Okkludator. Mit diesem Gerät lassen sich die Bewegungen des Unterkiefers nachvollziehen. Besonders bewährt hat sich der Okkludator nach *Bissoni* (Fa. Dentaurum), da bei mehreren tatverdächtigen Personen die jeweiligen Gipsmodelle schnell ausgewechselt werden können. Das umständliche Eingipsen der Modelle entfällt (19.4—4a u. b)

Um nun zu einer Vergleichsbißmarke zu kommen, wird eine Hartgummi- oder Papprolle (∅ ca. 4 cm) mit einem Kohlepapier belegt (aufkleben). Die schwärzende Schicht liegt außen. Auf dieses Papier wird eine dünne

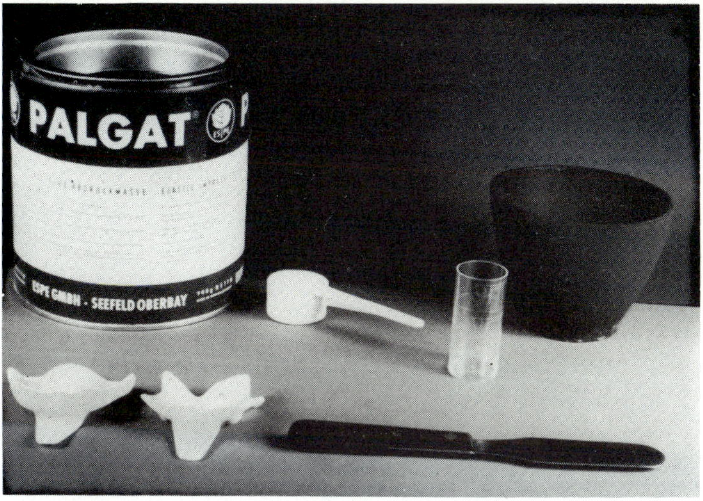

Abb. 19.4 — 2: Alginatabdruckmasse mit Anrührgefäß und Abdrucklöffel.

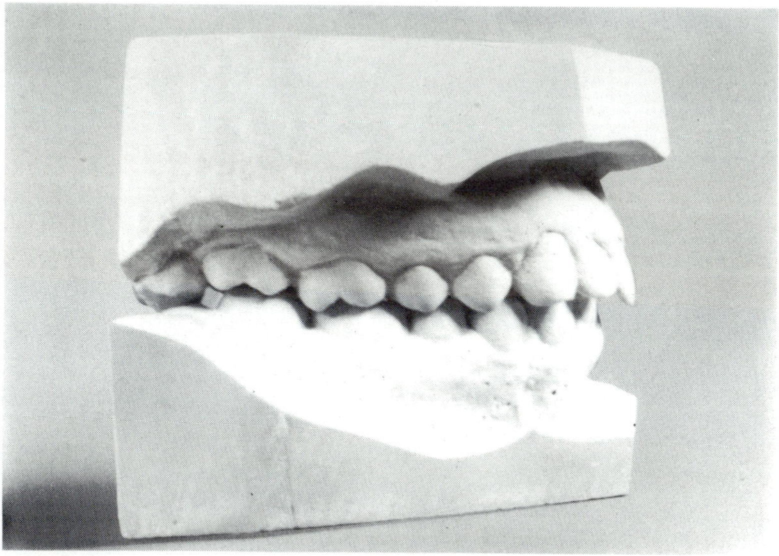
Abb. 19.4 — 3: Gipsmodell in Okklusion, Seitenansicht.

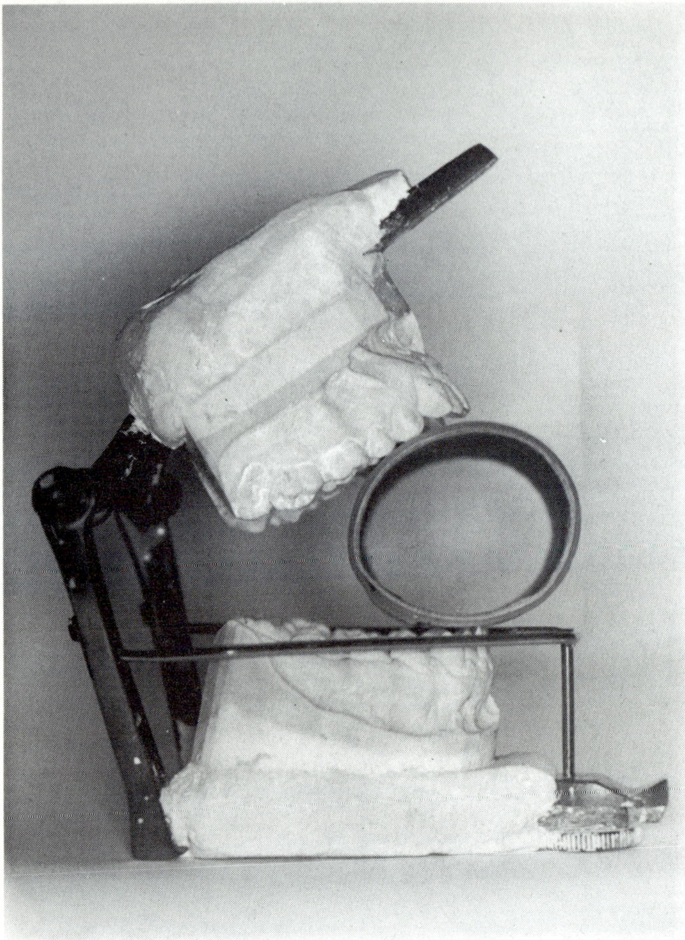

Abb. 19.4 — 4:
a) Wachsbiß durch Gipsmodellgebiß nach Eingipsen der Modelle

zuvor erwärmte Wachsplatte (z. B. rosa Dental-Plattenwachs) aufgebracht (Abb. 19.4—4). Nun läßt man das „Gipsmodellgebiß“ einbeißen und erhält Bißmarken im Wachs. Durch das Kohlepapier werden die tieferen Eindrücke gut sichtbar (Abb. 19.4—5)

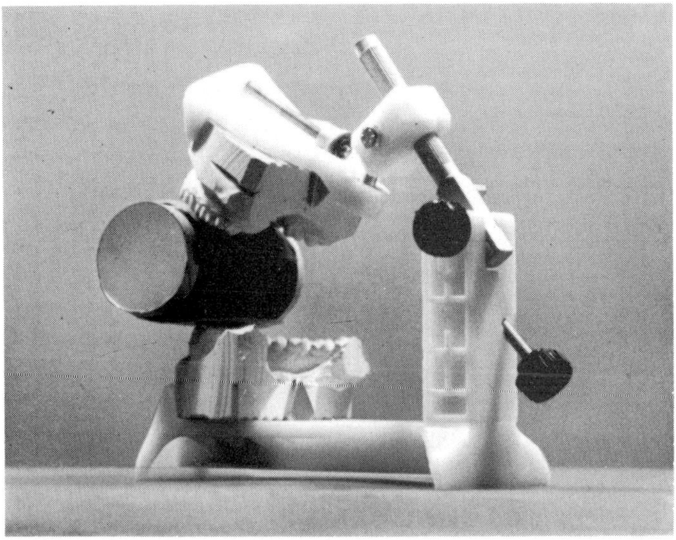

b) nach Einklemmen der Modelle

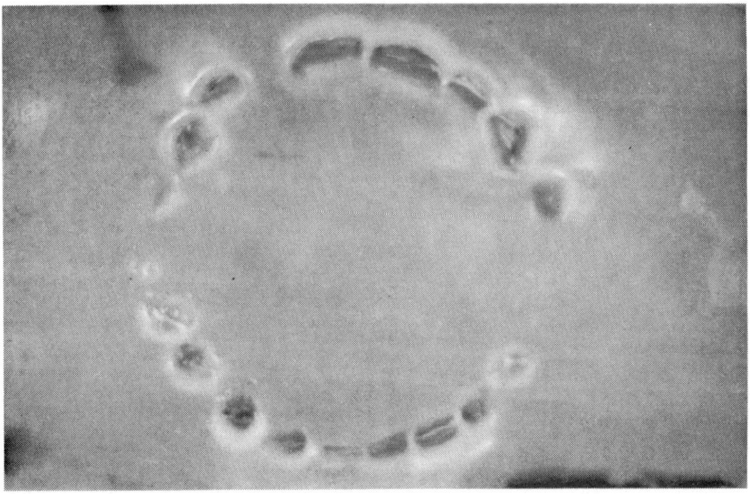

Abb. 19.4 — 5: Bißmarken im Wachs

Zuletzt wird die Wachsplatte wieder von der Rolle gelöst und gestreckt (u. U. für kurze Zeit in warmes Wasser einlegen). Dieser Vorgang ist mit besonderer Vorsicht durchzuführen.

19.5 Rekonstruktion

Liegen ausreichend gesicherte Spuren vom Opfer vor (Fotografie, Abdruck) und stehen gleichzeitig Vergleichsbißmarken (direkter Wachseinbiß, Gipsmodelleinbiß) vom mutmaßlichen Täter bereit, so beginnt die entscheidende Aufgabe der Überprüfung auf Identität der Bißmarken.

Hilfsmittel zur Rekonstruktion ist die Fotografie.

Nach *Sörup* (1924) wird ein „odontoskopischer Abdruck" d. h. ein Gipsmodell (des Tatverdächtigen) mit gefärbten Schneidezahnkanten (schwarze Ölfarbe) auf einem angefeuchteten Kupfertiefdruckpapier abgedrückt. Von diesem Abdruck wird ein Umdruck auf durchsichtiges Papier hergestellt und auf ein Foto der Bißmarke gelegt. Deckungsgleichheit spricht für eine positive Identität.

Eine Verbesserung der Methode gaben *Buhtz* und *Erhardt* (1938) an, indem sie bereits einen Artikulator für die Gipsmodelle verwendeten. Der Einbiß der Gipsmodelle erfolgt in ein besonders konstruiertes Phantom mit künstlicher Haut aus Teig, z. B. ein Armphantom, um natürliche Rundungen zu berücksichtigen. Schließlich wird ein Filmdiapositiv für den Vergleich mit dem Foto der Original-Bißmarke hergestellt. Um die Anfertigung des aufwendigen Phantoms zu umgehen, wendet man heute allgemein eine mit Plattenwachs beschickte Rolle an. Modifikationen der Methoden von *Sörup* (1924) und *Buhtz* und *Erhardt* (1938) beruhen vor allem auf Arbeiten von *Morgen* (1943), *Korkhaus* (1955), *Gustafson* (1959) und *Luntz* u. *Luntz* (1973).

Eine einfache für die Praxis zu empfehlende Methode ist folgende:

Von dem unter 19.4 beschriebenen Wachseinbiß wird ein Filmpositiv hergestellt.

Ein gleichmaßstäbliches Filmpositiv wird von der Bißspur angefertigt. Diese beiden Folien legt man dann übereinander und betrachtet sie über einem Lichtkasten.

Mit einer endgültigen Stellungnahme soll man außerordentlich vorsichtig sein. Die möglichen Fehlerquellen müssen bei jedem einzelnen Fall überdacht werden (fotografische Aufnahmetechnik der Bißspur, Projektion, Präparation, Konservierung, Art der Übertragung einer Spur (fotografisch, Durchzeichenschablone), Herstellungsverfahren der Vergleichsspur, Maßstabfehler).

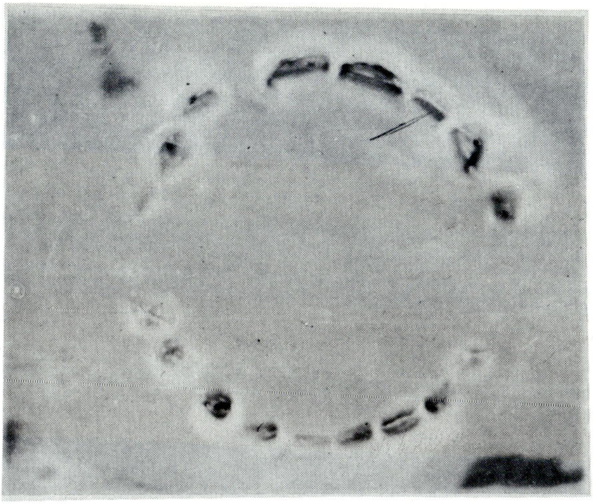

Abb. 19.5—1: Filmpositiv der Wachsbißmarke

Sörup (1924) forderte für eine einwandfreie Beurteilung Deckungsgleichheit von mindestens 3—4 Zähnen. Allerdings reiche auch nur ein einziger Zahn aus, wenn er markante Eigenschaften aufweise.

Eine Konturdeckung von wenigstens 4—5 nebeneinanderstehenden Zähnen verlangen *Berg* und *Schaidt* (1954) bei Normalgebissen, ähnlich *Hammer* (1956) und *Simon* et al. (1971). *Butler* (1973) rät, von Fall zu Fall abzuwägen, ob positive Identität vorliegt oder nicht. Eine konstante Zahl an übereinstimmenden Merkmalen zu fordern, entspricht auch nicht den Prinzipien anderer Untersuchungsmethoden der Kriminalistik (Handschriftenvergleich, Werkzeuguntersuchungen, Waffen- und Munitionsuntersuchungen) *(Butler* [1973]).

Entscheidend ist letztlich für die Beurteilung, ob das Gebiß eines Tatverdächtigen in der Lage war, die vorhandenen Druck- und Schartspuren zu erzeugen. Das bedeutet, daß man gedanklich den Bißablauf nachvollziehen muß, und eine Bewertung nicht nur auf der Grundlage übereinstimmender Konturen verschieden zustande gekommener Merkmale vornimmt.

Abschließend sollen noch Hilfsmittel erwähnt werden, die in besonders schwierigen Fällen weiterhelfen können. Sie erfordern erhebliche Spezialkenntnisse und technischen Aufwand.

Bereits 1937 emfpiehlt *Manczarski* die Anwendung der Infrarotfotografie bei normalen, fototechnisch nicht auswertbaren Blutungen im menschlichen Unterhautfettgewebe bei Bißspuren.

Eine Altersbestimmung von Bißspuren ist in begrenztem Umfang durch feingewebliche Untersuchungen möglich (z. B. Leukozyteneinwanderung). Die Rasterelektronenmikroskopie bei Bißmarkenuntersuchungen hat *Sognnaes* (1975) eingesetzt. Zur besseren Darstellung der Vergleichsbisse (z. B. Wachsbiß) haben *Simon* und *Jordan* (1974) transparente Hochpolymere verwendet. *Rawson* (1976) bemüht sich, Bißspuren der Haut fototechnisch mit Konturfilm schichtweise aufzulösen. Ähnliche Untersuchungen nach dem Prinzip der stereometrischen Reproduktion haben *Frykholm* et al. (1970) vorgenommen.

19.6 Schartspuren der Zähne

Bei geringer Lupenvergrößerung kann man an den Kaukanten der Schneidezähne des Ober- und Unterkiefers beim Menschen mehr oder weniger ausgeprägte Gewebedefekte erkennen. Diese Unregelmäßigkeiten sind individuell verschieden.

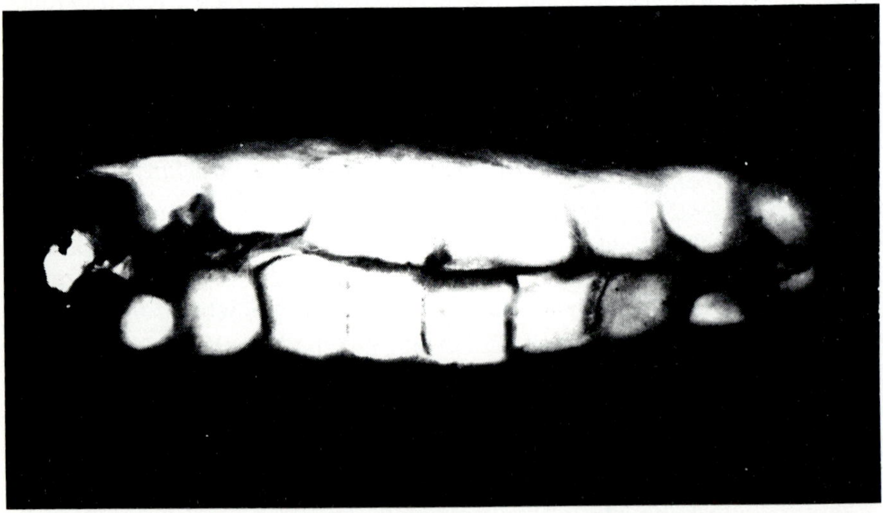

Abb. 19.6 — 1: Zahnschartspuren in Käse

Bei der Bißspurenuntersuchung an Lebensmitteln fallen häufig Spuren auf, die durch ein Entlanggleiten oder Schaben der Frontzahnkaukanten z. B. in Käse oder Butter entstanden sind. Die Spuren nennt man Zahnschartspuren (Abb. 19.6—1)

Untersuchungen von *Pilz* u. *Zerndt* (1963) zeigten, daß eine inkriminierte Tatspur und eine experimentell reproduzierte Zahnschartspur mit an Sicherheit grenzender Wahrscheinlichkeit in den ersten zwei Monaten nach Spurensetzung als identisch nachgewiesen werden können. Auch Besonderheiten wie künstliche Zähne oder Schartspuren von Milchzähnen sind zu erkennen.

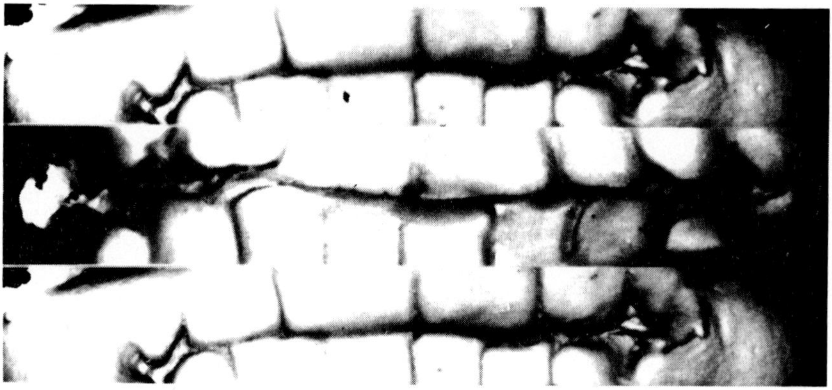

a

b

c

Abb. 19.6 — 2 a—c: Spur a und c identisch

Pilz u. *Zerndt* (1963) haben einen speziellen Abdrucklöffel konstruiert, dessen Trägerteil mit einer Abformmasse (Wachszinkmischung: 100 Teile weißes Wachs, 75 Teile Zinkweiß [nach *Kockel*]) beschickt wird. Feinste Schartspuren lassen sich auf diese Weise darstellen. Leider sind die Vergleichsspuren des Originals nicht immer sehr deutlich ausgebildet.

20.0 Mustergutachten

Zur Abfassung eines forensisch-odontologischen Gutachtens bedarf es einer bestimmten Gutachtentechnik.

Grundsätzlich soll ein Gutachten in einfacher klarer und sachlich verständlicher Form abgefaßt sein (*Kirsch* [1961]). Die zahnmedizinische Fachsprache ist zu vermeiden. Notwendig erscheinende Fachausdrücke sind zu erläutern.

Das freie Gutachten wird nach einem systematischen Aufbau abgefaßt. Für forensisch-odontologische Gutachten empfiehlt sich ein Aufbau nach folgendem Schema:

a. Anschrift
b. Auftrag
c. Fragestellung
d. Materialien
e. Vorgeschichte
f. Befunderhebung
g. Beurteilung
h. Zusammenfassung
i. Unterschrift

Muster eines allgemeinen forensisch-odontologischen Gutachtens

Name des Gutachters
Institut für ....
oder
Klinik für ....

Ort, Datum

An die
Staatsanwaltschaft
in ....
Wagnerstraße 7
PL Ort

Ihr Zeichen:
Az: 5 Js 3141/78

Unser Zeichen:
AB/se — Asservat Nr.

Betr.: Todesermittlungssache z. N. unbekannte weibliche Leiche
oder
Odontologische Identifizierungshilfe für eine unbekannte weibliche Leiche.

in obiger Angelegenheit ergeht im Auftrag der Staatsanwaltschaft vom .... 1978 folgendes forensisch-odontologisches

G u t a c h t e n

Es sollen hierbei festgestellt werden:
— Anatomische und pathologische Besonderheiten am Kausystem
— Zahnärztliche Behandlungsmaßnahmen
— Mutmaßlich erreichtes Lebensalter der Person und körperliches Geschlecht
oder
ob die Eintragungen der beigefügten Patientenkartei am Asservat Nr. .... bestätigt werden können
oder
ob das beigefügte Zahnröntgenbild Identität zum Asservat Nr. .... zeigt.

Zur Begutachtung standen folgende Materialien zur Verfügung:

Bisherige Ermittlungsergebnisse der Kriminalpolizei Bd. I (Bl. 1—92), ein knöcherner Schädel mit Oberkieferzähnen, ein Unterkiefer mit Zähnen, eine Unterkiefer-Kunststoffprothese und zwei Zahnschliffpräparate.

Eine Bildmappe befindet sich im Anhang des Gutachtens.

Vorgeschichte

(Kurzer Aktenauszug soweit es sich um zahnmedizinische kriminalistische Daten handelt):

Wie aus Bl. 7 d. A. hervorgeht, sollen spielende Kinder am ...... 1978 gegen ......Uhr im Waldgelände der Gemarkung ...... 30 m nördlich der Kreuzung der Gemeindewege A und B einen knöchernen Schädel gefunden haben.

Der Oberkiefer sei bezahnt, einen Unterkiefer habe man in ca. 8 m Entfernung vom Schädel gefunden.

Seit 1970 wird der Rentner Karl *Müller,* geb. am ...... 1901, zuletzt wohnhaft in .... vermißt. Müller soll des öfteren Freitodabsichten geäußert haben (Bl. 21 d. A.).

oder

Am .... 1978 soll bei .... eine weibliche Wasserleiche aus dem Rhein geborgen worden sein. Anläßlich der gerichtlichen Leichenöffnung am ...... in .... hat der Obduzent den Oberkiefer und den Unterkiefer präparativ entnommen und asserviert (Bl. 31 d. A.).

Befunderhebung

1.0 Zahnbefunde:

1.1 Allgemeines (Zustand der Zähne, Farbe, Beläge, Abnutzungsgrad, etc.)

1.2 Oberkiefer rechts:

18 in der Zahnreihe nicht vorhanden
17 ohne Besonderheiten
16 occlusal 6 × 4 mm großer kariöser Defekt
⋮
11

Oberkiefer links:

21
⋮
28

1.3 Unterkiefer rechts:

48
⋮
41

Unterkiefer links:

31
⋮
38

2.0 Kieferknochen

2.1 Oberkieferknochen

2.2 Unterkieferknochen

3.0 Röntgenbefunde

4.0 Zahnschliffauswertung

5.0 Spezialuntersuchungen
(z. B. Geschlechtsdifferenzierung, Blutgruppenbestimmung, etc.)

6.0 Auswertung einer Patientenkarteikarte

7.0 Auswertung einer Zahnprothese

Beurteilung

Je nach der Fragestellung werden die Befunde geordnet, gegenübergestellt und gewertet. Es folgt eine ausführliche Begründung, z. B.:

„Die am Unterkieferasservat in der Zahnreihe nicht vorhandenen Zähne 34, 35, 36 und 41, 42, 44 haben leicht eingeengte Lücken hinterlassen. Der Alveolarkamm ist muldenförmig geschwunden. Dieser Befund läßt sich mit den Eintragungen zur Zahnextraktion in der Karteikarte in Einklang bringen. Bei der untersuchten Unterkiefermetallprothese sind die Zähne 34, 35, 36, 41, 42 und 44 durch Kunststoffzähne ersetzt. Somit liegt bereits eine nummerische Übereinstimmung zwischen Asservat und Prothese vor. Die Paßgenauigkeit der Prothese usw."

Zusammenfassung

1. Der am 25. 1. 77 anläßlich der gerichtlichen Leichenöffnung einer unbekannten weiblichen Wasserleiche asservierte Unterkiefer und die am 10. 10. 1977 zur Untersuchung übergebene Unterkieferprothese gehören zusammen. Da die Zahnprothese für Frau AB gefertigt wurde, muß es sich bei der unbekannten Wasserleiche um Frau AB handeln.
2. Die Identifizierung erfolgte ausschließlich odontologisch.

21.0 Literaturauswahl

Abatuba, M. Studies in Bloodgroups of human Teeth. Hanzaigakuzashi **25**, 3 Suppl. 27 (1959)

Adler, P. Zeitliche Schwankungen im Kariesbefall und deren Analyse. Dtsch. Zahnärztl. Zschr. **12**, 12 (1957)

Adler, P. Über die Lebensdauer des menschlichen Gebisses. Zahnärztl. Welt **65**, 502 (1964)

Altheim, I. J. Vital identification data from denture. The Dental Digest **69**, 114 (1963)

Amoëdo, O. Über die Rolle der Zahnärzte bei der Identifizierung der Opfer des Brandunglücks im Wohltätigkeitsbasar zu Paris am 4. V. 1897. Dtsch. Monatsschr. f. Zahnheilk. Oktober 1897

Astachoff, N. Die Zähne und das Geschlecht. Dtsch. Mschr. Zahnheilk. **43**, 435 (1925)

Balthazard, V. und *Dervieux* E'tudes anthropologiques sur le foetus humain. Ann. Méd. leg. **1**, 37 (1921)

Bang, G. und *R. Monsen* Möglichkeiten der Altersbestimmung durch Untersuchung der Zähne. Dtsch. Zahnärztl. Zschr. **23**, 934 (1968)

Barbenel, J. C. unf *J. H. Evans* Bite marks in skin -mechanical factors Int. J. Forens. Dent. **4**, 6 (1977)

Barr, M. L. und *E. G. Bertram.* Nature **163**, 676 (1949)

Bay, R. Acta anat. Basel **11**, 1 (1950)

Benciolini, P. und *F. Marin* Untersuchungen über das Vorhandensein von gruppenspezifischen Substanzen an den menschlichen Zähnen. Med. Leg. Genova **12**, 647 (1964)

Berg, S. und *G. Schaidt* Methodik und Beweiswert des Bißspurenvergleiches. Kriminalwissenschaft **1**, 128 (1954)

Berg, S. und *W. Specht* Untersuchungen zur Bestimmung der Liegezeit von Skeletteilen. Dtsch. Z. ges. gerichtl. Med. **47**, 209 (1958)

Berg, S. Die Altersbestimmung von Skelettfunden als forensische und archäologische Aufgabe. Münch. med. Wschr. **106**, 989 (1964)

Berrsche, R. Über den Zerstörungsgrad der Zähne bei thermischer Einwirkung. Med. Diss. Mainz 1978 (im Druck)

Biber, D. Der Einfluß des Fluors auf die physikalischen Eigenschaften der Zahnhartsubstanz. Med. Diss. Mainz 1959

Block, J. Alg. Nederl. Politi -Weekblad Nr. 1030—1040, Sept.—Dez. 1935

Böhmer, K. Identifikation nach Verbrennung. Dtsch. Zeitschr. f. d. ges. gerichtl. Med. **18,** 250 (1932)

Bohne, G., H. Euler und *R. Venter* Forensische Zahnheilkunde. Johann Ambrosius Barth Verlag, München 1956

Bolle, R. Usuren an Schneidezähnen durch gewohnheitsmäßiges Aufbeißen von Sonnenblumenkernen. Dtsch. Zahnärztl. Zschr. **4,** (1949)

Boyd, E. Outline of physical growth and development. Burgess Publ. Co., Minneapolis 1941

Bradford, E. W. The interpretation of decalcified sections of human dentin. Brit. dent. J. **98,** 153 (1955)

Bredy, E. und *H. Herrmann* Form und Häufigkeit der Anomalie der Zahnzahl. Dtsch. Zahnärztl. Zschr. **16,** 929 (1961)

Breul, D. Methoden der Geschlechts-, Körperlängen- und Lebensaltersbestimmung von Skelettfunden. Verlag Schmidt-Römhild, Lübeck 1974

Brodie, A. G. Some Recent Observations on the Growth of the Mandible. Angle Orthod. **10,** 63 (1940)

Bruckner, S. Experimentelle Untersuchungen über die Härte der Wurzelkanalwand und der Dentinmantelzone. Med. Diss. Mainz 1959

Buhtz und *Erhardt* Die Identifikation von Bißwunden. Zschr. f. ges. gerichtl. Med. **29,** 453 (1938)

Butler, O. H. The Value of Bite Mark Evidence. **1,** 23 (1973)

Camerer, W. Gewichts- und Längenwachstum des Menschen. Karger Verlag, Berlin 1912

Carlsen, A. Taenderne som identificeringstegn (The teeth as a means of identification). Tandlaegebladet **35,** 411 (1931)

Carrea, J. U. Gaumenfaltenstenogramme, ein neues Identifizierungsverfahren. Dtsch. Zahnärztl. Zschr. **10,** 11 (1955)

Caspersson, T. et al. Chemical differentiation along metaphase chromosomes. Exp. Cell. Res. **49,** 219 (1968)

Caspersson, T. et al. Chemical differentiation with fluorescent alkylating agents in vicia faba metaphase chromosomes. Exp. Cell Res. **58,** 128 (1969)

Caspersson, T. et al. DNA — binding fluorochromes for the study of the organisation of the metaphase nucleus. Exp. Cell. Res. **58,** 141 (1969)

Caspersson, T. et al. Fluorescent staining of heteropycnotic chromosom regions in human interphase nuclei. Exp. Cell. Res. **61,** 472 (1970)

Caspersson, T. et al. Analysis of human metaphase chromosom set by aid of DNA-binding fluorescent agents. Exp. Cell Res. **62,** 490 (1970)

Cieszynski, A. Zahnärztliche Röntgenologie und klinische Zahnheilkunde im Röntgenbild. Barth Verlag, Leipzig 1926

Colon, P. G. Heroinmißbrauch und seine Wirkung auf die Zähne. Die Quintessenz **28,** 143 (1977)

Coombs, R., B. Dodd Possible application ot the principle of mixed agglutination in the identification of blood stains. Med. Sci. Law. **1,** 359 (1961)

Danielsen, K. Guest Editorial Int. J. Forens. Dent. **1,** 2 (1973)

Dalitz, G. D. Age Determination of Adul Human Remains by Teeth Examination. J. for. Sci. Soc. **3,** 11 (1962)

Dalitz, G. D. The Root Development of Third Molar Teeth. J. for. Med. **10,** 30 (1963)

Dégranges Referat über das Verhalten verschiedener Körperteile bei der Verbrennung. Schmidts Jahrb. **90,** 98 (1856)

De Jong-Cohen, Th. E. Mühlreiters Anatomie des menschlichen Gebisses. Verlag Arthur Felix, Leipzig 1928

Döpp-Woelser, A. Unfallgefährdungen von Kindern und Jugendlichen im Problemfeld der Spielhygiene. Ges.-Wesen und Desinfektion **9,** (1971)

Dominok, G. W. Zur Alters- und Geschlechtsbestimmung aus der Morphologie der menschlichen Schädelkalotte. Zbl. Pathol. **100,** 54 (1959)

Dorsch, C. und *E. Laetzsch* Zahnverlust und Gebißverfall beim Menschen. Dtsch. Stomat. **23,** 16 (1973)

Drum, W. Autodestruktion des stomatognathischen Systems (Selbstzerstörung des Gebisses). Quintess. Zahnärztl. Lit. 1126 (1958)

Drum, W. Klassifikation von Parafunktionen. Forum Parodontologicum **12,** 411 (1962)

Egli, U. Die Vermutungsdiagnose funktioneller Störungen. Schw. Mschr. f. Zahnheilkde. **82,** 145 (1972)

Eichner, K. Zahnärztliche Werkstoffe und ihre Verarbeitung, 3. Aufl., Alfred Hüthig Verlag, Heidelberg 1974

Eismann, D. Parafunktionen und ihre Bedeutung für die Kieferorthopädie. Dtsch. Zahnärztl. Zschr. **15,** 799 (1960)

Endemann, E. Über umwegige Entwicklung am Unterkiefer. Untersuchungen angestellt an Unterkiefern vom Menschen und vom Rind. Med. Diss. Freiburg i. Br. 1935

Endris, R. und *W. Hilgert* Bißmarken bei Sexualdelikten, Spurensicherung, Abformung und Beweissicherung. Kriminalistik **29,** 406 (1975)

Endris, R. Der Dentalpaß als Identifizierungshilfe. Schweiz. Mschr. Zahnheilk. **85,** 1140 (1975)

Endris, R. Sektionstechnik in der forensischen Odontologie. Arch. f. Kriminol. **155,** 163 (1975)

Endris, R. und *F. Lampert* Unbekannte Leichen: Identifizierung mit einem Informationspool aus Gebißdaten. Praktische Vorschläge für die Neugestaltung der Befunderhebung und Befunddokumentation am Kausystem. Zschr. f. Rechtsmed. **76,** 211 (1975)

Endris, R. Sektionstechnik in der forensischen Odontologie unter Erhaltung der äußeren Gesichtsweichteile. Arch. f. Kriminol. **157,** 37 (1976)

Endris, R. Forensisch-odontologische Probleme bei der Feststellung der Personengleichheit. Die Quintessenz **27,** 131 (1976)

Endris, R., H. Leithoff u. *H. Wehr* Odonto-stomatologische Identifizierungshilfen durch Vorsorgemaßnahmen: Dentalpaß, Kennzeichnung von Zahnersatz und Palatoskopie. Wehrmed. Mschr. **20,** 289 (1976)

Euler, H. Ein Beitrag zur forensischen Bewertung extrahierter Zähne. Zahnärztlich-Forensisches zum Fall Denke. Dtsch. Zahnärztl. Wschr. **28,** 382 (1925)

Euler, H. Die Anomalien, Fehlbildungen und Verstümmelungen der menschlichen Zähne. Lehmann-Verlag, München — Berlin 1939

Euler, H. Über die Entstehung der rachitischen Kieferveränderungen. Dtsch. Zahn-, Mund- u. Kieferheilkde. **9,** 571 (1942)

Euler, H. In: *Bohne, G., H. Euler* und *R. Venter* Forensiche Zahnheilkunde. Johann Ambrosius Barth Verlag, München 1956

Euler, H. Apfelbiß als Spur bei einem Einbruchsdiebstahl. Nach einem Gutachten. Dtsch. Zahnärztl. Wschr. **32,** 37 (1929)

Falck, K. Einführung in die Werkstoffkunde für Zahnärzte. C. Hanser Verlag, München 1948

Fazekas, I. G. und *F. Kosa* Die Bestimmung der Körperlänge von Feten auf Grund der Maße einiger flacher Knochen. Dtsch. Zschr. f. gerichtl. Med. **58,** 127 (1965)

Fesseler, A. und *D. Haunfelder* In: Praxis der Zahnheilkunde, Bd. II. Urban und Schwarzenberg Verlag, München — Berlin — Wien 1973

Fiori, A. L'agglutinazione mista nell'identificazione degli antigeni ABO in trace di sangne. Med. Leg. **9,** 4 (1961)

Fritzsch, M. Folgen thermischen Einflusses (Verbrennungsuntersuchungen am Schädel). Med. Dipl. Arb., Leipzig 1973

Fröhlich, E. Die Involution des Paradontiums, Symptomatologie und Differenzialdiagnose. Dtsch. Zahnärztl. Zschr. **9,** 1005 (1965)

Fröhlich, E. Die Parafunktionen. Symptomatologie, Ätiologie und Therapie. Dtsch. Zahnärztl. Zschr. **21,** 536 (1966)

Förster, A. und *G. Happel* Untersuchungen zur Altersbestimmung des Menschen auf Grund des Mineralisationsgrades des Zahndentins. Dtsch. Zschr. f. gerichtl. Med. **48,** 195 (1959)

Forster, B. und *D. Ropohl* Rechtsmedizin. Ferdinand Enke Verlag, Stuttgart 1976

Fromme, H. G. und *H. Riedel* Messungen über die Weite der Dentinkanälchen an nichtmineralisierten bleibenden Zähnen und Milchzähnen. Dtsch. Zahnärztl. Zschr. **25,** 401 (1970)

Frykholm, K. O., L. Wictorin und *K. Torlegard* Analysis of theeth-marks with stereometric reproduction. Sven. Tandlak. Tidskr. **63,** 205 (1970)

Fujita, T. Neue Feststellungen über die Retzius'schen Parallelstreifen des Zahnschmelzes. Anat. Anz. **87,** 350 (1939)

Garn, S. M. et al. Sex Difference in Tooth-Size. J. dent. Res. **43,** 306 (1964)

Garn, S. M. et al. Sex Differences in Intraindividual Tooth-Size Communalities. J. dent. Res. **44,** 476 (1965)

Garn, S. M. et al. Sexual Dimorphism in the Buccolingual Tooth-Diameter. J. dent. Res. **45,** 1819 (1966)

Garn, S. M. et al. Sex Difference in Tooth Shape. J. dent. Res. **46,** 1470 (1967)

Gebhardt, H. Verbrennungserscheinungen an Zähnen und Zahnersatz und ihre gerichtsärztliche Bedeutung für die Identifizierung verbrannter Leichen. Dtsch. Z. gerichtl. Med. **2,** 191 (1923)

Gerlach, D. und *H. D. Wolters* Zahn- und Mundschleimhautbefunde bei Rauschmittelkonsumenten. Dtsch. Zahnärztl. Zschr. **32,** 400 (1977)

Gerlach, H. Altersveränderungen am Zahnbein. Morph. Jahrb. **65,** 481 (1931)

Giles, E. Sex Determination by Discriminant Function Analysis of the Mandible. Ann. J. Phys. Anthropol. **22,** 129 (1964)

Giles, E. Statistical Techniques for Sex and Race Determination. Ann. J. Phys. Anthropol. **25,** 85 (1966)

Goldbach Die Altersbestimmung von Personen nach dem Zustand des Gebisses. Med. Diss. Berlin 1923

Gonda, K. On the sexual differences in the dimensions of the human teeth. J. Anthrop. Soc. Nippon **67,** 151 (1959)

Gorski, E. Über die Bißverletzungen in gerichtsmedizinischer Sicht. Med. Diss. Düsseldorf 1966

Grewe, J. M., R. J. Gorlin und *Z. H. Meskin* Human tooth mortality, a clinical statistical study. J. Amer. dent. Ass. **72,** 106 (1966)

Gülzow, H.-J. und *R. Peters* Zur Epidemiologie der Zahnunterzahl im bleibenden Gebiß. Dtsch. Zahnärztl. Zschr. **32,** 545 (1977)

Günther, H. Identifikation verbrannter Leichen in verschiedenen Verbrennungsstadien auf Grund der Zähne und des Zahnersatzes. Med. Diss. Göttingen 1951

Günther, H. und *O. Schmidt* Die Zerstörung des menschlichen Gebisses im Verlauf der Einwirkung hoher Temperaturen. Dtsch. Zschr. f. gerichtl. Med. **42,** 180 (1953)

Gustafson, G. Microskopic examination of teeth as a means of identification on forensic medicine. J. Amer. dent. Ass. **35,** 720 (1947)

Gustafson, G. Age determinations on teeth. J. Amer. dent. Ass. **41,** 45 (1950)

Gustafson, G. Altersbestimmungen an Zähnen. Dtsch. Zahnärztl. Zschr. **10,** 1763 (1955)

Gustafson, G. Forensic Odontology. Staples Press, London 1966

Gustafson, G. Some Cases (part one). Int. J. Forens. Dent. **3,** 5 (1976)

Gyulavári, O. und *A. Tóth* Die Zahl der erhaltenen Zähne in verschiedenen Lebensaltern. Dtsch. Stomat. **19,** 296 (1969)

Haderup, V. Vorschlag zu einer internationalen Bezeichnung der Zähne. Korresp. Bl. Zahnärz. **4,** 314 (1887)

Haderup, V. Dental nomenklatur og stenografi Dansk Tandlaegeforenings Tidskrift **3,** 3 (1891)

Härb, H. und *P. Tscholakoff* Über Bißverletzungen. Wien Klin. Wschr. **76,** 908 (1964)

Häupl, K. Lehrbuch der Zahnheilkunde 2. Aufl. Bd. I. Urban und Schwarzenberg Verlag, Wien-Innsbruck/München — Berlin 1953

Häupl, K. und *H. Wunder* Kieferorthopädie 2. Aufl. Berlinische Verlagsanstalt, Berlin 1963

Hammer, H. Die Mitarbeit des Zahnarztes in forensischen Fragen. Zahnärztl. Mitt. **44,** 156 (1956)

Hanihara, K. et al. The Sexing of Japanese Skeleton by Means of Discriminant Function Jap. J. Legal Med. **18,** 107 (1964)

Heidemann, D. Die zeitliche und räumliche Zuordnung der Technik zahnärztlicher Arbeiten in der forensischen Odontologie. Med. Diss. Mainz 1978 (im Druck)

Heifer, U. Zum Beweiswert von ABO-Bestimmungen an Einzelhaaren. Vortrag 46. Jahrestagung der Dtsch. Ges. f. gerichtl. und soz. Med. Kiel (1967). Arch. f. Krim. **142,** 78 (1968)

Heifer, U., F. Sadigh Nachweis der Gruppenantigene A und B an menschlichen Zähnen. Arch. f. Krim. **143,** 173 (1969)

Hentig, H. v. Beißen, ein Atavismus des Angriffs und der Abwehr. Mschr. f. Kriminol. und Strafrechtsverf. **41,** 225 (1958)

Hentig, H. v. Der Biß. Arch. f. Kriminol. **131,** 121 (1963)

Hentig, H. v. Bißwunden. Kriminalistik **23,** 240 (1969)

Hentschel, U. Tabellarische Aufstellung der wichtigsten Knochenmerkmale des Menschen zum Zwecke der Zuordnung zu Geschlecht und Alter. Z. ärztl. Fortbild. **57,** 484 (1963)

Hildebrand, E. Foto- und Röntgentechnik in der forensischen Odontologie. Med. Diss. Mainz 1978

Hoefig, W. Zahnzahl alter Menschen. Dtsch. Zahnärztl. Zschr. **29,** 660 (1974)

Höhling, H.-J. Die Bauelemente von Zahnschmelz und Dentin aus morphologischer, chemischer und struktureller Sicht. C. Hanser Verlag, München 1966

Hofmann, E. v. Die Leichen des 8. Dez. vom gerichtsärztlichen Standpunkte. Wien. med. Blätter **50,** 1539 (1881)

Hofmann, E. v. Die gerichtsärztlichen Aufgaben bei der Sicherstellung der Identität von Leichen. Wien. med. Wschr. **10,** 278 (1882)

Hohmann, A. Untersuchungen über die Beziehung zwischen Mineralisationsgrad von Zahndentin und Lebensalter als Beitrag zu den forensischen Methoden zur Altersbestimmung des Menschen. Med. Diss. Marburg 1953

Hoppe und *Ballhause* Zur Kasuistik der Bißspurenidentifizierung bei Mordfällen. Arch. f. Kriminol. **118,** 163 (1956)

Horn, R. Über die Bedeutung zahnärztlicher Sachverständigentätigkeit auf kriminalistischem Gebiet. Arch. f. Kriminol. **88,** 147 (1931)

Houtrouw, Th. Über die gerichtlich-medizinische Würdigung von Bißverletzungen durch Mensch und Tier. Dtsch. Zschr. f. gericht. Med. **16,** 89 (1931)

Humphry, G. M. A Treatise on the Human Skeleton. Macmillan and Company, Cambridge 1858

Hutchinson, A. C. W. Dental and Oral X-ray Diagnosis. Edinburgh, Livingstone 1955

Ishizu, H. und *K. Ando* Sex determination by y-chromosome. Jap. J. Legal Med. **26,** 375 (1971)

Ishizu, H. Sex identification of hairs by y-chromosome. Jap. J. Legal Med. **26,** 403 (1972)

Ishizu, H. Studies on sex identification of human blood and blood stains. Jap. J. Legal Med. **27,** in press (1973)

Israel, H. The Failure of Aging or Loss of Teeth to Drastically Alter Mandibular Angle Morphology. J. Dent. Res. **52,** 83 (1973)

Ivor, R., H. Kramer und *M. D. S. Lond* An Examination of Dentin for A and B Blood-group Antigens by the Mixed Agglutination Technique. Proceedings of the Royal Soc. of Med. London **50,** 677 (1957)

Jackson, D. The mortality of permanent teeth. Brit. dent. J. **118,** 158 (1965)

Jordanidis, J.P. Détermination du sexe par les os du squelette (Os de crâne). Ann. Méd. lég. **41,** 23 (1961)

Johanson, G. Protesmärkning (The marking of dentures). Sveriges Tandläk. Forb. Tidning **55,** 168 (1963) Referat: Dtsch. Zahnärztl. Zschr. **18,** 1443 (1963)

Keen, J. A. A Study of the Angle of the Mandible. J. Dent. Res. **24,** 77 (1945)

Kerr, N. W. Apple Bite Mark Identification of a Suspect. Int. J. Forens. Dent. **4,** 20 (1977)

Ketterl, W. Studie über das Dentin der permanenten Zähne des Menschen. Stoma **14,** 79 und 148 (1961)

Ketterl, W. Morphologische Untersuchungen über das Dentin der Milchzähne. Dtsch. Zahnärztl. Zschr. **20,** 652 (1965)

Kiesel, W. Untersuchungen zur Altersbestimmung des Menschen auf Grund von Messungen der Wandstärke und Härte des Dentins. Med. Diss. Mainz 1973

Kirsch, Th. Vergleichende Untersuchungen an Ober- und Unterkiefer zur Altersbestimmung menschlicher Feten. Dtsch. Zahnärztl. Zschr. **10,** 1781 (1955)

Kirsch, Th. Röntgenologische Studie am fetalen Unterkiefer. Dtsch. Zahn-, Mund- u. Kieferheilkde. **23,** 177 (1955)

Kirsch, Th. Die Begutachtung in der Zahn-, Mund- u. Kieferheilkunde. Dr. Alfred Hüthig Verlag, Heidelberg 1961

Klein, A. Die Identifizierung durch die Zähne bei Brandkatastrophen. Schweiz. Mschr. f. Zahnheilkde. **39,** 607 (1929)

Kölliker, A. Mikroskopische Anatomie Bd. II., I. Abt. Leipzig 1852

Koelsch, F. Handbuch der Berufserkrankungen Teil II, G. Fischer-Verlag, Jena 1972

Kötzschke, H. J. Leitfaden der Parodontologie 2. Aufl. Johann Ambrosius **15,** 267 (1965)

Kötzschke, H. J. Leitfaden der Parodontologie 2. Aufl. Johann Ambrosius Barth Verlag, Leipzig 1970

Korkhaus, G. Die Identifizierung von Bißspuren durch den Zahnarzt. Dtsch. Zahnärztl. Zschr. **10,** 1769 (1955)

Krämer, K., D. Sondermeier und *H. Flatow* Untersuchungen zur mehrfach behaupteten Nachweisbarkeit der ABO-Gruppensubstanz in menschlichen Zähnen. Zschr. ärztl. Fortbildung **56,** 750 (1962)

Krasznay, A.v. und *S. Kuhner* Kausystem und psychische Überbelastung. Zahnärztl. Welt Reform **83,** 528 (1974)

Kraus, M. Berufsmerkmale an den Zähnen. Wiener Klin. Wschr. **28,** 730 (1915)

Kreher, M. Unspezifische Absorption durch die Zahnsubstanz. Diss. Halle 1937

Krüger-Monsen, A. Merking av plateproteser for identifikasjon. (The marking of dentures for identification). Norske tannlaegeforen. Tid. **72,** 226 (1962)

Küchenmeister, F. Referat über Feuerbestattung. Allg. Zschr. f. Epidemiol. **2,** 129 (1875)

Kühn, A. Grundriß der allgemeinen Zoologie 14. Aufl. Georg Thieme Verlag, Stuttgart 1961

Kühns, C. Untersuchungen über die chemische Zusammensetzung der harten Zahnsubstanzen des Menschen in verschiedenen Altersstufen. Dtsch. Mschr. Zahnheilkde. **13,** H. 8 (1895)

Landois, L. Über das Wachstum der Diaphysen der Röhrenknochen des Menschen während des intrauterinen Lebens. Ein Beitrag zur Entwicklungsgeschichte des Knochensystems. Virchows Arch. path. Anat. **45,** 77 (1869)

Langer, K. Wachstum des menschlichen Skelettes. Denkschr. Ksl. Akad. Wiss. Wien. math. nat. Kl. **31,** 1 (1872)

Lepkowski, V. und *L. Wachholz* Über Veränderungen natürlicher und künstlicher Gebisse durch extreme Temperatur und Fäulnis. Ärztl. Sachverst.-Zeitg. **6,** (1903)

Lieb, G. Praxis der Zahnheilkunde, Bd. IV, Urban und Schwarzenberg Verlag, München-Berlin-Wien 1973

Logan, W. H. G. und *R. Kronfeld* In: Basic Readings on Identification of Human Skeletons: Extimation of Age. Wenner Gren Foundation for Anthropolical Research, Jnc. 1954

Lowenthal, A. H. Atypical Caries of the Narcotic Addict. Dent. Survey **43,** 44 (1967)

Luff, K. und *B. Heß* Untersuchungen über die Verwendbarkeit der Alginat- und Silicone-Abdruckmassen für Abformverfahren. Arch. f. Kriminol. **123,** 146 (1959)

Luntz, L. L. and *P. Luntz* Handbook for Dental Identification. J. B. Lippincott Company Philadelphia and Toronto 1972

Maak, A. Zit. bei Hoefig, W., Dtsch. Zahnärztl. Zschr. **29,** 660 (1974)

Mac Donald, D. G. und *W. R. E. Laird* Bite Marks in a Murder Case. Int. J. Forens. Dent. **3,** 26 (1976)

Machlitt, J. Folgen thermischen Einflusses auf Zahn und Zahnreihe (isoliert am Kiefer, ohne Kiefer am isolierten Zahn), Med. Dipl. Arb. Leipzig 1973

Malinowski, A. und *R. Porawski* Identifikationsmöglichkeiten menschlicher Brandknochen mit besonderer Berücksichtigung ihres Gewichtes. Zacchis **44,** 392 (1969)

Manczarski, St. Über Anwendung der infraroten Fotografie in der gerichtlichen Medizin und Kriminalistik. Czas. sad.-lek. **2,** 205 (1937)

Marshall, W., J. Potter und *W. Harvey* Bite Marks in Apples-Forensic Aspects. Criminol. **9,** 21 (1974)

Martin/Saller Lehrbuch der Anthropologie Bd. I und II, Hrsg. *R. Martin* und *K. Saller,* Fischer Verlag, Stuttgart 1957—1959

May, G. Untersuchungen über die Möglichkeit einer objektiven Altersbestimmung durch Messung des Aschegehaltes der Zähne. Stoma **5,** 67 (1952)

Metzger, W. D. Metrische Auswertung von Röntgenbild und Fotografie menschlicher fetaler Unterkiefer zur Schätzung der Körpergröße. Med. Diss. Mainz 1977

Meyer, W. Lehrbuch der normalen Histologie und Entwicklungsgeschichte der Zähne des Menschen. C. Hanser Verlag, München 1951

Meyer, W. In: Die Zahn-, Mund- und Kieferheilkunde Bd. I, Urban und Schwarzenberg Verlag, Berlin-München 1958

Mierau, H.-D. Ein Beitrag zur Frage des Mineralgehaltes des Zementes menschlicher Zähne. Dtsch. Zahnärztl. Zschr. **25,** 507 (1970)

Mills, P. B. An Unusual Case of Bite Mark Identification. Int. J. Forens. Dent. **3,** 38 (1976)

Misch, J. In: Fortschritte der Zahnheilkunde Bd. I, Thieme Verlag, Leipzig 1925

Moore, G. R. und *B. O. Hughes* zit. bei: *Schulze, Chr.* Anomalien, Mißbildungen und Krankheiten der Zähne und Kiefer. In: Humangenetik Bd. I, Georg Thieme Verlag, Stuttgart 1964

Morgen Zur Frage der Sicherung und Auswertung krimineller Bißspuren. Zahnärztl. Rdsch. **52,** 34 (1943)

Mühlreiter, E. Über Minimal- und Maximalgrößen der Zähne. Dtsch. Vierteljahresschrift f. Zahnheilkde. **14,** 119 (1874)

Müller, B. Gerichtliche Medizin. Springer Verlag, Berlin-Göttingen-Heidelberg 1953

Müller, E. Anthropometrie am Unterkiefer zur Körpergrößenbestimmung menschlicher Feten. Med. Diss. Mainz 1977

Muller, M. La calcination du foetus en médicine légale. Verhandlungsbericht I. Internationaler Kongreß für gerichtliche und soziale Medizin, Bonn 1938

Olivier, G. und *H. Pineau* New determination of the fetal height based on the diaphysial lenght of the long bones. Ann. Méd. lég. **40,** 141 (1960)

Oschinsky, L. Vergleichende Untersuchungen über die Weite der Dentinkanälchen im permanenten menschlichen Gebiß. Med. Diss. Frankfurt/M. 1921

Paatero, Y. V. Pantomography and Orthopantomography. Oral. Surg. **14,** 947 (1961)

Palmer, C. Palmer's dental notation. Dent. Cosmos **3,** 194 (1891)

Parma, C. Berufsschäden im Bereich der Mundhöhle. Dtsch. Zahnärztl. Zschr. **16,** 873 (1961)

Parreidt, J. Zählung der Zähne und Benennung der verschiedenen Zahnsorten. Zahnärztliche Mitteilungen aus der chirurg. Universitätspoliklinik zu Leipzig. Arthur Felix Verlag, Leipzig 1882

Parreidt, J. Die Breite der oberen zentralen Schneidezähne beim männlichen und weiblichen Geschlecht. Dtsch. Mschr. f. Zahnheilkde. **2,** 191 (1884)

Peschka, M. Überprüfung der Methode Gustafson zur Brauchbarkeit der Altersbestimmung an Zähnen an Hand eigener Vergleichsuntersuchungen. Med. Diss. Halle 1969

Petersen, N., K. Heide Nachweis von genetischen Markmalen in der Zahnpulpa. Arch. f. Kriminol. **153,** 106 (1974)

Petersohn, F. und *J. Köhler* Die Bedeutung der Veränderungen an fetalen Röhrenknochen nach Trocknung und Hitzeeinwirkung für die forensische Begutachtung der Fruchtgröße. Arch. f. Kriminol. **135,** 143 (1965)

Pfaundler, M. Körpermaßstudien an Kindern. Springer Verlag, Berlin 1916

Pfitzner, W. Erfahrungen über das *Teichmann*sche Knochenmazerationsverfahren. Anat. Anz. **4,** 687 (1889)

Piechocki, R. Makroskopische Präparationstechnik, Teil I, Wirbeltiere 2. Aufl. Akad. Verlagsges. Geest u. Portik KG, Leipzig 1967

Pietrusky, F. Über kriminelle Leichenzerstückelung. Der Fall Denke. Dtsch. Z. ges. gerichtl. Med. **8,** 703 (1926)

Pilz, W. Einige stomatologische Details im kriminalistischen Dienst. Das medizinische Bild **5,** 82 (1962)

Pilz, W. und *B. Zerndt* Eine Analyse menschlicher Zahnschartspuren. Arch. f. Kriminol. **132,** 61 (1963)

Pilz, W. Forensische Stomatologie.Johann Ambrosius Barth Verlag, Leipzig 1974

Platt, K. H. Metrische Auswertung von Röntgenbild und Fotografie menschlicher fetaler Oberkiefer zur Schätzung der Körpergröße. Med. Diss. Mainz 1977

Pletka, A. Zur Kenntnis einiger als Identifizierungshilfen verwertbare Mundhöhlenmerkmale. Med. Diss. Mainz 1978 (im Druck)

Popoviciu, A. M. Verstümmelung der Frontzähne durch Sonnenblumenkernknacken. Dtsch. Zahnärztl. Zschr. **16,** 1018 (1961)

Rädlein, E. W. Messungen von Zahnkronen zur Geschlechtsbestimmung. Med. Diss. Mainz 1976

Ramfjord, S. P. und *M. Ash* Physiologie und Therapie der Okklusion. Verlag „Die Quintessenz", Berlin 1968

Rawson, R. D. Solarisation as an Aid to Bite Mark Analysis. Int. J. Forens. Dent. **3,** 31 (1976)

Reichenbach, E. und *H. Brückl* Kieferorthopädische Klinik und Therapie. Johann Ambrosius Barth Verlag, Leipzig 1971

Reinke, J. Anthropometrie an Oberkiefer und Jochbein zur Körpergrößenbestimmung menschlicher Feten. Med. Diss. Mainz 1977

Robb, R. und J. Clarke Growth of bone-shafts in human fetus. Proc. Soc. exp. Biol. (New York) **31,** 634 (1934)

Römer, O. Atlas der pathologisch-anatomischen Veränderungen der Zahnpulpa. F. E. Fehsenfeld 1. Bd., Freiburg 1909

Rötzscher, K. Die forensische Stomatologie — eine forensische Wissenschaft. IV. Die Bedeutung der Bißspur als Beweismittel. Dtsch. Stomat. **22,** 390 (1972)

Rötzscher, K. et al. Neutron Activation Analysis of Dental Metals with regard to Forensic Odontology (Dental Identification) J. of radioanlytic Chem. **15,** 317 (1973)

Rötzscher, K. et al. Identification of Dental Metals by Adding Pilot Elements. Int. J. Forens. Dent. **2,** 57 (1974)

Rötzscher, K. (1972) Zit. nach: *Prokop, O.* u. *W. Göhler,* Forensische Medizin 3. Aufl. G. Fischer Verlag, Stuttgart — New York 1976

Rogers, W. M., E. Appelbaum Changes in the Mandible Following Closure of the Bite with Particular Reference to Edentulous Patients. J. Am. Dent. A. **28,** 1573 (1941)

Rosenthal, W., W. Hoffmann-Axtheim u. *A. Bienengräber* Spezielle Zahn-, Mund- und Kieferchirurgie. Johann Abrosius Barth Verlag, Leipzig 1963

Rost, A. Lebensalter und Zahnzahl. Dtsch. Zahnärztl. Zschr. **18,** 793 (1963)

Rück, E. Die Bedeutung der Zähne für die Identitätsbestimmung. Thesis, Erlangen, 1 (1932)

Ruscheweyk, G. Forensisch-odontologisch bedeutende Veränderungen an menschlichen Zähnen und zahnärztlichen Werkstoffen nach unterschiedlicher Einwirkung von Säuren und Basen. Med. Diss. Mainz 1978 (im Druck)

Saar, H. Untersuchungen über das Verhalten nichtverletzender Bisse. Kriminalistik **6,** 32 (1952)

Saettele, R. Körpergrößenbestimmung menschlicher Früchte an Hand der Längenmaße einzelner Skeletteile oder deren Diaphysen. Dtsch. Z. ges. gerichtl. Med. **40,** 567 (1951)

Samis, P. A new system of dental identification by X-ray detectable inserts. Vortrag auf dem 7. internationalen Kongreß für gerichtliche Medizin in Zürich vom 08. 09. — 12. 09. 1975

Seifert, E. Über die Brauchbarkeit von Alterbestimmungen an Zähnen (Methode Gustafson). Med. Diss. Leipzig 1958

Seno, M. et *Ishizu, H.* Sex Identification of a Human Tooth. Int. J. Forens. Dent. **1,** 8 (1973)

Sergl, H. G. und *G. Zieglmayer* Beitrag zum Thema Karies und Lebensalter. Dtsch. Zahnärztl. Zschr. **18,** 682 (1963)

Shikano, Y. Medico-legal Studies on the Addition of Teeth. Jap. J. Legal Med. **11,** 202 (1956)

Sicher, H. Oral Anatomy. C. V. Mosby Company, St. Louis 1960

Siebert, E. O. Die Altersbestimmung menschlicher Früchte und ihre gerichtlichmedizinische Anwendung. Dtsch. Z. ges. gerichtl. Med. **34,** 471 (1941)

Sieberth, P. Tabellen für die kieferorthopädische Behandlung 6. Aufl. Johann Ambrosius Barth Verlag, Leipzig 1963

Simon, A., J. Adam und *H. Jordan* Zur Beurteilung und Identifizierung von Bißverletzungen der menschlichen Haut — zugleich ein Beitrag ihres Beweiswertes in Ermittlungs- und Gerichtsverfahren. Kriminalistik und Forens. Wissensch. **6,** 161 (1971)

Simon, A. und *H. Jordan* Möglichkeiten der Anwendung transparenter Hochpolymere zur Rekonstruktion und Identifizierung von Bißspuren. Dtsch. Zahn-, Mund- und Kieferheilkde. **62,** 442 (1974)

Simonin, C. Médicine légale judicaire. Paris (Maloine) 1955

Simpson, K., Rex v. J. George Haigh': the acid bath murder. Med. leg. and criminal Rev. **18,** 38 (1950)

Sörup, A. Odontoskopie, ein zahnärztlicher Beitrag zur gerichtlichen Medizin. Dtsch. Z. gerichtl. Med. **4,** 520 (1924)

Sognnaes, R. F. Scanning electron microscopy for dental and bite mark identification with examples of *Sem* replica applications to pathology, dactylography and ballistics. Vortrag auf dem 7. Intern. Kongr. für gerichtliche Medizin, Zürich, Schweiz 8.—12. 9. 1975

Specht, W. Tier-Bißverletzungen an Leichen, Bestimmung der Liegedauer aus solchen Bissen. Arch. Kriminol. **119,** 35 (1957)

Stafne, C. E. Zit. bei: *Schumacher, G. H.* u. *H. Schmidt* Anatomie und Biochemie der Zähne. G. Fischer Verlag, Stuttgart 1972

Straßburg, M. und *G. Knolle* Pigmentierungen und Tätowierungen der Mundschleimhaut. Dtsch. Zahnärztl. Zschr. **25,** 1014 (1970)

Strauch Über Anfressen von Leichen durch Hauskatzen. Dtsch. Z. gerichtl. Med. **10,** 457 (1927)

Sutor, M. Eine korrelationstheoretische Berechnung zwischen Lebensalter der Zähne und deren zunehmender Verkalkung. Korresp. Bl. Zahnärzte **61,** 10 (1937)

Suyama, H., T. Imai Dental identification of blood group and isoenzymic phenotype. Vortrag 1975 (Intern. meeting of Forensic sciences Zürich 8.—12. 9. 1975

Suzuki, K. Blood groups determination in the tissues of human teeth. Jap. J. Legal Med. **11,** 168 (1957)

Szabo, I. Die Größenverhältnisse des Cavum Pulpae nach Altersstufen. Oest.-ung. Vjschr. f. Zahnheilkde. **16,** 12 (1900)

Szász, B. Knochendimensionen des Fetus. Verhandlungsbericht. I. Intern. Kongr. für gerichtl. u. soz. Med., Bonn 1938

Schaaffhausen Bemerkungen über Geschlechtsunterschiede in bezug auf die Zähne. Korresp. Bl. Ges. Anthropol. **14,** 113 (1883)

Schaidt, G. Untersuchungen zur Auswertung von Bißspuren in Lebensmitteln. Kriminalwissenschaft **1,** 53 (1954)

Schantz, W. Use of the Military Dental Record for identification. Wehrmed. Mschr. **13,** 137 (1969)

Scheibe, E., B. Gibb und *E. Ulrich* Eine einfache Methode zum Nachweis von blutgruppenaktiven Substanzen in menschlichem Zahnhartgewebe. Arch. f. Kriminol. **128,** 155 (1961)

Schjerning Über den Tod infolge von Verbrennungen und Verbrühungen vom gerichtsärztlichen Standpunkte. Vierteljahresschr. f. gerichtl. Med. u. öff. Sanitätswesen. N. F. **41,** 286 (1884/85)

Schleyer, F. Leitfaden der gerichtlich-medizinischen Blutspurenuntersuchung. Max Schmidt-Römhild Verlag, Lübeck 1966

Schmidt, H. J. Das Sonnenblumenkernloch. Eine wenig bekannte habituelle Usur. Dtsch. Zahnärztl. Zschr. **4,** 636 (1949)

Schrader, G. Untersuchungen zur Altersbestimmung an Knochen verbrannter Neugeborener und Frühgeburten. Dtsch. Zschr. gerichtl. Med. **29,** 152 (1938)

Schranz, D. Abformverfahren mit Imprex. Dtsch. Z. gerichtl. Med. **45,** 485 (1956)

Schranz, D. Kritik der Auswertung der Altersbestimmungsmerkmale von Zähnen und Knochen. Dtsch. Zschr. f. gerichtl. Med. **48,** 562 (1959)

Schranz, D. Dtsch. Zahnärztl. Zschr. **15,** 614 (1960)

Schranz, D., M. Bartha Geschlechtsbestimmung an Zähnen. Dtsch. Z. ges. gerichtl. Med. **54,** 10 (1963/64)

Schranz, D. Prothese in gerichtsmedizinischer Sicht. Dtsch. Zahnärztl. Zschr. **22,** 74 (1967)

Schranz, D. Zit. (1971) nach *Prokop, O.* u. *W. Göhler* Forensische Medizin 3. Aufl. G. Fischer Verlag, Stuttgart, New York 1976

Takata, H., M. Nobuhara und *H. Ishizu* On the detection of blood groups from teeth and dental calculus. Jap. J. leg. Med. **25,** 354 (1971) 1

Takata, H., Y Funatsu und *H. Jshizu* Blood grouping of teeth. Reports of the National Research Institute of Police Science **24,** 37 (1971) 2

Takata, H. Studies on blood groups of human teeth. Jap. J. leg. Med. **27,** 46 (1973)

Takata, H. et al. Blood group identification from hard dental tissues by elution test. Int. J. Forens. Dent. **4,** 43 (1974)

Toldt, C. Über die Altersbestimmung menschlicher Embryonen. Prag. med. Wschr. **221,** (1879)

Toldt, C. Die Knochen in gerichtsmedizinischer Beziehung. In: Maschka's Handbuch der gerichtlichen Medizin Bd. III. H. Laupp Tübingen 1882

Tŏth, Á. und *O. Gyulavári* Über die ,,Mortalität" der einzelnen Zähne einer repräsentativen ländlichen Bevölkerung. Dtsch. Zahnärztl. Zschr. **24,** 379 (1969)

Trube-Becker, E. Bißspuren bei Kindesmißhandlung. Beitr. z. gerichtl. Med. **31,** 115 (1973)

Trueb, K. Größenverhältnisse des Cavum pulpae nach Altersstufen. Dtsch. Mschr. Zahnheilkde. **27,** 401 (1909)

Tugendreich, E. In: Lehrbuch der Grenzgebiete der Medizin und Zahnheilkunde. Ferd. Enke Verlag, Stuttgart 1914

Voss, R. Grenzen der prothetischen Therapie. Dtsch. Zahnärztl. Zschr. **21,** 80 (1966)

Wagner, F. Untersuchungen über die Größenverhältnisse des Cavum pulpae und seiner Wände. Dtsch. Mschr. Zahnheilkde. **45,** 1027 (1927)

Watzka, M. Kurzlehrbuch der Histologie und mikroskopischen Anatomie des Menschen. 4. Aufl. F. K. Schattauer Verlag Stuttgart-New York 1969

Wecker, K. Die Kennzeichnung von herausnehmbarem und fixem Zahnersatz einschließlich Einzelkronen für Identifizierungszwecke. Med. Diss. München 1969

Wedl, C. Über einen im Zahnbein und Knochen keimenden Pilz. S. B. Acad. wiss. Wien **50,** 171 (1864)

Wegner, H. Strukturanomalien der Zähne bei der Vit.-D-Mangelrachitis und der Vit.-D-resistenten renalen Rachitis. Dtsch. Zahnärztl. Zschr. **18,** 193 (1963)

Wehr, H. Möglichkeiten der Kennzeichnung von zahnärztlichen Arbeiten zum Zwecke der Identifikation. Med. Diss. Mainz 1970

Weider, U. Abhängigkeit des Zahnverlustes und der Zahnerkrankungen von Alter, Geschlecht und der sozialen Stellung des Menschen. Med. Diss. Mainz 1972

Weikart, P. Werkstoffe für Zahnärzte 4. Aufl. C. Hanser Verlag, München 1966

Werelds, R. J. Observations macroscopiques et microscopiques sur certaines altérations post mortem des dents. Bull. Grp. int. Rech. sci. Stomat. **4,** 7 (1961)

Werelds, R. J. Nouvelles observations sur les dégradations post mortem de la dentine et du cément des dents inhumées. Bull. Grp. int. Rech. sci. Stomat. **5,** 554 (1962)

Wernicke, C. Grundriß der Psychiatrie in klinischen Vorlesungen. Georg Thieme Verlag, Leipzig 1900

Wetzel, G. Vergleichende Anatomie und phylogenetische Entstehung der Zähne und des Gebisses. In: Lehrbuch der Anatomie für Zahnärzte 6. Aufl. Gustav Fischer Verlag, Jena 1951_1

Wetzel, G. Physikalische und statische Eigenschaften des Zahnes. Abnutzung. In: Lehrbuch der Anatomie für Zahnärzte 6. Aufl. Gustav Fischer Verlag, Jena 1951_2

Wetzel, G. Das Gebiß als Ganzes. In: Lehrbuch der Anatomie für Zahnärzte 6. Aufl. Gustav Fischer Verlag, Jena 1951_3

Whittaker, D. K. Sex Determination from Necrotic Pulpae Tissue. Brit. Dent. J. **139,** 403 (1975)

Wiethold, F. Die Bedeutung der Analysenquarzlampe für die gerichtsärztliche Technik. Dtsch. Zschr. ges. gerichtl. Med. **7,** 600 (1926)

Wikstrom, L. Narcotics and Teeth. Oral. Res. Abst. **6,** 460 (1971)

Yada, S. Determination of the ABO blood groups of blood stains by means of elution test. Jap. J. leg. Med. **16,** 290 (1962)

Yada, S., M. Okane und *Y. Sano* Blood grouping of a Single Human Hair By Means of Elution Technique. Acta Crim. et Med. leg. Jap. **32,** (1966)

Yamagishi, S. Chemical Studies of the Determination of Sex in Human Teeth. Jap. J. Legal Med. **13,** 664 (1959)

Yavari, A. Untersuchungen über Vorhandensein und Nachweismöglichkeit von A- und B-Antigenen an menschlichen Einzelhaaren mit Hilfe des Absorptions-Elutions-Verfahrens. Diss. Bonn (1968)

Zangemeister, W. Die Altersbestimmung des Fötus nach graphischer Methode. Z. Geburtsh. Gynäk. **69,** 127 (1911)

Zangemeister, W. Tafeln zur Altersbestimmung menschlicher Früchte. Ferdinand Enke Verlag, Stuttgart 1912

Zangemeister, W. Studien über die Schwangerschaftsdauer und die Fruchtentwicklung. Arch. Gynäk. **107,** 448 (1917)

Zerndt, B. und *A. Simon* Über den Nachweis von Epidermisresten an Kleidern bei Bißverletzungen. Arch. Kriminol. **129,** 27 (1962)

Zerndt, B. Zur forensischen Beurteilung von Bißverletzungen. Arch. Kriminol. **133,** 1 (1964)

Zillner Beitrag zur Lehre von der Verbrennung nach Befunden an Leichen beim Ringtheaterbrande Verunglückter. Vierteljahresschr. f. gerichtl. Med. u. öff. Sanitätsw., N. F. **37,** 243 (1882)

Zsigmondy, A. Grundzüge einer praktischen Methode zur raschen und genauen Vormerkung der zahnärztlichen Beobachtungen und Operationen. Dtsch. Vjschr, Zahnheilkde. **1,** 209 (1861)

22.0 Sachverzeichnis